Stress, dépression et pathologie cardiovasculaire

Chez le même éditeur

Dans la collection Cardiologie pratique :

Échocardiographie clinique, par C. Klimczak. *Cardiologie pratique*. 2010, 6e édition, 262 pages.

120 pièges en échocardiographie, par C. Klimczak. *Cardiologie pratique*. 2009, 2e édition, 264 pages.

Échographie cardiaque transœsophagienne, par C. Klimczak. *Cardiologie pratique*. 2002, 2e édition, 176 pages.

ECG pathologique. De la théorie à la pratique, 140 tracés, par L. de Roy, C. Brohet, M. Renard. 2005, 272 pages.

Échocardiographie pédiatrique et fœtale, par P. Acar. 2008, 2e édition, 232 pages.

Cardiologie clinique, par W. Rutishauser, J. Sztajzel. 2004, 312 pages.

Coronarographie et angioplastie coronaire, par F. Philippe. 2002, 144 pages.

Autres ouvrages :

Atlas d'IRM cardiaque, par L. Monnier-Cholley, S. Ederhy, L. Arrivé. *Imagerie médicale : atlas*. 2008, 136 pages.

Sanner et IRM cardiaques pédiatriques, par P. Ou, D. Sidi, D. Bonnet. *Imagerie médicale : pratique*. 2008, 288 pages.

Cardiologie et maladies vasculaires, par la Société française de cardiologie. 2007, 1680 pages.

Les troubles du rythme cardiaque dans la pratique médicale courante, par L. De Roy, D. El Allaf, M. Renard. 2006, 4e édition, 224 pages.

Urgences cardiovasculaires, par G. Pochmalicki, F. Jan. 2005, 576 pages.

Imagerie du cœur et des artères coronaires, par la Société française de cardiologie et la Société française de radiologie. 2005, 128 pages.

Thérapeutiques en cardiologie, par F. Jan. 2004, 592 pages.

Syndromes de préexcitation ventriculaire, par J. Laham, B. Brembilla-Perrot. *Monographies de cardiologie*. 2003, 200 pages.

Prévention secondaire des coronaropathies, par B. Chanu, B. Jacotot. *Monographies de cardiologie*. 2002, 224 pages.

Stress, dépression et pathologie cardiovasculaire

Jean-Paul Bounhoure
Membre de l'Académie Nationale de Médecine
Président honoraire de la Société Francaise de Cardiologie
Professeur honoraire à la faculté de médecine de Toulouse Rangueil

Avec la collaboration de

Éric Bui
Chef de clinique-assistant des hôpitaux, service de psychiatrie,
hôpital de Casselardit, CHU de Toulouse

Laurent Schmitt
Professeur de psychiatrie, praticien hospitalier, chef du service de psychiatrie,
hôpital de Casselardit, CHU de Toulouse

Préfaces des professeurs André Vacheron et Henri Loô

Illustration couverture

Marie-Laure Bechet

ELSEVIER
MASSON

ISBN : 978-2-294-70834-3

Elsevier Masson SAS, 62, rue Camille-Desmoulins, 92442 Issy-les-Moulineaux cedex
www.elsevier-masson.fr
Photocomposition : Thomson Digital (Mauritius) Ltd
Imprimé aux Pays-Bas par Ten Brink, 7940 KC Meppel
Dépôt légal : avril 2010

Abréviations

ACT	*acceptance and commitment therapy*
ACTH	*adrenocortocotropic hormone* (hormone corticotrope hypophysaire)
ADT	antidépresseur tricyclique
AMM	autorisation de mise sur le marché
AMP	adénosine monophosphorique
AVC	accident vasculaire cérébral
BDI	*Beck depression inventory*
BNP	*brain natriuretic peptid*
CKMB	brain iso enzyme de la créatine kinase
CPK	créatine phosphokinase
CRF	*corticotrophin releasing factor* (CRF ou CRH)
CRP	C-réactive protéine
DAI	défibrillateur automatique implanté
DHEA	déhydroépiandrostérone
DMI	*dépression medical inventory*
DSM	manuel diagnostique et statistique des troubles mentaux
ECG	électrocardiogramme
EDM	épisode dépressif majeur
FA	fibrillation auriculaire
FE	fraction d'éjection
GABA	acide gamma aminobutyrique
HAD	*hospital anxiety depression*
HB	hémoglobine
HBPM	héparine de bas poids moléculaire
HDL	*high density lipoprotein*
HTA	hypertension artérielle
IC	insuffisance cardiaque
ICD	*composite international diagnostic*
IEC	inhibiteur de l'enzyme de conversion
IMAO	inhibiteurs de la mono-amine oxydase
INR	rapport normalisé international
IRM	imagerie par résonance magnétique
IRSNa	inhibiteur de la recapture de la sérotonine et de la nor-adrénaline
ISRS	inhibiteur sélectif de la recapture de la sérotonine
IVA	interventriculaire antérieure
LDL	*low density lipoprotein*
LDL-C	*low density lipoprotein cholesterol*
MAPA	mesure ambulatoire de la pression artérielle
METs	équivalent métabolique
NaSSA	antidépresseur nor-adrénergique sérotoninergique spécifique
NO	monoxyde d'azote
NYHA	Association cardiologique américaine de New York

OAP	œdème aigu pulmonaire
PA	pression artérielle
PAI	inhibiteur des activateurs du plasminogène
PTSD	phénomène de stress post-traumatique
RR	risque relatif
SCA	syndrome coronarien aigu
SRE	*schedule of recent experiences*
TAT	*thematic apperception test*
TCC	thérapie cognitive et comportementale
TSH	hormone thyréotrope
TV	tachycardie ventriculaire
VG	ventricule gauche
VO_2 max	débit de consommation maximale d'oxygène

Préfaces

Le stress est devenu l'un des problèmes les plus préoccupants de notre Société, non seulement pour les individus dont il compromet la santé physique et mentale mais aussi pour les entreprises et les gouvernements. C'est le résultat d'une agression qui peut survenir pour n'importe quelle pression de l'environnement et entraîne des conséquences psychologiques et biologiques parfois sévères. Issu du latin *stringere* qui signifie étreindre, serrer, le stress évoque une situation de pression, s'accompagne d'angoisse, d'anxiété et souvent d'un sentiment de détresse, d'abandon, de solitude et d'impuissance. Le stress peut être aigu, itératif, intermittent ou permanent. Dans les pays industrialisés, de nombreuses sources de stress professionnel ont été identifiées : environnement du travail (bruit, chaleur, fumées, radiations), travail posté perturbant les rythmes neurophysiologiques, excés ou insuffisance de travail, travail répétitif sur les lignes d'assemblage, travail dangereux (police, mines, armée), management ne prenant pas en compte les biorythmes ou le temps nécessaire à l'élaboration mentale, objectifs mal précisés ou inadaptés à l'individu, conflit de rôle dans 1'exercice de la responsabilité avec la crainte de ne pas obtenir une promotion, l'augmentation de l'isolement organisationnel, l'approche de l'âge de la retraite. La fin de la vie professionnelle active est une source fréquente de frustrations plus ou moins bien supportées par l'individu : les décès sont loin d'être rares dans les deux ou trois années suivant l'entrée dans la retraite. Dans les périodes de crise, s'y ajoute le stress causé par les licenciements et les reconversions de carrière souvent difficiles et d'autant plus difficiles que l'individu est plus âgé. Le harcèlement moral (mobbing) atteint près de 10 % de la population active et entraîne des troubles du sommeil, de l'anxiété, des syndromes dépressifs et des manifestations somatiques : cardiaques, digestives, cutanées. Le management de l'organisation, la communication entre les supérieurs hiérarchiques et les subordonnés, l'absence de participation aux processus de décision, le cloisonnement des situations sont des sources potentielles de stress dans les entreprises.

Les stress professionnels peuvent perturber grandement la vie familiale, tout particulièrement l'obligation de mobilité professionnelle avec le changement de domicile, le changement d'école pour les enfants. Les conflits vie professionnelle, vie familiale retentissent non seulement sur le salarié mais aussi sur son conjoint.

La mobilité géographique et les migrations peuvent être source de maladies mentales et de troubles somatiques. Le stress est d'autant plus important que l'écart culturel est plus grand entre le pays d'origine et le pays d'adoption favorisant la violence dans les banlieues des grandes métropoles occidentales.

Le stress coûte cher à la société : selon la Fondation pour l'amélioration des conditions de travail à Dublin, 28 % des travailleurs européens considèrent que leurs problèmes de santé sont dus aux stress. La flexibilité accrue de l'emploi et 1'intensification du travail avec des cadences de production très élevées, souvent provoquées par la réduction théoriquement bénéfique du temps de travail, sont génératrices de stress professionnel et familial et sont des sources d'absentéisme, d'accidents de travail, de troubles somatiques et de troubles psychiques pouvant conduire l'individu au suicide.

Dans les pays industrialisés, la mondialisation de l'économie avec les fusions d'entreprise accompagnées de réduction du personnel a augmenté le chômage mais aussi les troubles psychiques et somatiques, notamment cardiovasculaires.

C'est dire l'intérêt de l'ouvrage de Jean-Paul Bounhoure rédigé avec la précision et la clarté habituelles de l'auteur qui analyse les différents types de stress avec toutes leurs conséquences sur la santé et leurs complications cardiovasculaires : accidents coronariens, troubles rythmiques pouvant aboutir à la mort subite, cardiomyopathies de stress, hypertension artérielle.

La maîtrise du stress commence par des thérapies de relaxation corporelle et mentale, de la psychothérapie, accompagnées d'un traitement médical spécifique.

Jean-Paul Bounhoure développe les différentes thérapeutiques de ses complications cardio-vasculaires et souligne l'intérêt de l'activité physique dans sa prévention.

Son ouvrage complet et bien documenté constitue une remarquable mise au point sur les conséquences et la prise en charge de ce véritable mal-être créé par le stress dans la civilisation industrielle d'aujourd'hui.

Professeur A. Vacheron
Membre de l'Institut
Président honoraire
de l'Académie Nationale de Médecine

Jean-Paul Bounhoure, dans son ouvrage *Stress, dépression et pathologie cardiovasculaire,* envisage un problème capital de la médecine, débattu depuis des décades et qui reste d'une grande actualité. Les interactions entre les évènements de vie qui agressent, dénommés les agents stresseurs, l'état psychologique, affectif ou émotionnel du sujet, et les maladies cardiaques qui peuvent en découler sont particulièrement complexes. Il n'est pas toujours évident de discerner les rapports pathogéniques entre psychisme et cœur : très judicieusement J.-P. Bounhoure rappelle les interrogations sur le sens des causalités et sur la dialectique qu'entretiennent cœur et psychisme. Avec une manifeste expérience clinique et un grand réalisme, l'auteur rappelle que les évènements traumatiques retentissent inévitablement sur les fonctions cardiovasculaires, parfois de façon dramatique, illustrée notamment par la mort subite. L'auteur rapporte également que tous les états d'anxiété ou les épisodes dépressifs grèvent le pronostic des cardiopathies, en majorant la morbidité, notamment après l'infarctus du myocarde ou au cours de l'insuffisance cardiaque globale.

J.-P. Bounhoure délivre ses messages en termes clairs, précis, concrets, parfaitement accessibles aux médecins généralistes et aux soignants non spécialistes. Son objectif est double : rendre compte de ses connaissances et de son expérience clinique et les faire partager. Le talent pédagogique de l'auteur lui permet d'accomplir parfaitement cette mission dans le champ de la cardiologie dont il est un des très éminents professionnels et dans celui de la psychopathologie.

J.-P. Bounhoure envisage d'abord les définitions du stress depuis celle inaugurale de Selye qui définit le stress comme « la réponse non spécifique… à une agression ». Le stress est un processus physiologique : l'organisme agressé mobilise ses défenses pour s'adapter et protéger son homéostasie. C'est une réponse normale, mais parfois les capacités d'adaptation sont dépassées car l'agression est trop intense ou trop répétée ou prolongée, ou bien elle survient sur un terrain fragile (prédisposé dirait-on actuellement). Cette défaillance des capacités d'adaptation fait le lit de réactions psychiques pathologiques, anxiété et dépression en particulier, et de préjudices somatiques divers, parfois multiples, particulièrement au niveau du système cardiovasculaire.

C'est l'intensité ou la durée de l'agression qui conditionne le danger pour l'organisme du sujet dans sa double composante psychique et physique. Tout au long de son développement J.-P. Bounhoure rend parfaitement compte de l'unité psychobiologique de l'être humain où il serait vain et illusoire de privilégier un compartiment.

J.-P. Bounhoure explique très bien que la réaction aux agents stresseurs dépend des prédispositions génétiques, de la personnalité, des conditions d'environnement et des capacités individuelles d'adaptation. Surtout l'auteur insiste sur l'importance des stress psycho-émotionnels, des traumatismes affectifs tout aussi délétères que les agressions physiques. C'est une réalité trop souvent méconnue.

J.-P. Bounhoure nous propose un développement extrêmement judicieux et accessible des concepts de stress psychologique avec nuances et finesse d'approche témoignant d'une réflexion approfondie.

Il décrit ensuite le stress permanent lié aux conditions de vie, aux problèmes relationnels si diversifiés, aux contraintes du quotidien et/ou de la vie professionnelle : c'est une description réaliste qui reflète l'expérience et le bon sens de l'auteur. Il souligne également le rôle de l'environnement et celui de la personnalité pour catalyser les émotions négatives, les réactions physiques ou psychiques désastreuses voire tragiques : syndromes psychotraumatiques, anxiété dans ses multiples expressions et bien sûr ruptures dépressives avec le risque suicidaire qu'elles comportent.

Puis, J.-P. Bounhoure analyse les différentes et si variées incidences cardiovasculaires provoquées par le stress. Il serait vain de vouloir les résumer ou les paraphraser. Les situations cliniques sont clairement exposées et nous ne pouvons que schématiquement rappeler l'incidence du stress sur la production d'arythmie, voire d'arythmie ventriculaire capable de provoquer des morts subites par fibrillation ventriculaire.

Le stress peut aussi occasionner, rappelle l'auteur, de pathologies coronaires aiguës. L'auteur mentionne les études expérimentales qui objectivent cette incidence et il rappelle le rôle du stress dans la genèse des infarctus. L'auteur souligne qu'il existe une abondante littérature cardiologique démontrant que les syndromes dépressifs sont un facteur de morbidité et de surmortalité après un infarctus du myocarde ou au cours de l'insuffisance cardiaque ; mais il reconnaît que la physiopathologie de ces effets pernicieux est complexe et encore mal élucidée. Il met également en garde contre « l'ischémie silencieuse » qui n'est pas toujours repérée et ses redoutables virtualités.

L'auteur nous familiarise avec les cardiomyopathies de stress, thème très à la mode, dits syndromes de Tako-Tsubo. Les informations sont nombreuses et l'auteur rappelle que les cardiomyopathies de stress décrites par les auteurs japonais sont une cardiopathie réversible en quelques jours. Il illustre son propos par des observations personnelles.

L'auteur conclut en attirant l'attention sur l'atteinte myocardique lors des émotions violentes, « myocardites catécholergiques » qui sont bien documentées. Les syndromes coronariens sont, d'après l'auteur, la conséquence de fissurations ou de ruptures soudaines de plaques d'athéromatose jusque-là latentes, « quiescentes », à l'occasion de stress émotifs, de peurs, de colères violentes, de toutes formes de tension émotionnelle.

Tachycardie, vasoconstriction, spasmes coronariens brutaux sont souvent observés à l'occasion d'émotions intenses et peut-être d'émotions imprévues, où l'organisme n'est pas préparé à les assumer.

Dans une perspective très humaniste, l'auteur rappelle que toutes les guerres, le terrorisme, l'insécurité, l'immigration, la précarité ont une influence considérable sur la santé psychique et sur l'état somatique, particulièrement cardiovasculaire. Il porte témoignage que les états de stress post-traumatiques sont souvent associés à un risque d'accidents cardiaques majeurs. Il aborde le problème très débattu actuellement de l'impact des conditions professionnelles, des conflits, des contraintes imposées par le souci de productivité sur l'état cardiovasculaire. Il atteste que ces éléments sont un facteur d'hypertension artérielle et il dresse le constat alarmant que le « stress permanent », le mal-être au quotidien, incitent au refuge dans le tabagisme, la suralimentation, l'alcoolisme, la sédentarité et les troubles agressifs. L'auteur explicite de manière très pédagogique que toutes ces complications sont les conséquences des effets neuroendocriniens et psychologiques des stress aigus ou chroniques. Ceux-ci entraînent une stimulation de l'adiencéphalo-hypophyso-surrénalien, des perturbations neuro-hormonales importantes qui favorisent un état inflammatoire chronique, une hypercoagubilité, une activation plaquettaire qui favorisent les accidents cardiaques et emboliques.

Enfin, l'auteur nous énonce un message d'espoir en indiquant que les approches corporelles et psychiques du stress avec la relaxation, les techniques de bio-feedback, l'hypnose et les différents traitements pharmacologiques qui allient antidépresseur et/ou tranquillisant, peuvent apporter une notable amélioration et contribuer à la prévention des complications cardiovasculaires car on ne peut soustraire en permanence un individu aux différentes agressions de la vie quotidienne.

Le dernier chapitre traite de l'intérêt des différents médicaments cardiologiques, bêtabloquants, anti-ischémiques et antihypertenseurs, pour prévenir et traiter les effets cardiovasculaires du stress.

Au total, c'est un ouvrage considérable par l'importance et la multitude des informations fournies, par l'incidence pratique que ces messages peuvent avoir dans la prise en charge quotidienne des malades. Surtout, l'auteur réussit à délivrer de très nombreuses informations scientifiques en des termes clairs, pratiques, accessibles et l'on perçoit en permanence chez J.-P. Bounhoure un véritable souci d'être entendu du médecin généraliste et les dons pédagogiques de l'auteur lui permettent de réussir parfaitement cette mission.

L'ouvrage est d'une lecture très agréable, et l'importance et la densité des informations fournies ne nuisent en rien à cet agrément de la lecture. Le pari était difficile car le sujet est vaste et complexe. J.-P. Bounhoure a parfaitement réussi la mission qu'il s'était fixée : expliquer les relations entre stress, troubles psychiques et système cardiovasculaire, savoir les éclairer malgré leurs complexités, savoir les traiter et éventuellement les prévenir. Le pari est parfaitement réussi.

Professeur Henri Lôo
Membre de l'Académie Nationale de Médecine

Avant-propos

Peut-on mourir de chagrin ou de peur ? Depuis des années des observateurs attentifs de l'humanité ont constaté que les émotions, les circonstances éprouvantes de la vie ont une grande influence sur l'état et le fonctionnement de l'appareil cardiovasculaire. De nombreuses anecdotes font état de morts subites, d'infarctus, d'arythmies, d'accidents vasculaires cérébraux chez les sujets soumis à des stress majeurs : les catastrophes naturelles, les émotions fortes tels de violents accès de colère, les agressions, les attentats terroristes, les chagrins importants liés à la disparition d'un proche sont des traumatismes psychologiques lourds de conséquences. Maladie de notre siècle, le stress peut avoir des effets nuisibles sur notre état psychologique, physique et sur notre santé. L'ambiguïté du stress est qu'il est un facteur d'adaptation permettant de faire face aux situations de danger et d'urgence pour gérer à court terme les priorités de l'organisme, mais qu'il est un vecteur de pathologies diverses à l'état chronique. Aujourd'hui, dans le monde du travail, les contraintes imposées par le souci de la productivité, les exigences exercées sur l'individu, les conflits liés à la vie quotidienne et la hantise du chômage ont un effet délétère sur la santé des travailleurs : le rôle des hypertensions artérielles de stress, des conséquences cardiaques et vasculaires d'une vie professionnelle contraignante est de mieux en mieux étudié. En outre, de multiples publications soulignent actuellement la fréquence et le rôle délétère de l'anxiété, des états dépressifs dans le pronostic des cardiopathies sévères, infarctus, insuffisance cardiaque en particulier. Dans notre expérience, un syndrome dépressif constitue un facteur pronostique défavorable, significatif, dans l'évolution d'un infarctus du myocarde et de l'insuffisance cardiaque. La prévalence des dépressions chez les cardiaques est nettement augmentée facilitant les récurrences, les complications, une mauvaise observance thérapeutique, finalement une forte morbidité et une surmortalité.

Ces faits démontrent l'importance des relations entre l'état psychologique, l'affectivité d'un patient et sa fonction cardiaque. Le retentissement cardiaque et vasculaire d'une agression, d'une émotion intense et brutale, d'un traumatisme psychologique ou affectif intense, est un thème d'actualité. Le sujet *Heart and Brain* suscite de nombreux travaux ou colloques étant donné les conséquences vasculaires, le retentissement organique des événements, des situations psychologiques agressives. Chacun d'entre nous se pose à un moment la question du retentissement d'un deuil, d'un événement douloureux, d'une agression sur sa santé. Les pays industrialisés sont confrontés à un nombre croissant d'atteintes pathologiques et à l'augmentation incessante des frais médicaux dus aux stress, aigus ou permanents. À leur égard, l'individu possède de nombreux systèmes d'adaptation et de défense faisant intervenir le système nerveux autonome, des processus neuro-endocriniens, immunologiques et cardiovasculaires complexes. Une réponse inadaptée au stress altère les fonctions cérébrales, tout l'équilibre physiologique de l'organisme et peut entraîner un large éventail de troubles psychologiques (anxiété, dépression, épuisement) et de troubles somatiques, cardiovasculaires, métaboliques, immunologiques, digestifs, sexuels. Depuis les descriptions des auteurs japonais, les observations de cardiomyopathies de stress – ballonisation apicale du ventricule gauche, syndrome du tako-tsubo ou du *broken heart* –, le retentissement myocardique des émotions fortes et brutales a été bien caractérisé. Les stress survenus sur les lieux de travail, dans l'exercice de nombreuses professions sont la cause d'accidents, d'absentéisme, d'hospitalisations, de troubles psychologiques, de pathologies cardiovasculaires aiguës et chroniques, de frais médicaux qui représentent dans leur ensemble pour les États-Unis une charge financière estimée à 300 millions de dollars par an. Près de 30 % des travailleurs européens attribuent leurs problèmes de santé aux stress dus à l'excès de travail, à son organisation défectueuse, à ses dangers, aux nuisances qu'il engendre, aux conflits dus à des relations professionnelles critiques avec les supérieurs ou les collègues. Le Bureau international du travail souligne que 600 millions de journées de travail sont perdues chaque année dans l'Union européenne à cause du stress. Les aléas de la vie quotidienne, les conditions de vie difficiles, les conflits avec l'entourage facilitent l'anxiété et des troubles de l'adaptation qui ont un retentissement somatique, cardiaque en particulier. Nous faisons face quotidiennement à des tensions émotionnelles liées au mode de vie, à l'environnement familial et professionnel qui remettent en question notre homéostasie individuelle. On ne peut faire une étude exhaustive du stress qui suscite une intense recherche et justifie chaque année des milliers de publications et nous nous bornons à un bref rappel de sa définition, de ses divers aspects avant d'envisager ses effets sur la pathologie cardiovasculaire. Des maladies désignées sous le terme de psychosomatiques sont influencées plus que d'autres par les facteurs psychologiques et les stress environnementaux. Quatre grands systèmes sont impliqués et interagissent au cours des différents types de stress : les systèmes nerveux central et autonome, le système endocrinien et l'appareil cardiovasculaire.

Dans un premier temps, nous analysons donc successivement la définition du stress, ses conséquences neuro-endocrines, biologiques et hémodynamiques. Puis, au plan cardiovasculaire, nous envisageons les effets pathologiques du stress, les arythmies et la mort subite, son rôle dans l'athérogenèse, l'ischémie myocardique et les syndromes coronariens dus aux diverses émotions et aux traumatismes psychologiques, et les cardiomyopathies de stress, récemment décrites. Nous abordons les hypertensions artérielles dues aux stress chroniques, liées aux contraintes professionnelles et à l'environnement, à la désadaptation de l'homme au travail. Dans un second temps, nous envisageons les dépressions survenant après un infarctus du myocarde et au cours de l'insuffisance cardiaque, problèmes fréquents qui altèrent la qualité de vie, facilitent les récidives et sont associées à une surmortalité.

Le traitement de l'anxiété, des effets psychologiques et somatiques du stress est un vaste domaine en continuelle évolution : à diverses classes pharmacologiques, s'ajoutent plusieurs modalités de psychothérapie, plusieurs techniques de relaxation. Les thérapies cognitives et comportementales sont pratiquées par de nombreux psychiatres, impliquant une coopération étroite entre le patient et le thérapeute. Nous ne faisons donc qu'aborder superficiellement un thème qui relève essentiellement du domaine de la psychiatrie.

Jean-Paul Bounhoure

Sommaire

1 Le stress

Définition

Le terme, populaire, de stress est un mot anglais, sans équivalent en français, très utilisé de nos jours dans la vie courante. Venant du latin *stringere*, serrer, qui évoque une situation de pression et de contrainte, c'est un terme ambigu, employé dans un sens différent selon les auteurs. Cause pour les uns, réponse pour les autres, le stress est un processus complexe comprenant la réponse physiologique, biologique et psychologique de l'individu soumis à une agression, une menace, une contrainte physique ou psychique, une situation imprévue traumatisante. En métallurgie, il correspond à une force, une tension qui entraîne une déformation de l'objet sur lequel cette force est appliquée.

À l'origine, *en 1936, Hans Selye*, père de la conception scientifique du stress, le définissait comme une « réponse non spécifique, variable d'un individu à l'autre, à une agression physique, agression responsable d'une réaction hormonale et neurovégétative à l'origine d'un véritable syndrome général d'adaptation » [1]. Pour cet auteur, c'est un syndrome général non spécifique, avec une phase d'alerte mettant en jeu les mécanismes de défense de l'organisme, une phase d'adaptation ou de résistance, avec des défenses augmentées, permettant d'affronter des situations difficiles, et quelquefois une phase d'épuisement avec défaillance des capacités d'adaptation. Le stress est une réponse normale, stéréotypée, commune à une agression. Chez l'animal soumis à une agression, Selye décrit un syndrome comportant : lésions viscérales aiguës, hypertrophie de la corticale des glandes surrénales, hémorragies viscérales, atrophie des ganglions lymphatiques et ulcérations digestives. Tous les agents stressants, en particulier les traumatismes psychologiques et affectifs, provoquent une réponse biologique stéréotypée hormonale, immunitaire, cardiovasculaire, cellulaire. La stimulation excessive en intensité, en durée, dépasse les possibilités d'adaptation et s'avère dangereuse pour l'organisme du sujet stressé.

À côté des réactions tissulaires spécifiques aux divers agents agressifs (physiques, chimiques, nerveux), une série de phénomènes non spécifiques apparaît. La réaction de stress varie en fonction de facteurs génétiques et comportementaux liés à la personnalité de l'individu, à son environnement, à des possibilités individuelles d'adaptation. La conception du stress s'est progressivement élargie, devenant de plus en plus complexe, et sa dimension psychologique s'est développée [2,3]. On a étendu le terme aux

Stress, dépression et pathologie cardiovasculaire

stress psycho-émotionnels, aux traumatismes psychologiques et affectifs. Wolff décrit le stress comme la réponse à un mélange de stimuli physiques et psychologiques, capables de modifier profondément l'homéostasie [2]. Delay parle d'un état de tension aiguë de l'organisme, obligé de mobiliser immédiatement ses défenses pour faire face à une situation menaçante [3]. Pour Lôo, le stress est un événement, une situation psychologique agressive, à retentissement organique : « l'interaction entre une force et la résistance de l'organisme à cette force, le complexe agression–réaction » [4].

Un symposium sur le stress l'a décrit comme « une force douloureuse ou contraire qui génère une tension sur le plan émotionnel et physique ». Terme banalisé, le stress désigne un mal-être psychologique et physique dont la cause se trouve dans des pressions extérieures variées (agressions, conflits familiaux et professionnels, problèmes matériels imprévus). En fait, dès 1914, Cannon a utilisé le terme d'homéostasie, insistant sur le maintien de l'équilibre intérieur et le rôle de la sécrétion d'urgence d'adrénaline en réponse à la peur et à la fureur. Il posait le problème des réactions de l'organisme de l'individu agressé visant à maintenir un équilibre avec l'environnement [5].

Sterling et Eyer en 1988 ont introduit le terme d'allostasie pour faire référence aux réponses, aux « ajustements » de l'organisme soumis à des agressions quotidiennes pour maintenir son équilibre intérieur. C'est le maintien de la stabilité à travers le changement. L'allostasie prolongée ou dysrégulée conduit à une « surcharge allostatique », terme créé par Mac Ewen, qui implique des anomalies et la prolongation des réponses neuro-endocrines, métaboliques et immunitaires aboutissant à des états pathologiques chroniques [6]. À long terme, la charge allostatique, les processus d'adaptation telle l'accélération de la fréquence cardiaque, l'élévation tensionnelle et la sécrétion de corticoïdes entraînent des lésions vasculaires et cérébrales. Appley fait remarquer qu'en tant que concept psychologique, on utilise l'expression de tension, de pression contraignante, non seulement par rapport à des conditions d'environnement ou psycho-sociales extrêmes, mais aussi comme un terme impliquant le conflit, la menace, l'agression, toute atteinte à la sécurité, avec anxiété et peur réactionnelles [7]. Si le stress traduit une réaction de lutte en mobilisant les défenses de l'organisme, il est devenu un terme populaire traduisant la nécessité de faire face à des agressions, des situations pénibles, des événements éprouvants. Les émotions désagréables, deuils, séparations, colères violentes et terreurs soudaines sont sources de stress.

Ainsi à la lecture des publications concernant le stress, il est évident que ce terme relève d'interprétations diverses. C'est un terme universel, le nouveau mal du siècle pour Stora [8]. Ce concept s'est élargi avec la prise en considération grandissante des réactions adaptées ou non aux contraintes psychologiques dues aux événements de la vie quotidienne avec un retentissement psychosomatique important. On privilégie le rôle des interactions entre l'impact des événements stressants sur l'organisme et des facteurs individuels, psychologiques, génétiques, comportementaux liés à l'expérience et à l'environnement de l'individu. *Les agents stressants comportent tout agent physique, chimique ou émotionnel qui s'exerce sur l'organisme et provoque une contrainte, une tension, une réaction de défense pouvant devenir pathologique.* Pour certains, il signifie stimulus, agression physique ou psycho-émotionnelle, pour d'autres, c'est la réponse qui est prise en compte.

Mais comment un choc psychologique peut-il retentir sur la genèse des arythmies, la fonction ventriculaire gauche, l'athérogenèse et notre état immunitaire ? Des quantités de travaux expérimentaux chez l'animal et chez l'homme mettent en évidence des combinaisons complexes d'interactions neuro-humorales, biologiques, métaboliques, ayant des conséquences cardiovasculaires délétères. Le stress constitue le processus dynamique d'adaptation psychologique et physiologique de l'organisme aux contraintes physiques et psychiques soudaines, mais aussi aux sollicitations de l'environnement, aux agressions inhérentes au milieu, aux conditions de vie. Selon Lazarus et Folkman, le stress n'est pas défini comme une simple réponse, il apparaît comme une transaction entre la personne et l'environnement dans laquelle la situation est évaluée par l'individu comme débordant ses ressources et mettant en danger son bien-être [9]. Les systèmes de défense mis en jeu par le stress sont bénéfiques à court terme et délétères à longue échéance : l'adrénaline, les glucocorticoïdes permettent de faire face à une demande urgente, mais leur élévation prolongée favorise l'athérogenèse, l'hypertension et le diabète.

On a pu observer des réponses physiopathologiques qui vont de pair avec l'incapacité d'un individu à s'adapter harmonieusement aux contraintes psychologiques et sociales imposées par notre mode de vie, au XXIe siècle. Le stress psychologique est une notion subjective, son appréciation dépend de la perception individuelle et du contexte dans lequel il est subi. Différents stresseurs conduisent à des réponses variées et les stress sont perçus de façon diverse en fonction des caractéristiques de l'événement et du contrôle que le sujet exerce à leur égard. Steptoe a proposé un modèle général de réaction au stress en fonction de son type et des ressources pour y faire face [10] (figure 1.1). Il est une source de dépressions réactionnelles, si les personnalités les plus stables font face à une situation affligeante (maladie grave, deuil, séparation, conditions de travail), par contre, d'autres, introvertis, plus fragiles psychologiquement, avec des structures de personnalité particulières, développent facilement des maladies psychosomatiques (ulcères, hypertension et multiples événements cardiovasculaires, *cf.* chapitres 3, 4 et 5).

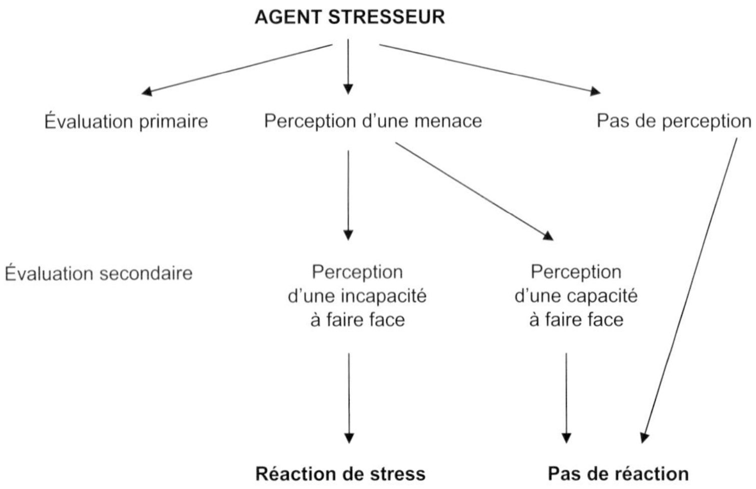

Figure 1.1
Évaluation du stress (modèle de Lazarus).

Un même événement déclenchant a des répercussions très différentes chez des individus, en fonction de leur âge, de leur expérience, de leur personnalité et de leur environnement psychosocial.

Différents types de stress

On distingue plusieurs types de stress :

- les stress cognitifs dus à des traumatismes psychiques : émotions violentes, effroi, chagrins intenses à l'occasion des événements dramatiques de la vie ;
- les stress non cognitifs : traumatismes et blessures physiques, infections, douleurs intenses, bruits soudains ou prolongés, chaleur ou froid excessif.

Ces deux types de stress, physique et psychique, sont souvent associés.

Selon leur durée, on individualise des stress aigus, ponctuels, des stress intermittents liés à des séquences d'événements contraignants répétés et un stress permanent. Nous vivons dans une société qui expose à des stress multiples : outre les événements imprévisibles mettant en jeu brutalement la vie de l'individu, les catastrophes naturelles (séisme, éruption volcanique, inondation), les accidents de la circulation, les agressions, les attentats terroristes et les situations conflictuelles favorisent les émotions fortes. Les effets immédiats et les conséquences des stress sont différents en fonction de leur durée, de leur répétition, de leur intensité et de la personnalité de l'individu. La réaction au stress met en jeu un ensemble de facteurs, les traits de personnalité, des processus cognitifs d'attention et de mémoire, le soutien social, l'environnement [11] (*cf.* figure 1.1). Les migrations des populations, leur insertion difficile dans un environnement souvent hostile et la précarité augmentent leur vulnérabilité et l'éclosion de troubles mentaux et somatiques. Les sources de stress ne peuvent pas expliquer à elles seules l'apparition de pathologies et d'autres facteurs doivent être pris en considération tenant à la personnalité de l'individu et à sa sensibilité, son équilibre psychique, son état biologique, sa génétique. La réaction à un stress est d'autant plus intense que l'émotion engendrée par le stress est plus forte.

Épreuves stressantes de provocation

Les études fonctionnelles de provocation, largement utilisées actuellement, ont pour but d'évaluer le retentissement physiologique nerveux, hormonal et cardiovasculaire des événements stressants.

Les progrès de l'imagerie permettent d'étudier l'activité cérébrale pour objectiver l'impact des stress sur les diverses structures anatomiques activées ou inhibées. On étudie l'activité cérébrale, le flux sanguin, la consommation de glucose avec la caméra à positrons, l'IRM fonctionnelle. La quantification des stress psychologiques au cours d'épreuves provocatrices est difficile, mais indispensable pour évaluer leur retentissement, leurs conséquences biologiques et hémodynamiques, en particulier sur l'homéostasie cardiocirculatoire. La provocation des symptômes permet d'étudier en imagerie cérébrale des anomalies de diverses structures, l'activité ou le dysfonctionnement de diverses zones. Plusieurs méthodes ont été conçues dans le domaine cardiovasculaire pour évaluer le retentissement émotionnel des circonstances stressantes. Quelles que soient les techniques utilisées, l'objectif est de mettre en évidence des différences significatives après diverses épreuves, par rapport à une population témoin.

En psychiatrie, plusieurs méthodes sont utilisées pour mesurer l'impact des événements stressants, des situations émotionnelles à risque : échelle des événements récents (SRE : *schedule of recent experiences*, échelles de sévérité des stress psychosociaux dans le DSM-IV, inventaire des événements déplaisants) et échelle de stress perçu. Nous ne rappelons que les techniques utilisées sur le plan cardiovasculaire.

Dans les études expérimentales en physiologie et pathologie cardiovasculaire, on emploie des tests validés, impliquant une contrainte mentale aiguë, soit calcul numérique rapide, soit test du labyrinthe, soit prise de la parole en public sans préparation, test du froid, vision de vidéos impressionnantes, etc., dont on évalue l'impact sur la fréquence cardiaque, la tension artérielle, l'électrocardiogramme au cours d'enregistrements continus. Les progrès technologiques actuels permettent d'évaluer le retentissement immédiat d'un stress psychologique ou physique sur la réactivité vasculaire, la fréquence cardiaque, la tension artérielle, la perfusion myocardique, la fonction ventriculaire gauche. Dans l'ensemble, les tests qui produisent le plus de réactivité sont ceux qui nécessitent une participation active des patients. Après un infarctus du myocarde, on utilise aussi des questionnaires relevant et analysant de manière rétrospective les contraintes subies, les situations stressantes, les événements pénibles, les émotions pour évaluer leur impact sur les individus interrogés et leur rôle dans la survenue de l'événement cardiaque. Utilisés dans l'exploration cardiovasculaire, ces stress psychiques d'intensité suffisante entraînent une stimulation sympathique avec une tachycardie, une poussée tensionnelle plus ou moins prononcée, une élévation des concentrations plasmatiques de catécholamines et de cortisol. En les couplant à des techniques explorant la perfusion myocardique, on les utilise dans la détection d'une ischémie myocardique chez les patients à risque, diabétiques en particulier, suspectés d'insuffisance coronaire. Ces stress ont des effets pro-arythmiques et sont aussi pratiqués chez les patients ayant des antécédents de troubles du rythme pour évaluer les risques de récidive de tachycardie ou de fibrillation ventriculaire.

Stress permanent

Dans certaines conditions de mode de vie, dans les situations conflictuelles répétées ou prolongées, on a pu individualiser le stress psycho-émotionnel *chronique* ou *sub-chronique* ou « permanent » [4]. On a appelé ce phénomène « l'état de piège invisible » conscient ou inconscient où la réaction d'alarme entretient un état chronique d'alerte psychologique, neuro-endocrinienne et cardiovasculaire.

Les événements stressants de la vie actuelle sont très nombreux, pouvant appartenir à la vie familiale, à des problèmes relationnels (tableau 1.1). Il peut s'agir d'événements générant des émotions négatives (tristesse, colère, anxiété, culpabilité, honte) ou des émotions positives (joie, fierté, amour). Le stress permanent est un stress prolongé ou répété, qui a été défini comme une adaptation permanente aux exigences de la vie quotidienne, de l'environnement, potentiellement délétère pour l'organisme par son caractère itératif ou sa durée. Les aléas pénibles de la vie quotidienne, les contraintes dues aux conditions de travail, les conflits répétés dans l'entreprise, la crainte du chômage et l'endettement, ayant un important retentissement émotionnel, créent une situation de stress permanent associée à un risque accru d'hypertension et d'événements cardiaques. L'impact de ces événements est modulé par des facteurs sociaux (soutien de l'entourage) et varie selon la personnalité, le tempérament de l'individu. Un bon environnement social est un facteur protecteur à l'égard des effets du stress. Les sujets isolés, sans entourage familial, sans réseau social, subissent difficilement

Tableau 1.1
Facteurs de stress permanent

Souci familial	Décès ou maladie grave d'un proche
	Conflit dans la vie conjugale
	Séparation, rupture, divorce
Condition de vie	Perte d'emploi, faillite
	Mutation, endettement
	Précarité, misère
Maladie	Infarctus, cancer, AVC
Accident corporel	Accident de voiture
	Perte d'autonomie
Divers	Insécurité
	Harcèlement

les épreuves de la vie quotidienne. Le niveau socio-économique est inversement corrélé aux atteintes cardiovasculaires, à la mortalité globale. Plusieurs études transversales ont montré le cumul des facteurs de risque chez les sujets stressés en situation de précarité. Les conflits répétés dans la vie quotidienne, la vie précaire dans des grands ensembles induisant des accès de colère extériorisée ou contenue, qui pérennisent des stress psychologiques, ont avec le temps des conséquences neuro-endocriniennes et hémodynamiques défavorables. Des études ont démontré qu'un environnement professionnel nuisible, des conflits familiaux répétés augmentaient le risque d'événements cardiaques.

Le stress permanent, stimulant les centres nerveux de manière répétée, intervient sur le niveau tensionnel et dans l'athérogenèse agissant sur l'état neuro-hormonal, le système immunitaire, des facteurs de thrombose, l'inflammation et le stress oxydatif (*cf.* p. 35-40). Les mécanismes physiopathologiques impliqués sont mal connus faisant intervenir :

- des modifications tensionnelles ;
- une accélération prolongée du rythme cardiaque ;
- une augmentation de facteurs thrombogènes ;
- la dysfonction endothéliale ;
- l'inflammation.

L'activation plaquettaire avec l'hyperagrégabilité et l'augmentation du stress oxydatif facilite les thromboses vasculaires. La sensibilité du système immunitaire à l'environnement explique qu'une situation stressante et prolongée se traduit par des modifications immunitaires. En dehors de l'ACTH et des hormones surrénaliennes qui interviennent sur les taux et fonctions des lymphocytes, divers neuropeptides dont la sécrétion est activée par le stress sont augmentés : endomorphine, sérotonine, etc.

Il a été constaté que l'apparition des différents composants du syndrome métabolique (obésité abdominale, hypertension, insulinorésistance, dyslipidémie, facteurs d'athérosclérose coronaire) peut être influencée par le stress, l'anxiété généralisée induite par les soucis d'une vie difficile. Le profil lipidique et les taux de LDL-cholestérol, comme l'insulinorésistance, sont modifiés chez les animaux et les individus soumis à des stress répétés. La stimulation du système rénine–angiotensine tissulaire peut influencer le métabolisme lipidique, favoriser l'hypertension et l'insulinorésistance. En outre, le stress chronique peut agir soit directement, par les modifications biologiques qu'il détermine, soit indirectement en facilitant le tabagisme, la sédentarité, une alimentation défectueuse, l'alcoolisme et une mauvaise qualité de vie.

Stress professionnel

De nombreux travaux soulignent le rôle délétère croissant des situations de stress liées au travail qui est un des problèmes majeurs de notre civilisation industrielle. Près d'un travailleur sur trois en Europe serait affecté par des stress professionnels et le coût du stress professionnel est évalué à 3 % du PNB des États-Unis [12]. Le stress au travail touche toutes les professions et tous les secteurs d'activité [13]. De nombreuses sources de stress ont été identifiées :

- risques liés aux dangers physiques ;
- relations au sein de l'entreprise ;
- conflits avec les autres employéset les supérieurs ;
- rythmes et cadences de travail inappropriés ;
- conditions matérielles pénibles ;
- sensation de frustration ;
- incertitude de la situation à long terme.

Ces stress, répétés pendant des semaines et des mois, aboutissent à un grand absentéisme, facilitent l'apparition de l'hypertension artérielle et de l'athérosclérose. Les tensions psychiques au cours du travail varient en fonction de l'implication du travailleur, des responsabilités et contraintes imposées, de la dangerosité du poste, d'une demande intellectuelle plus ou moins absorbante : attention soutenue et faible pouvoir décisionnel facilitent un stress professionnel délétère. L'insécurité de l'emploi, le management actuel des entreprises, source de contraintes et de pressions psychologiques, la notion de rentabilité et des charges de travail croissantes sont des facteurs de stress permanent [14]. La qualité des rapports humains avec les supérieurs hiérarchiques, les subordonnés et les collègues de travail, la compétition et les rivalités au sein de l'entreprise sont des facteurs déterminants du stress professionnel. On insiste sur les stress environnementaux : le bruit est une des nuisances très souvent dénoncée dans la vie professionnelle. Un bruit prolongé > 90 décibels représente une importante nuisance, source de troubles de l'attention, de modifications neuro-hormonales, de troubles du sommeil avec des manifestations cardiovasculaires (accélération de la fréquence cardiaque, hypertension artérielle). Le travail posté affecte les rythmes neurobiologiques et a un retentissement psychologique important facilitant l'ennui, la démotivation et des problèmes dans la vie familiale. Les femmes ont de plus en plus souvent, outre des charges familiales et domestiques, une activité professionnelle source de frustrations et de contraintes. Elles sont soumises à des stress importants au sein de leur entreprise, ayant souvent une rémunération inférieure à celles des hommes pour les mêmes responsabilités.

Stress et environnement

Un environnement hostile, source d'anxiété permanente, des conditions de vie difficiles, comme des problèmes financiers sérieux, un surendettement, un licenciement, une maladie grave, des deuils répétés, représentent des stress psychologiques qui génèrent de troubles cardiovasculaires.

Toutes les maladies aiguës ou chroniques, les interventions chirurgicales représentent un stress psycho-émotionnel dont les manifestations sont intriquées à celles du stress physique. L'annonce d'une maladie grave mettant en jeu le pronostic vital, représentant un handicap important, un traitement complexe et prolongé, est un choc émotif majeur qui bouleverse l'équilibre psychologique et physiologique de l'individu. Dans les mois qui suivent le décès d'un conjoint, l'incidence des événements coronariens est augmentée. Dans le domaine cardiovasculaire, les stress sont en cause dans l'apparition des complications de la maladie athéroscléreuse coronaire : par leurs conséquences biologiques et hémodynamiques, ils entraînent des fissurations ou ruptures de plaques athéroscléreuses, des spasmes vasculaires, facteurs de thromboses coronaires ou artérielles cérébrales, des morts subites.

Des études expérimentales et épidémiologiques ont démontré que le stress chronique intervient dans l'athérogenèse et accélère son évolution. Il peut intervenir de manière indirecte en modifiant le comportement, favorisant certains facteurs de risque, tels que le tabagisme, l'hypertension, l'alcoolisme, la sédentarité, une mauvaise observance des traitements. Une relation forte, statistiquement prouvée, entre le stress chronique et l'athérosclérose, persiste après correction à l'égard des facteurs confondants. Le stress chronique, par sa seule présence, contribue à augmenter la morbidité et la mortalité cardiovasculaire dans la population générale.

Stress et personnalité

Les stress dans la vie quotidienne génèrent des réactions très diverses en fonction des possibilités d'autocontrôle de l'individu, des traits de son caractère, du soutien social et de l'environnement. Il ne peut être dissocié du sujet qui le reçoit, fait de l'inné et de l'acquis. L'adaptation aux situations stressantes peut être insuffisante, source d'une angoisse extrême ou de frustrations, de sentiments hostiles (jalousie, haine, envie). La réponse au stress varie en fonction de l'environnement familial et social, des profils de la personnalité, des comportements des individus, du contexte socio-économique. Avec le stress, apparaît l'idée du terrain individuel, des personnalités propices ou non au développement de certaines affections.

Les travaux de Rosenman et Friedman, déjà anciens, ont individualisé divers types de personnalités en fonction de leur réaction au stress et de leur mode de vie [15]. Le profil comportemental de type A, décrit il y a 50 ans, constitue un style de rapport à l'environnement caractérisé par une position de lutte contre le temps et les autres, des traits de personnalité à dominance obsessionnelle. Le type A comporte une hyperactivité, un désir de pouvoir, de responsabilité, de compétition : ces sujets sont impatients, vifs, aiment la performance, recherchent la domination, la réussite sociale. De tels traits de comportement sont fréquents dans le monde actuel. Pour ces auteurs, cette personnalité associée, au plan hormonal, à une élévation des taux d'adrénaline et de cortisol plasmatiques, est un facteur de risque cardiovasculaire, coronarien en particulier. Des études ultérieures ont infirmé cette hypothèse, mais d'autres travaux ont démontré que l'agressivité, l'hostilité étaient corrélées aux troubles cardiaques rythmiques et coronariens. Actuellement, on redonne de l'importance à ces traits de caractère dans la survenue d'événements cardiaques.

Le profil comportemental de type B, à l'inverse, comporte une maîtrise personnelle des événements stressants, un équilibre, avec une grande souplesse d'adaptation aux changements imprévus. Ces individus ont tendance à ressentir le stress comme des événements banals plutôt qu'une menace.

La personnalité de type C se définit par une tendance exagérée à l'intériorisation, à la suppression, au déni des émotions fortes, avec une patience exagérée, une amabilité sans limite souvent inappropriée. On constate un contrôle rigide de l'expression émotionnelle. Cette attitude psychologique après des épreuves entraîne des dépressions et serait associée à une prévalence augmentée des cancers.

Les personnalités de type D associent une propension à ressentir des émotions négatives, une anxiété et un découragement ; ces sujets ont tendance à être inhibés dans les relations sociales. Ces anxieux émotionnellement instables, mal à l'aise dans les relations interpersonnelles, sont des sujets sensibles aux différents stress avec une morbidité et une mortalité coronarienne élevées.

On décrit sous le terme d'alexithymie – manque de mots pour le sentiment – l'état psychologique des personnalités ayant des difficultés à extérioriser leurs émotions. Ce déficit d'intégration et de régulation des situations émotionnelles soumet l'organisme à une tension accrue.

En conclusion, le stress permanent ou chronique peut être la conséquence soit de la succession d'événements stimulants, éprouvants, répétés sur une longue période de temps, soit de l'incapacité de l'individu à s'adapter psychologiquement à une situation prolongée, familiale ou professionnelle, difficile et éprouvante. L'adaptation au stress, le *coping*, se définit comme l'ensemble des efforts cognitifs et comportementaux pour maîtriser la situation.

Pour Mac Ewen, la charge allostatique s'exprime différemment en fonction de la vulnérabilité de l'individu stressé, de facteurs comportementaux innés ou acquis. Cet auteur a retenu un certain nombre d'indicateurs de souffrance physique et psychique (*cf.* tableau 1.1) :

- sur le plan physique, la fréquence cardiaque, la pression artérielle et le rapport taille/hanche sont appréciés ;
- sur le plan psychique, le degré d'insomnie, l'hyperactivité, les ruminations incessantes et les crises de panique sont évalués.

Ces paramètres associés aux dosages biologiques (cholestérol HDL–LDL, cortisol, hémoglobine glycosylée) sont évalués en fonction du temps pour détecter la poursuite anormale de la réaction aiguë [6].

Les dépressions survenant après des atteintes pathologiques sérieuses, mettant en jeu la vie, créent une situation de stress importante et représentent un facteur de surmortalité. De nombreux travaux ont mis en évidence leur gravité chez les patients coronariens surtout après un infarctus du myocarde, chez les insuffisants cardiaques et chez les sujets hypertendus.

Syndromes psychotraumatiques

Bien que le phénomène de stress post-traumatique (PTSD) soient décrits depuis longtemps, c'est seulement depuis peu, environ 1980, que ce trouble a été officiellement reconnu dans la nomenclature psychiatrique (DSM-IV). Il survient dans les suites d'un événement traumatique majeur, une rencontre avec le réel de la mort. Ce syndrome a été décrit particulièrement aux États-Unis, après la guerre du Viêt Nam, où 15 % des hommes et 8 % des femmes ayant participé à ce conflit ont présenté des troubles psychiatriques dans les 10–15 ans qui ont suivi. L'intérêt pour ce syndrome a augmenté avec la fréquence croissante des attentats terroristes, agressions diverses, catastrophes, générant un effroi devant une menace vitale. Six critères doivent être groupés :

- une exposition à un agent stresseur représentant une menace vitale ;
- des phénomènes de reviviscence du traumatisme ou des pensées intrusives récurrentes de l'événement traumatique, souvenirs angoissants, cauchemars, attaques de panique ;

- la présence de symptômes d'évitement et d'émoussement de la réactivité par rapport à l'événement ; par exemple, refuser d'évoquer, éviter de se souvenir de l'événement ;
- des symptômes d'hyper-éveil incluant des troubles du sommeil, de l'irritabilité, une agressivité injustifiée ;
- la présence et l'évolution de ces trois derniers critères depuis plus d'un mois ;
- l'association à ces signes d'une intense détresse (encadré 1.1).

Encadré 1.1

Critères des syndromes de stress post-traumatique d'après le DSM-IV

A. Le sujet a été exposé à un événement traumatique dans lequel les deux éléments suivants étaient présents :

- le sujet a vécu, a été témoin ou a été confronté à un ou des événements durant lesquels il aurait pu mourir ou être gravement blessés ou a été menacé de mort ou de blessure ou durant le(s)quel(s) son intégrité physique ou celle d'autrui a été menacée ;
- la réaction du sujet à l'événement s'est traduite par une peur intense, un sentiment d'impuissance et d'horreur.

B. L'événement traumatique est constamment revécu de l'une ou de plusieurs des façons suivantes :

- souvenirs répétitifs et envahissants de l'événement provoquant un sentiment de détresse et comprenant des images, des pensées, des perceptions ;
- des rêves répétitifs de l'événement provoquant un sentiment de détresse ;
- impression ou agissement soudain comme si l'événement traumatisant allait se reproduire ;
- réactivité physiologique lors de l'exposition à des indices internes ou externes pouvant évoquer l'événement traumatisant en cause.

C. Évitement persistant des stimuli associés au traumatisme et émoussement de la réactivité générale.

D. Présence de symptômes traduisant une activation neurovégétative (insomnie, colère, hypervigilance).

E. Les symptômes de B, C, D durent plus d'un mois.

Les symptômes apparaissent habituellement dans les trois premiers mois après le traumatisme, mais peuvent être retardés et survenir après une période de latence plus longue. Ce syndrome a des conséquences psychiatriques graves, facilite des addictions et est associé a des complications cardiovasculaires fréquentes. On a constaté une augmentation du risque de complications cardiovasculaires : arythmie, angine de poitrine et infarctus du myocarde [16]. Dans une cohorte de 165 patients adultes, anciens militaires, atteints d'infarctus, Jones a constaté la présence d'un stress post-traumatique dans 35 % des cas [17].

Au plan psychiatrique, le PTSD s'accompagne d'une modification durable de la personnalité qui est une des conséquences majeures de l'événement traumatisant ; les altérations anxieuses et phobiques surviennent soit rapidement dans les premières semaines, soit plus tardivement après un délai de quelques mois. Les plaintes somatiques sont très diverses touchant la sphère digestive et cardiovasculaire, avec souvent des accès de panique. Une tendance dépressive apparaît chez plus de 50 % de ces patients pouvant aller jusqu'à des idées suicidaires. De nombreux patients tentent de calmer leur anxiété par le recours à des addictions diverses (alcoolisme, haschisch, cocaïne, etc.).

Plusieurs auteurs ont étudié les conséquences des PTSD qui correspondent à une dysfonction de plusieurs structures cérébrales impliquées dans le stress : l'amygdale, l'hippocampe, le locus cœruleus. Au cours d'imageries cérébrales, l'anomalie la plus fréquemment constatée est une réduction du volume de l'hippocampe, des anomalies de structure du gyrus temporal supérieur, mais ces faits sont controversés. Au plan endocrinien, les altérations les plus caractéristiques concernent les deux systèmes neuro-hormonaux sympathique et hypophyso-surrénalien. On constate une élévation des concentrations plasmatiques et urinaires de nor-adrénaline, d'adrénaline et de leur métabolite, le MHPG [17,18]. On a constaté une réduction des récepteurs alpha 2 nor-adrénergiques plaquettaires.

Les taux sanguins et urinaires de cortisol sont nettement plus faibles chez ces patients que chez ceux qui ont eu d'autres types de stress ou chez des sujets témoins. Les variations circadiennes de la sécrétion de cortisol sont altérées avec des taux très faibles résultant d'une contre-régulation négative exagérée avec une augmentation de la sensibilité des récepteurs tissulaires du cortisol.

L'hyperactivité du système sympatho-adrénergique facilite les troubles cardiovasculaires par les effets des catécholamines sur le coeur, les vaisseaux et la fonction plaquettaire. On a constaté une activation plaquettaire avec une augmentation de l'agrégabilité de la production de throboxane A2, du facteur 4 et de bêta-thromboglobuline. En général, ces patients ont une fréquence cardiaque basale augmentée, une tendance à l'hypertension. La variabilité du rythme sinusal diminue, avec un risque augmenté d'arythmies auriculaires et ventriculaires. Chez les anciens combattants de la Seconde Guerre mondiale et de la guerre du Viêt-Nam qui ont présenté un PTSD, le pourcentage d'événements coronariens, d'angors et d'arythmies est largement supérieur à celui constaté chez les vétérans de ces guerres sans PTSD.

Anxiété et stress

L'anxiété et le stress sont deux états psychologiques voisins, étroitement liés. L'anxiété est une réaction normale, courante face à un événement dont on ignore le dénouement. Mais chez certains ou après un événement stressant, elle peut apparaître et faciliter une inquiétude constante, injustifiée par rapport aux événements et à la situation. C'est une conséquence du stress, une complication psychologique de celui-ci. Elle représente alors un état psychologique, un élément de la personnalité, une tendance personnelle à réagir négativement à l'environnement. Pour Pichot, l'anxiété est un état émotionnel fait sur le plan phénoménologique de trois éléments fondamentaux :

- la perception d'un danger imminent ;
- une attitude d'attente devant ce danger ;
- un sentiment de désorganisation lié à la conscience d'une impuissance totale à l'égard de ce danger.

Elle peut s'accompagner de manifestations neurovégétatives. Les plus courantes sont des palpitations, de la tachycardie, des sensations de gêne épigastrique, des alternances de pâleur et de rougeur, une sudation excessive. Ces sensations se dissipent rapidement. Dans l'anxiété pathologique, les composantes sont exacerbées et peuvent prendre un caractère plus durable. Il apparaît des réactions exagérées devant les incertitudes de l'existence, les aléas de la vie quotidienne, et une véritable souffrance s'installe. Tout devient motif d'inquiétude et d'appréhension impossibles à maîtriser. Finalement, l'anxieux est inquiet sans raison, devant les incertitudes de la vie de tous les jours, avec une angoisse permanente à l'égard de sa vie personnelle, de son travail, de sa famille, de son entourage. Le niveau d'anxiété est démesuré par rapport au danger réel. Mise en évidence en psychologie par de nombreux questionnaires, l'anxiété se présente comme un trait de personnalité, elle est démembrée en plusieurs entités :

- l'anxiété panique avec crises de panique, crises aiguës d'angoisse paroxystique avec oppression, gêne épigastrique, palpitations, tachycardie. Ces crises sont récurrentes, imprévisibles entraînant une gêne quotidienne avec une anxiété permanente dans la crainte de leurs récidives. Elles sont à type de manifestations cardiaques, respiratoires, neuropsychiatriques ;
- l'anxiété phobique telle l'agoraphobie, phobie sociale ;
- l'anxiété obsessionnelle, généralisée : c'est l'anxiété au cours de laquelle tout devient motif d'inquiétude et d'appréhension, qui augmente la tension psychologique, crée une véritable souffrance et retentit sur l'état neuro-hormonal. Ces patients ont des inquiétudes constantes à l'égard des événements de la vie quotidienne, ont constamment du souci pour le futur, l'imprévu, ressassent les événements du passé, expriment une grande sensibilité vis-à-vis de la critique, ont une gêne dans les contacts sociaux. L'inquiétude est permanente, durable, incontrôlable, envahit l'esprit du patient, appartient

à tous les domaines de la vie quotidienne. Elle s'accompagne de tension musculaire, d'asthénie, d'irritabilité de difficultés de concentration [19].

L'anxiété et l'angoisse ont été distinguées, l'anxiété étant réservée au versant psychologique, représentant un sentiment d'insécurité, un état durable, l'angoisse étant un phénomène aigu d'expression somatique avec une sensation de constriction, d'étouffement. En fait, le terme angoisse est quelquefois utilisé pour exprimer une anxiété intense, un phénomène aigu avec des sensations physiques. Les critères d'évaluation de l'anxiété sont mesurés à l'aide de l'échelle HAD – *hospital anxiety depression* – (encadré 1.2) et des critères d'anxiété généralisée selon le DSM-IV (encadré 1.3).

Encadré 1.2

Échelle HAD d'anxiété

- Je me sens tendu ou énervé :
  - 3. la plupart du temps ;
  - 2. souvent ;
  - 1. de temps en temps ;
  - 0. jamais.
- J'ai une sensation de peur comme si quelque chose d'horrible allait m'arriver :
  - 3. oui très nettement ;
  - 2. oui mais ce n'est pas trop grave ;
  - 1. un peu mais cela ne m'inquiète pas ;
  - 0. pas du tout.
- Je me fais du souci :
  - 3. très souvent ;
  - 2. assez souvent ;
  - 1. occasionnellement ;
  - 0. très occasionnellement.
- J'éprouve des sensations de peur et j'ai l'estomac noué :
  - 3. très souvent ;
  - 2. assez souvent ;
  - 1. parfois ;
  - 0. jamais.
- J'ai la bougeotte et je ne tiens pas en place :
  - 3. oui, c'est tout à fait le cas ;
  - 2. un peu ;
  - 1. pas tellement ;
  - 0. pas du tout.
- J'éprouve des sensations soudaines de panique :
  - 3. très souvent ;
  - 2. assez souvent ;
  - 1. pas très souvent ;
  - 0. jamais.

Encadré 1.3

Critères de l'anxiété généralisée d'après le DSM-IV

A. L'anxiété et les soucis excessifs (attente avec appréhension) surviennent la plupart du temps durant les 6 mois précédents et concernent un certain nombre d'événements ou d'activités (travail, performances, vie quotidienne).
B. La personne éprouve de la difficulté à contrôler cette préoccupation.
C. L'anxiété et les soucis sont associés à trois ou plus des six symptômes suivants (présents durant les 6 derniers mois) :

- agitation ou sensation d'être survolté ;
- fatigabilité ;
- difficulté de concentration, trou de mémoire ;
- irritabilité ;
- tension musculaire ;
- perturbation du sommeil.

D. L'objet de l'anxiété et des soucis n'est pas limité aux manifestations d'un autre trouble : trouble panique, phobie sociale, hypochondrie, stress post-traumatique, etc.

Références

[1] Selye H. A syndrome preceded by diverse nocious agents. Nature 1936 ; 32 : 138–45.
[2] Wolff S. Stress and disease. London : Oxford University Press ; 1971.
[3] Delay J. La psychophysiologie humaine. Paris : PUF ; 1976.
[4] Lôo P, Lôo H, Galinowski A. Le stress permanent. Paris : Masson ; 1996.
[5] Cannon WB, Rosenblueth A. Autonomic neuro effectors systems. New York : Mc Millan ; 1937.
[6] Mac Ewen B. Central effects of stress hormones and disease. Eur J Pharmacol 2008 ; 583 : 174–9.
[7] Appley M. Psychological stress. New York : Appleton Ed ; 1967.
[8] Stora JB. Le stress. Que sais-je ? Paris : PUF ; 2004.
[9] Lazarus RS, Folkman S. Stress, appraisal and coping. New York : Springer ; 1988.
[10] Steptoe A. The links between stress and illness. J Psychosomatic Research 1991 ; 35 : 633–44.
[11] Guillot G. Le stress dans notre société. Annal Cardiol Angeiol 2002 ; 51 : 104–8.
[12] Stora JB. Le stress des cadres et dirigeants d'entreprise. CR 270 ; 1985, Groupe HEC.
[13] Legeron P. Le stress au travail. Paris : Odile Jacob ; 2002.
[14] Theorell T, Karasek A. Current issues relating to psychosocial job stress and cardiovascular disease research. Journal of Occupational Health Psychology 1996 ; 1 : 9–26. Friedman M, Rosenman RH. Type A behavior and your heart. New York : Knopf ed ; 1974.
[15] Bedi S, Arora R. Cardiovascular manifestations of post traumatic stress disorder. J National M Assoc 2007 ; 99 : 642–9.

[16] Jones RC, Chung MG, Berger Z et al. Prevalence of post traumatic stress disorder in patients with myocardial infarction. Br J Gen Pact 2007 ; 57 : 808–12.
[17] Thurin JM. Mécanismes d'ajustement au stress. Encycl Méd Chir (Elsevier, Paris). Psychiatrie 2008 37-4000-C-20.
[18] De Beaurepaire R. Aspects biologiques de stress post-traumatiques. In : Thurin JM, Baumann N. Stress, pathologies et immunité. Paris : Médecine-Sciences Flammarion ; 2003.
[19] Servant D. Gestion du stress et de l'anxiété. 2e éd. Paris : Masson ; 2007.

2 Conséquences neuro-hormonales des différents types de stress

À court terme

Le cerveau est l'organe central de la réponse au stress : il en est la cible, il l'identifie, en subit les conséquences et réagit en étant à l'origine de processus complexes d'adaptation immédiatement bénéfiques, délétères à long terme. La réaction au stress met en jeu un ensemble de facteurs, les traits de la personnalité et des processus cognitifs (attention, mémoire, évaluation) reliés les uns aux autres, en interaction avec un vaste réseau cérébral composé de diverses structures, corticales et sous-corticales. Le stress modifie profondément l'homéostasie de l'organisme qui est assurée par trois grands systèmes de communication et d'intégration : les systèmes nerveux, endocriniens et immunitaires. Les agressions, les émotions et les contraintes de la vie quotidienne ont un impact sur l'activité du système nerveux autonome, élément clé dans l'adaptation au stress. Celle-ci crée une nouvelle homéostasie, un ensemble de réactions neuro-humorales, métaboliques, immunologiques qui ont des conséquences psychologiques et somatiques immédiatement bénéfiques, délétères si elles se pérennisent.

Sterling et Ewing ont introduit le terme d'allostasie, signifiant le maintien de la stabilité à travers le changement. Étant donné que l'allostasie, dysrégulée à long terme, peut évoluer vers un état pathologique, Ewen parle de « charge ou surcharge allostatique » faisant référence à la chronicité de la réponse de défense de l'organisme devenue nuisible, alors qu'elle n'est plus nécessaire [1]. En fonction de chaque individu, cet état peut se traduire par des modifications du comportement, l'apparition de pathologies diverses mais surtout cardiovasculaires ou des addictions, refuge dans l'alcoolisme, le tabagisme, la consommation de drogues. De nombreuses réactions mettent en jeu l'état neuro-endocrinien (catécholamines, stéroïdes), des neurotransmetteurs (dopamine, sérotonine, acétylcholine), des peptides, des cytokines, véritables hormones du système immunitaire (cytokines inflammatoires, inhibitrices IL-4, IL-10 ou stimulantes, *tumor necrosis factor* bêta, IL-2). Ces moyens régulent la pression artérielle, la fonction cardiaque, les concentrations et le métabolisme des catécholamines, l'équilibre électrolytique et glucidique, la fonction plaquettaire, les moyens de défense immunitaire, permettant une adaptation de l'organisme à tout état de détresse créant une nouvelle homéostasie (figure 2.1). À long terme, ces moyens d'adaptation, dysrégulés, créent une surrégulation permanente dont les effets néfastes s'expriment au plan neuro-endocrinien, facteurs de troubles métaboliques, de diabète, d'hypertension artérielle, d'athérosclérose précoce et évolutive.

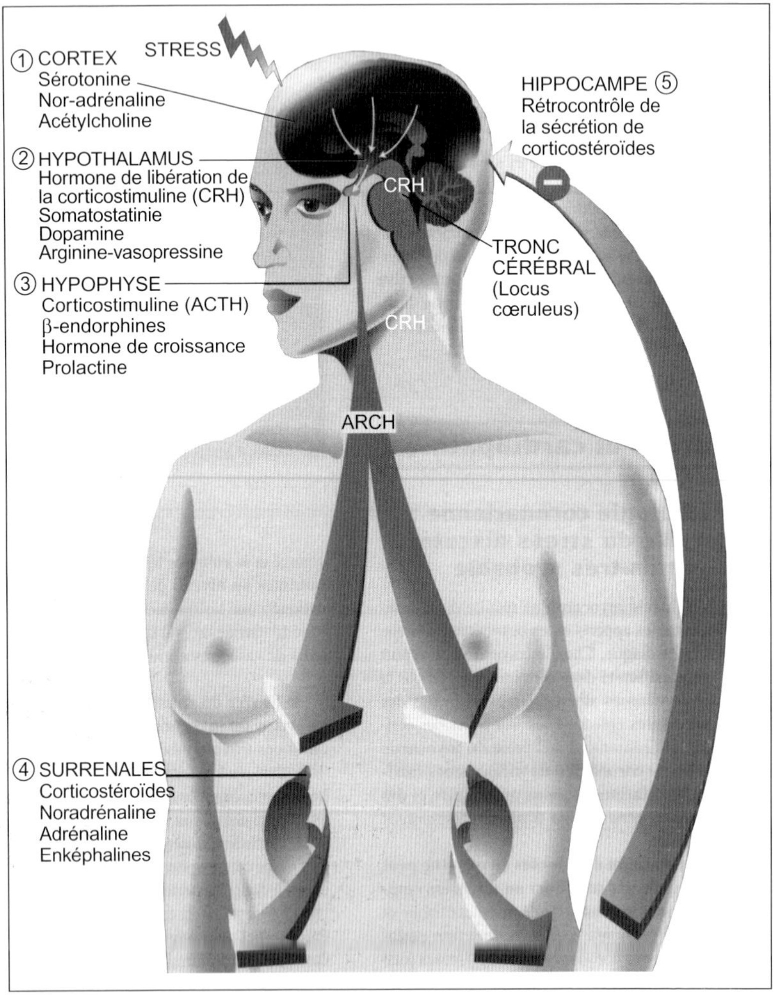

Figure 2.1
Stress et axe hypothalamo-hypophyso-surrénalien.
Le stress est à l'origine de pensées et d'émotions qui stimulent l'axe hypothalamo-hypophyso-surrénalien, déclanchant une cascade de réaction dans l'ensemble de l'organisme.
D'après J.-P. Bounhoure « Stress et maladies cardiovasculaires » in Actualité Innovation Médecine : hors série 2007

Effets sur le système nerveux central

La stabilité du milieu intérieur demande des ajustements permanents, nécessaires pour permettre l'adaptation de l'organisme aux perturbations externes et internes. Le stress est perçu par les organes sensoriels, c'est le cerveau qui détermine ce qui est dangereux et qui contrôle les réponses physiologiques et biologiques. Les points d'impact du stress dans le cerveau sont multiples et différentes structures du système nerveux central sont impliquées, en particulier les neurones adrénergiques du locus cœruleus et des noyaux hypothalamiques. Les facteurs de stress physiques transmettent les signaux nerveux par l'intermédiaire de fibres sensitives. Les stress psychiques et émotionnels représentent des stimulus interprétés et intégrés par les structures supérieures, le cortex cérébral, le système limbique (amygdale, formation réticulée, hippocampe, septum, corps mamillaires), centre d'intégration émotionnelle de toutes les informations que nous recevons. Le complexe cortex–système limbique est un système d'analyse comparative qui module la réponse, la stocke pour programmer, lors d'un nouveau stress, une réponse adaptée. Ce système a des relations étroites avec l'hypothalamus qui déclenche des sécrétions endocriniennes et des processus intervenant dans nos comportements (encadré 2.1 et figure 2.2).

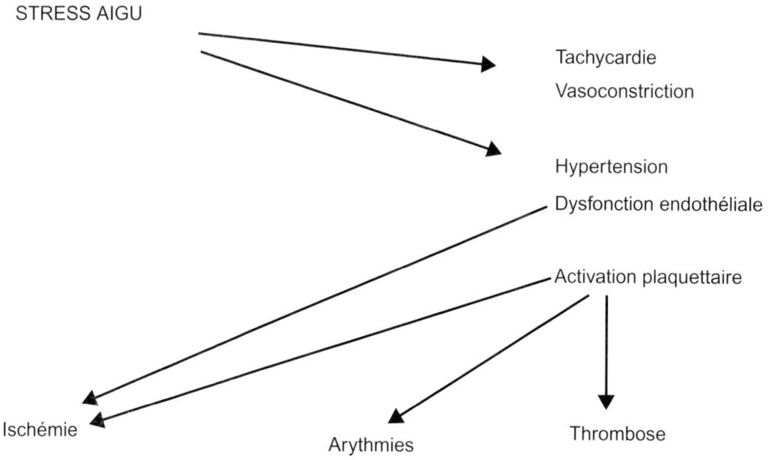

Figure 2.2
Effets cardiovasculaires d'un stress aigu.

Encadré 2.1

Mécanismes par lesquels les stress interviennent dans les atteintes du système cardiovasculaire

Effets du système sympathique et de l'axe hypothalamo-hypophyso-surrénalien :

- ↗ cortisol ;
- ↗ glycémie ;
- ↗ cholestérol ;
- ↗ acides gras libres ;
- ↘ insuline.

Effets hématologiques :

- ↗ fibrinogène plasmatique ;
- ↗ agrégation plaquettaire ;
- ↗ facteur plaquettaire 4 ;
- ↗ bêta-thromboglobuline.

Effets cardiaques :

- ischémie ;
- arythmies ;
- diminution de la variabilité sinusale ;
- altérations myocytaires.

Effets vasculaires :

- dysfonction endothéliale ;
- augmentation de l'épaisseur intima-média.

Amygdale et hippocampe, très largement interconnectés, jouent un rôle essentiel dans les phénomènes d'interprétation des émotions et leur mémorisation. Les amygdales sont des structures responsables de la mémorisation des souvenirs inconscients, l'hippocampe intervient dans l'évaluation du caractère dangereux d'un objet ou d'une situation. Le système limbique reçoit les informations, module la réponse. Elle se déclenche via l'amygdale/l'hippocampe sur l'hypothalamus. Il possède une grande sensibilité et plasticité à l'égard des hormones du stress. Il exprime des récepteurs de deux types qui ont une réponse biphasique. Le type 1 a une forte affinité pour les minéralocorticoïdes, le type 2 pour les glucocorticoïdes [1]. Ces récepteurs sont très nombreux dans l'hippocampe mais sont retrouvés dans d'autres structures cérébrales dont le noyau paraventriculaire de l'hypothalamus. Les neurones adrénergiques, nor-adrénergiques, dopaminergiques et sérotoninergiques ont été isolés dans de nombreuses structures, telles que le locus cœruleus, les noyaux du raphé, les noyaux paraventriculaires hypothalamiques et tout le système limbique, le rhinencéphale.

Trois systèmes neuro-hormonaux, dépendants les uns des autres par de multiples connexions, sont impliqués :

- l'axe hypothalamo-sympathico-adrénergique ;
- l'axe hypothalamus–hypophyse–glandes surrénales ou système CRH ;
- le système nerveux central (figures 2.3 et 2.4).

Système hypothalamosympathique

Par l'intermédiaire de l'hypothalamus, du locus cœruleus, du tronc cérébral, toute agression met en jeu immédiatement le système nerveux sympathique, libérant de la nor-adrénaline par les fibres post-ganglionnaires, les terminaisons nerveuses périvasculaires et de l'adrénaline par la surrénale. Ce système représente la composante principale de la régulation de la fonction circulatoire. L'ampleur de la réponse varie avec l'intensité et la soudaineté

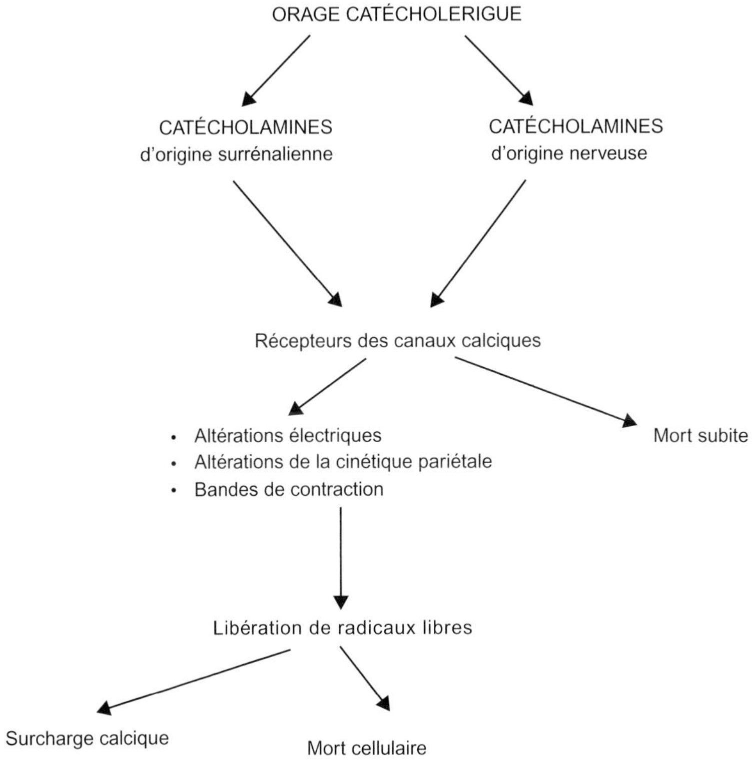

Figure 2.3
Orage catécholergique. Conséquences vasculaires et biologiques d'un stress aigu et effets des catécholamines.

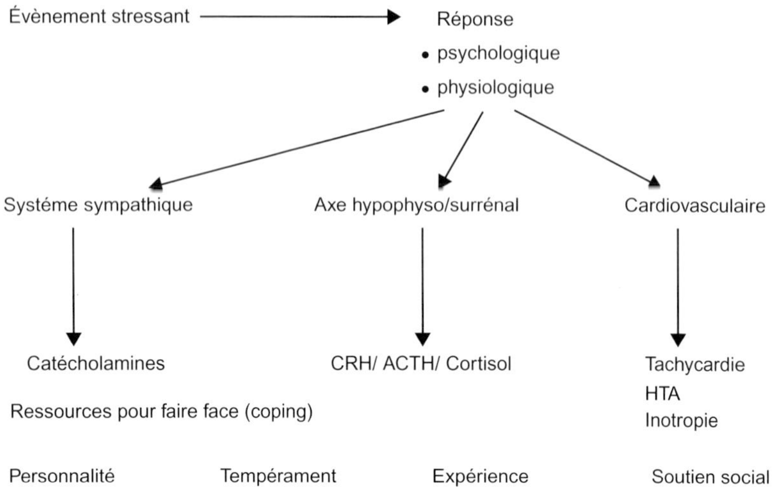

Figure 2.4
Tableau de stress aigu : effets généraux.

du stress. Ce système mobilise les possibilités de défense, met l'organisme en alerte, entraîne un hyper-éveil, une vigilance accrue avec une augmentation de l'anxiété. L'activation des nerfs sympathiques cardiaques induit la libération de nor-adrénaline, associée à l'activité motrice, l'agressivité, la colère exprimée. Cette amine à l'échelon moléculaire myocardique produit une augmentation de la perméabilité membranaire du myocyte au calcium, associée à des modifications des courants potassiques. On observe, au niveau cardiaque, une augmentation de la vitesse de dépolarisation diastolique lente, une augmentation de la vitesse de décharge du nœud sinusal et de la vitesse de conduction du nœud auriculoventriculaire, modifications électrophysiologiques entraînant une tachycardie. L'activation des récepteurs bêta-1-adrénergiques conduit, via l'AMP cyclique, à l'activation de protéines kinases qui majorent le pic de concentration intracellulaire de calcium et accélèrent le recaptage du calcium par le réticulum sarcoplasmique. Ceci aboutit au niveau de l'appareil contractile à une augmentation de la vitesse et de la force de contraction (inotropie) associée à une accélération de la relaxation. Les conséquences hémodynamiques immédiates du stress physique ou émotionnel sont donc variées :

- accélération de la fréquence cardiaque (pouvant atteindre 200 battements/minute) ;
- élévation tensionnelle ;

- augmentation du volume et des pressions d'éjection systolique ;
- augmentation de la consommation myocardique en oxygène et du débit cardiaque.

Au niveau vasculaire, on constate une vasoconstriction alpha-1 prédominante, rénale, cutanée et splanchnique cause d'une augmentation des résistances périphériques totales. Il s'y associe une vasodilatation musculaire par le biais des récepteurs bêta.

C'est à l'occasion d'un stress intense et soudain, l'orage catécholergique, avec une libération massive de catécholamines, susceptible de créer des lésions de sidération myocardique, des arythmies sévères.

Antagoniste du système sympathique, le parasympathique lorsqu'il est activé s'oppose aux effets des catécholamines, ralentit le rythme cardiaque, le rythme ventilatoire et exerce des effets vasodilatateurs.

Axe hypothalamus–hypophyse–surrénales

Cet axe exerce une véritable vigilance biologique, traitant les informations, les comparant aux expériences passées et réagissant de manière adaptée à un stimulus interprété comme stressant. Le cortex préfrontal, le système limbique sont fortement impliqués dans la réponse aux situations stressantes. Ces structures ont une réponse lente, mais c'est le système le plus réactif aux stimuli physiologiques. L'activation des neurones de la région parvocellulaire des noyaux paraventriculaires de l'hypothalamus conduit à la synthèse et libération d'un neuropeptide, le *corticotrophin releasing factor* (CRF ou CRH), et de l'arginine vasopressine, acheminés par voie sanguine à l'hypophyse. De nombreux neurotransmetteurs et peptides interviennent sur la libération du CRH par l'hypothalamus. À ce niveau, des récepteurs spécifiques captent ces facteurs hypothalamiques, ce qui déclenche la sécrétion d'ACTH et de vasopressine. Cette réponse, plus progressive, joue un rôle majeur au cours du processus d'adaptation. L'administration intraveineuse de CRH entraîne un comportement d'éveil, une stimulation de la vigilance. La libération de CRF, induite par les stress aigus ou chroniques, est modulée par différents neurotransmetteurs. Ceux qui ont un effet stimulant sont l'acétylcholine, la sérotonine, la noradrénaline. Le GABA (acide gamma aminobutyrique) freine l'activité du système hypophysosurrénalien. Le CRF migre jusqu'à l'hypophyse antérieure où diverses hormones sont libérées dont l'ACTH à partir de son précurseur la pro-opiomélanocortine. La libération d'ACTH stimule les surrénales qui synthétisent et libèrent dans le sang périphérique des glucocorticoïdes, cortisol et corticostérone. La libération d'ACTH ne dépend pas seulement de la CRH, elle est stimulée par l'angiotensine, la vasopressine, l'ocytocine, l'adrénaline.

Ces hormones ou neuromédiateurs exercent un rétrocontrôle négatif, lent et prolongé, à tous les niveaux de l'axe hypothalamo-hypophyso-surrénalien. Les glucocorticoïdes, représentés essentiellement par le cortisol, exercent un rôle majeur dans les réactions au stress, permettent et amplifient les réponses endocrines mettant à la disposition des organes vitaux les carburants nécessaires. Il a une action hyperglycémiante en stimulant la gluconéogenèse hépatique (glucose, acides gras et corps cétoniques, pour le cerveau et les muscles squelettiques). Les glucocorticoïdes favorisent la mobilisation des lipides stockés dans les adipocytes, exercent un effet catabolique sur les protéines de structure, diminuent la production de vasodilatateurs, tels que PG1 et NO. Ils régulent l'équilibre hydro-électrolytique, les réactions immunitaires et inflammatoires, la production de lymphocytes, la sécrétion de pepsinogène et d'acide chlorhydrique. Ces effets ont été détectés au cours de travaux expérimentaux et cliniques étudiant les conséquences biologiques de différents types de stress. De plus, la sécrétion d'ACTH libère des prostaglandines E et F, substances dérivées des acides gras, intervenant dans de multiples fonctions physiologiques, des réactions de défense immunitaire et des réactions vasculaires.

D'autres hormones que le cortisol sont impliquées, en particulier l'hormone de croissance, l'hormone thyréotrope (TSH) susceptible de créer des dysfonctions thyroïdiennes à l'occasion de stress intenses, les hormones sexuelles, la prolactine, l'hormone mélanotrope.

En conclusion, quels que soient les facteurs de stress, la libération de CRH est un fait primordial, l'ACTH stimule les surrénales qui synthétisent les glucocorticoïdes. Ceux-ci ont des actions multiples au niveau métabolique et une action inhibitrice sur le système immunitaire.

Stress : facteur libérateur d'autres médiateurs chimiques

La dopamine, neuromédiateur maître d'œuvre de nos passions, participe à l'attribution d'un sens aux stimuli environnementaux. Les neurones à dopamine sont concentrés dans une région étroite du tronc cérébral, le mésencéphale. Les cellules à dopamine forment un banc ininterrompu qui va des bords, la substance noire, au milieu, l'aire ventrotegmentale. Les prolongements se regroupent en faisceaux, se dispersent en ramifications dans différentes régions corticales et sous-corticales du cerveau. Le système dopaminergique est activé par la nor-adrénaline.

La sérotonine (5 hydroxytryptamine : 5-HT), dont les actions sont complexes, est un neurotransmetteur impliqué dans le contrôle de l'appétit, de l'anxiété, du stress, de la dépression. Le stress a des effets variables : un stress modéré accroît la synthèse et l'utilisation de la 5-HT, mais un stress sévère peut être responsable d'une insuffisance de la sécrétion au niveau de l'hippocampe. Les études animales montrent que les stress aigus et l'exposition à un nouvel environnement sont associés à une augmentation de la libération de 5-HT. Par contre, les stress prolongés ou chroniques entraînent une réduction des taux cérébraux.

Les endomorphines réduisent les sensations douloureuses et peuvent faire ignorer les douleurs au cours d'importants traumatismes.

Le glutamate est un neurotransmetteur excitateur impliqué de manière considérable dans le stress.

Les situations de stress se traduisent par des modifications immunitaires par le biais des catécholamines, de la sérotonine, des corticostéroïdes. Des chercheurs ont constaté que les chocs électriques douloureux diminuent la résistance des animaux aux infections. La prédisposition aux maladies organiques des sujets en détresse psychologique est connue de longue date. Le cortisol affaiblit les défenses immunitaires. Les corticostéroïdes modifient les lymphocytes T et B, réduisent l'activité des cellules tueuses NK et la sécrétion d'anticorps.

Les corticostéroïdes sont utilisés en clinique comme immunosuppresseurs et inhibent la production de cytokines. Celles-ci ont des effets sur le fonctionnement cérébral, interviennent dans la mort cellulaire, l'apoptose, et jouent un rôle dans certaines altérations psychologiques. Les agressions psychologiques répétées tendent à diminuer le potentiel de réponse immunitaire.

Interactions

La conception d'une réponse séparée des différents systèmes est totalement artificielle, la réaction de l'organisme soumis à un stress violent est globale, avec une interaction entre le système nerveux central, le système endocrinien, le système nerveux autonome et immunitaire.

Le cortex cérébral intervient dans l'interprétation des stimulus, leur relation avec des expériences antérieures. L'amygdale et le système limbique sont concernés pour les réponses émotionnelles, l'hippocampe pour les phénomènes mnésiques, le thalamus pour les réponses immédiates. Sur le plan neuro-endocrinien, le retentissement hormonal est rapide et complexe : les stimuli émotionnels violents et soudains (accès de colère, émotions fortes, anxiété) provoquent une stimulation sympathique immédiate suivie de l'activation de l'axe corticosurrénalien et celle secondaire, plus tardive du système rénine–angiotensine–aldostérone. L'interaction de l'axe hypothalamo-hypophyso-surrénalien et du système nor-adrénergique module la réponse sympathique et la sécrétion de corticoïdes ou d'autres médiateurs chimiques. La production d'adrénaline correspond à une réponse immédiate ou rapide mise en jeu lors des stress nerveux, brutaux, à forte charge émotionnelle, telles les crises d'angoisse panique. La stimulation de l'axe hypophyso-surrénalien avec sécrétion de cortisol représente une réponse plus lente intervenant au cours de stress prolongés ; elle contrôle électivement les réactions de défense. La sécrétion de CRH, levier de commande de l'axe corticotrope, augmente l'activité électrique du locus cœruleus, noyau cérébral libérant de la nor-adrénaline. Inversement, la libération de nor-adrénaline stimule la sécrétion de CRH dans le noyau paraventriculaire, étant elle-même freinée par l'augmentation des taux de cortisol. Chez l'animal de laboratoire, la modification de la nor-adrénaline cérébrale (par l'intermédiaire des récepteurs bêta-adrénergiques de l'amygdale) et du taux plasmatique de glucocorticoïdes (par l'intermédiaire des récepteurs de l'hippocampe) altère la remémoration des souvenirs liés aux stress. L'activation de l'amygdale joue un rôle important dans le rappel mnésique.

L'organisme met en jeu en permanence des adaptations nécessaires à sa survie. La réaction aux stress implique une grande variabilité individuelle qui intervient dans les réponses biologiques, psychologiques et somatiques. L'intensité des réactions dépend de facteurs génétiques, de la personnalité de l'individu, de l'anxiété de base, de l'environnement, du *coping*, c'est-à-dire des processus individuels pour faire face. Les progrès fantastiques réalisés dans l'imagerie cérébrale (tomographie à émission de positons ou IRM fonctionnelle) permettent de mieux connaître l'impact des émotions. Le cortex préfrontal médial joue un rôle dans le traitement des émotions quel que soit leur type ; la peur agit sur l'amygdale ; les souvenirs interviennent sur le gyrus cingulaire antérieur. Ce domaine, passionnant et en pleine évolution, dépasse le cadre de notre rappel très sommaire.

Effets cardiaques des stress aigus

Les effets cardiaques, vasculaires et métaboliques de l'activation de l'axe hypothalamo-hypophyso-surrénaliensont complexes et variés. Les conséquences hémodynamiques immédiates sont :

- une accélération de la fréquence cardiaque ;
- une élévation tensionnelle ;
- une élévation légère du débit cardiaque ;
- une augmentation de la consommation myocardique en oxygène.

L'activation neuro-hormonale au long cours pourrait faciliter l'apparition d'une dysfonction endothéliale, impliquée dans l'athérogenèse et l'hypertension artérielle. Elle contribue à générer un état inflammatoire et à augmenter la dépense énergétique.

L'adrénaline joue un rôle majeur dans le processus d'adaptation et par ses effets délétères. Le mécanisme moléculaire de ses effets inclut la liaison aux récepteurs membranaires couplés à la protéine G, entraînant une modification de la production d'AMP cyclique, un effet stimulant ou inhibiteur.

L'AMP cyclique comme un second messager qui active une série de protéines phosphokinases activant elles-mêmes des protéines régulatrices de l'AMP cyclique. Ce processus permet la transmission de gènes adaptant le système cardiovasculaire au stress. L'afflux de catécholamines crée une sidération myocardique avec des lésions cellulaires membranaires altérant les échanges ioniques : pompes sodiques, potassiques et calciques du sarcoplasme. Ces modifications des échanges ioniques altèrent la stabilité électrique cardiaque. Ainsi, le retentissement hémodynamique et cardiaque s'avère arythmogène, il constitue un facteur déclenchant de rythmes ectopiques chez un sujet prédisposé avec un substrat lésionnel myocardique.

Des études animales ont montré qu'au cours de stress aigus chez le babouin ou le rongeur, des anomalies de l'électrophysiologie cardiaque apparaissaient portant sur des modifications des échanges ioniques transmembranaires (altération des canaux sodiques, potassiques, calciques) représentant un *facteur favorisant les arythmies* (*cf.* figure 2.3). *La stimulation sympathique, associée à une réduction du tonus vagal et de la variabilité sinusale, amplifie ce risque.* Celle-ci traduit le dérèglement de la balance sympathicovagale qui représente un marqueur de risque rythmique, de mauvais pronostic. De même, la dispersion de l'espace QT est un reflet indirect de l'inhomogénéité de la repolarisation ventriculaire. Une dispersion de l'espace QT supérieure à 80 ms constitue un facteur indépendant de risque de mort subite chez les patients atteints de cardiomyopathie primitive. Chez des sujets génétiquement prédisposés (syndrome du QT long), une émotion violente est susceptible d'initier une fibrillation ventriculaire et la mort subite. De plus, chez l'athéromateux, les stress sont des facteurs de rupture ou de fissuration de plaque d'athérosclérose latente et de thrombose étant donné le retentissement plaquettaire. L'augmentation des facteurs thrombogène, fibrinogène et du facteur VII, ainsi que l'activation de l'adhésivité et de l'agrégation plaquettaire sont bien démontrées.

Des études anatomiques ou des études de biopsies myocardiques, effectuées au cours de cardiomyopathies de stress, ont montré des lésions parcellaires myocardiques avec présence de nécrose en bande associée à de petits infiltrats disséminés de cellules mononucléées. Ces lésions de sidération myocardique, conséquences du choc catécholergique, sont voisines de celles rencontrées dans les complications cardiaques aiguës des phéochromocytomes (*cf.* figure 2.4).

Stress permanent ou chronique : effets à long terme

Stress permanent et mode de vie

Les facteurs de risque cardiovasculaire conventionnels sont des facteurs prédictifs indépendants de l'athérosclérose et de ses complications, mais il est apparu au fil des ans que la moitié des patients hospitalisés, en particulier pour un infarctus du myocarde, sont des sujets à faible risque.

Aujourd'hui, de nombreuses études ont documenté le rôle des facteurs psychologiques et sociaux, et des épreuves de la vie quotidienne et professionnelle constituant des situations à fortes tensions et contraintes psychiques, sources de réactions d'adaptation itérative, causes du stress chronique. Celui-ci est subjectif, lié au mode de vie et à l'environnement, résultant d'une perception pénible des événements souvent banals de la vie quotidienne, créant un mal-être psychologique permanent. Le stress dit permanent, conscient ou inconscient, peut être secondaire à des séquences d'événements intermittents, répétés pendant des semaines, des mois ou des années ou à un stress évalué comme permanent. Des agents stresseurs ponctuels – les tracas contraignants du quotidien, les épreuves de la vie courante – ont à la longue une répercussion neuro-hormonale délétère. La répétition des troubles anxieux ou la permanence des conditions psycho-émotionnelles stressantes d'un environnement familial, social ou professionnel, hostile ou contraignant, sont associées à une augmentation de la morbidité et mortalité coronariennes [2, 3]. Les facteurs psychosociaux et professionnels *(job strain)* participent à l'apparition de l'athérosclérose, accélèrent son évolution et facilitent la survenue de complications. Ils peuvent être de deux types :

- des facteurs émotionnels ayant leur origine au sein même de l'individu, dans la vie quotidienne, tels qu'une anxiété permanente, injustifiée, une tendance dépressive, une agressivité et des accès de colère extériorisés ou non ;
- des stress mineurs dus à l'environnement, conséquences des contraintes exercées par l'entourage (comme les chagrins répétés, les soucis finalement permanents facilités par l'isolement social, la précarité), des conditions de vie pénibles et misérables et des contraintes professionnelles importantes.

Stress au travail

Le travail est un élément essentiel de la santé mentale qui peut être vécu soit comme une contrainte, soit comme un privilège, une chance. De nombreux salariés se sentent stressés dans leur vie professionnelle. Ce thème fait l'objet d'une très importante littérature [4-5-6]. Les agents stresseurs au travail sont multiples :

- physiques : chaud, froid, pollution, bruit, etc. ;
- subjectifs : liés aux relations interpersonnelles, au rythme et à la dangerosité du travail, au degré de décision, de contrôle, de responsabilité, à la considération apportée au travailleur.

La corrélation entre les pressions du travail et la sensation de mal-être dans la vie professionnelle est fondée sur les rapports demande–contrôle et effort–récompense. On assiste actuellement à une accentuation générale de la pression au travail avec une augmentation des contraintes : une sollicitation importante de l'organisme est due à l'emploi de nouvelles technologies, de plus en plus complexes demandant beaucoup d'attention, associé à l'exigence par les dirigeants d'une grande productivité. Il est démontré que tous ces facteurs, par leur impact neuro-endocrinien et somatique, interviennent dans la pathogénie de l'hypertension artérielle essentielle et de l'athérogenèse, et dans l'évolution des cardiopathies ischémiques [2, 3]. L'influence de la vie professionnelle et des conditions de travail sur le développement de la pathologie peut être évaluée selon deux modèles. Pour Karasek, le concept de *job strain* prend en compte le rapport entre des exigences professionnelles importantes et le degré de liberté dans les décisions, c'est-à-dire l'inadéquation entre une charge de travail élevée et un faible pouvoir décisionnel dans l'organisation du travail [6]. Le modèle de Siegrist, par contre, individualise deux types de stress professionnel d'une part, le déséquilibre entre les charges de travail, les efforts requis et d'autre part, leur rémunération et le niveau d'endettement, source fréquente d'anxiété [7]. Pour Karasek, quatre types de travaux peuvent être définis :

- des travaux stéréotypés, monotones, avec des possibilités de contrôle réduites, cause d'une baisse de motivation et d'une augmentation de l'absentéisme ;
- le travail épuisant, avec de lourdes charges, des cadences éreintantes avec peu de pouvoir décisionnel ou de contrôle ;
- le travail facile avec de faibles charges individuelles et une latitude décisionnelle importante ;
- le travail exigeant, absorbant mais dynamique, correspondant à des postes éprouvants où l'employé a un fort pouvoir décisionnel.

Ce sont les postes de travail éprouvants, pénibles, exigeant une attention soutenue, avec un faible pouvoir décisionnel qui sont la source d'un stress permanent (figure 2.5).

Les traumatismes sonores (d'intensité supérieure à 85 décibels) et l'exposition aux produits chimiques, à la pollution (fumées, poussières, etc.) sont les aléas de la vie quotidienne de nombreux travailleurs. Plus de 60 % des ouvriers se plaignent des dangers physiques auxquels ils sont exposés. Le travail posté affecte les rythmes neurophysiologiques, entraîne rapidement une lassitude, réduit la motivation.

Souvent, le stress peut être lié au déroulement de la carrière professionnelle, aux rivalités et à la compétition au sein d'une entreprise, au harcèlement moral créé par les abus d'autorité, les brimades et le harcèlement sexuel. Le sexe féminin paie un lourd tribut au stress professionnel : fréquemment, les femmes ne participent pas aux décisions importantes, leur

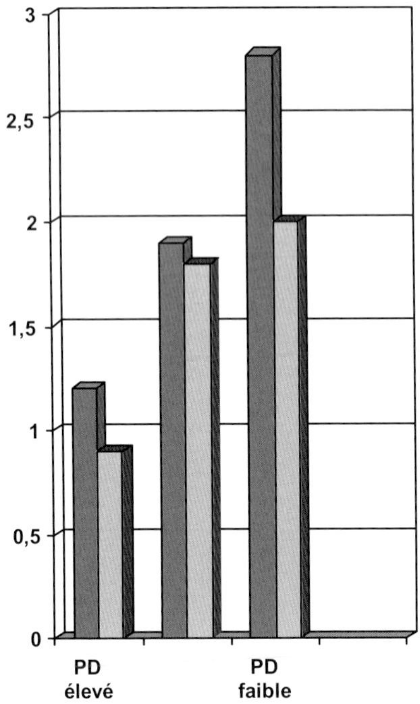

Figure 2.5
Pouvoir décisionnel et risque relatif de maladie coronaire (adapté de *Whitehall study*).
gris clair : équilibre effort–rémunération.
gris foncé : adapté en fonction de l'âge, du sexe.
Adapté de Marmot M. *in* "Work and coronary heart disease" *in* Stress and the heart, BMJ London : 2002

compétence n'est pas reconnue et elles ont de faibles responsabilités pour de lourdes contraintes.

Sources de stress dans la vie quotidienne

Les conflits dans la vie de la famille et du couple, sources d'anxiété, d'agressivité, de frustrations, de divorces sont une des causes les plus courantes du stress permanent. Les difficultés liées aux problèmes de santé des ascendants et des enfants, les problèmes matériels sont responsables de nombreux événements pathologiques, psychologiques et somatiques. La prévalence des troubles anxieux est plus élevée en milieu urbain qu'en milieu rural. Les conditions de vie sont importantes. La qualité de vie est fortement diminuée dans les grands ensembles des zones urbaines à risque, où les relations sont très perturbées par la violence, l'insécurité, les vols, les agressions. Ces événements stressants sont perçus de façon diverse en fonction du contrôle que le sujet exerce à leur égard. Un bon support social et familial a un effet positif, représente un facteur protecteur face au stress, permet une adaptation plus aisée. Dans les difficultés de la vie quotidienne, l'isolement et l'absence de conjoint sont des facteurs de risque et de dépression. Plusieurs échelles d'évaluation des événements de vie ont été proposées. L'échelle de Holmes comprend 43 items et évalue les risques en donnant une cotation aux événements stressants de la vie.

Conséquences neuro-endocrinniennes du stress

Les conséquences endocriniennes et nerveuses délétères des stress chroniques, et leur effet athérogène ont été démontrés par des travaux expérimentaux chez l'animal et des études épidémiologiques. Le suivi des individus par des techniques modernes non invasives (échographie carotidienne mesurant avec précision l'épaisseur de l'intima-média, scanner coronaire multibarette ou résonance magnétique nucléaire) permet de détecter le retentissement vasculaire des stress psycho-émotionnels ou professionnels. Ces techniques sont largement utilisées pour la surveillance de cohortes de patients incluses dans des études prospectives afin de détecter les conséquences du stress sur l'arbre vasculaire.

Effets de l'allostasie et de la charge allostasique

Dans la compréhension des effets biologiques des stress subjectifs, il faut revenir aux conceptions de Mc Ewen déjà mentionnées [1]. Les charges allostatiques résultent de l'ensemble des processus adaptatifs complexes aux stress physiques, émotionnels, psycho-sociaux ou environnementaux répétés. Elles s'expriment différemment en fonction de la vulnérabilité des sujets, du contrôle qu'ils exercent à l'égard des événements stressants. Les traits de la personnalité, l'expérience, le soutien familial et l'environnement interviennent dans cette adaptation au stress. Le stress devient pathogène quand il perdure, la réaction au stress chronique joue alors un rôle défavorable (encadré 2.2).

Effets biologiques

Comme dans le stress aigu, une cascade de sécrétion d'hormones et de neuromédiateurs, produisant des effets spécifiques en agissant sur des récepteurs, modifie profondément l'homéostasie. Ces médiateurs sont les mêmes que ceux impliqués dans le stress aigu ; ce sont les catécholamines, le CRF, les stéroïdes surrénaliens, la dopamine, la sérotonine d'autres hormones comme l'hormone de croissance, l'insuline, la prolactine, la DHEA et les cytokines en rapport avec le système immunitaire.

Encadré 2.2

Marqueurs de la charge allostatique

- Pression artérielle systolique et diastolique : indices de la réactivité vasculaire.
- Rapport taille/hanche : indice de l'effet de la sécrétion de corticostéroïdes.
- Cholestérol total et HDL.
- Taux plasmatiques de l'HB glycosylée : marqueur du métabolisme des hydrates de carbone.
- Excrétion urinaire des catécholamines : index de l'activation du système sympathique.
- Excrétion urinaire du cortisol : index de l'activation de l'axe hyposurrénale.
- Taux plasmatiques du sulfate de dihydroépiandrostérone : antagoniste de l'axe hypophyse-surrénale.

Chez l'animal, les stress répétés (chocs répétés, flashes lumineux, froid, etc.) déterminent un ensemble de modifications biochimiques tendant à préserver l'intégrité du capital en nor-adrénaline. On observe une réduction de l'activité des enzymes dégradant la nor-adrénaline, telle la mono-oxydase, ou un accroissement des enzymes facilitant sa synthèse. Chez l'animal et chez l'homme, les réactions adaptatives protectrices à court terme peuvent être pernicieuses à long terme. Protection et agression sont finalement les deux aspects de la réaction de l'organisme au stress.

Au plan cardiovasculaire, l'exemple le plus typique est celui des catécholamines qui permettent une adaptation rapide en ajustant la fréquence cardiaque et la tension artérielle, lors des émotions négatives, aux diverses menaces réelles ou supposées. Cependant, à la longue, la répétition des poussées tensionnelles, survenues à l'occasion des stress mineurs mais quotidiens ou pluriquotidiens, et l'inhibition insuffisante de ces mécanismes d'adaptation, quand ils sont devenus inappropriés, ont un impact sur la rigidité artérielle, facilitent l'apparition d'une HTA permanente, créent un état inflammatoire chronique favorisant l'athérogenèse. L'adaptation à long terme du système cardiovasculaire à une anxiété permanente, à des contraintes psychologiques répétées ou chroniques, met en jeu des processus adaptatifs dont la pérennisation, quand ils ne sont plus nécessaires, s'avère délétère (*cf.* encadré 2.2). Outre les taux de catécholamines, on constate une élévation des taux de rénine et d'angiotensine. Le tonus vagal est diminué comme en témoigne la réduction de la variabilité sinusale. Le système rénine–angiotensine tissulaire est activé. Au plan métabolique, l'action synergique des corticoïdes et de l'adrénaline facilite l'insulinorésistance et un diabète de type 2.

Effets viscéraux

Au niveau du cerveau, la charge allostatique induite par la surproduction de stéroïdes surrénaliens et des catécholamines entraîne une dysfonction cognitive par plusieurs mécanismes. On a constaté des altérations neuronales et, à l'imagerie cérébrale, une diminution du volume de l'hippocampe. Celui-ci est une structure extrêmement sensible aux stress émotifs et d'une très grande plasticité [1]. On constate sur des modèles expérimentaux animaux, soumis à des stimulations stressantes répétées, un remodelage réversible des dendrites avec une rétraction et une simplification de leurs arborescences. Les stéroïdes surrénaux, la sérotonine, les acides aminés tel l'acide glutamique semblent les médiateurs de ces modifications structurelles. Les stress répétés altèrent divers autres territoires cérébraux, tels que le cortex préfrontal, l'hypothalamus et l'amygdale. Ces régions possèdent des récepteurs aux glucocorticoïdes et subissent des modifications au cours du stress permanent. La consommation en oxygène myocardique est augmentée, conséquence de l'accélération de la fréquence cardiaque basale et de l'augmentation de la réactivité vasculaire.

Système immunitaire

À l'égard du système immunitaire, la charge allostatique facilite l'expression de cytokines, d'interleukines, de facteurs de nécrose tumorale, et de chymokines ayant, parmi de nombreuses actions, des effets immunosuppresseurs entraînant une réduction des moyens de défense de l'organisme. L'élévation des taux de glucocorticoïdes a une action inhibitrice sur le système immunitaire : ces stéroïdes modifient la distribution tissulaire des lymphocytes T et B, inhibent la prolifération de monocytes/macrophages et la production de lymphokines et de cellules tueuses (NK). En résumé, au cours du stress permanent, il apparaît une réduction des grandes fonctions du système immunitaire : croissance des cellules lymphoïdes, production d'anticorps. Il y a un effet inhibiteur du stress sur l'immunité. Les phénomènes inflammatoires causés par le stress facilitent l'induction de molécules d'adhésion sur les cellules endothéliales vasculaires accélérant l'athérogenèse. L'hypercortisolémie prolongée, ayant des conséquences métaboliques majeures, contribue de plus à faciliter l'activation et l'agrégabilité plaquettaire. On a mis en évidence une surexpression de cytokines inflammatoires, une libération importante de TNF. Les activités biologiques du TNF sont pléiotropiques. Cette cytokine cytotoxique stimule la sécrétion IL-1 et 6 de facteurs de croissance de molécules d'adhésion, tous impliqués dans le maintien de l'inflammation. C'est un facteur intervenant dans la dysfonction endothéliale, l'ischémie myocardique et l'apoptose. Les cytokines inflammatoires (IL-1 et 6), régulant l'action de molécules d'adhésion sur les cellules endothéliales, entraînent l'expression de métalloprotéases matricielles qui jouent un rôle dans la déstabilisation de plaques athéromateuses, en facilitant la fissuration et la rupture de la chape fibreuse. Au plan expérimental, des études animales ont bien évalué l'impact du cumul de stress mentaux et d'un environnement hostile permanent sur l'apparition et l'extension de l'athérome.

Stress permanent et athérosclérose

Plusieurs études épidémiologiques apportent des arguments en faveur du rôle du stress chronique dans l'apparition de l'athérosclérose. En 2006, une méta-analyse de 14 études prospectives a examiné l'impact de divers types de stress au travail sur le risque de cardiopathie ischémique. Toutes les études suggèrent une augmentation du risque d'athérosclérose de 50 % chez les sujets stressés, résultat qui demeure significatif après correction prenant en compte les autres facteurs de risque (figure 2.6) [8]. Une importante étude épidémiologique cas contrôle, l'étude INTERHEART, incluant plus de 11 100 patients atteints d'un primo-infarctus, rapporte qu'un stress professionnel permanent multiplie par deux le risque d'infarctus par rapport aux sujets n'ayant pas ce facteur de risque [9]. L'étude JACE *(Job Strain Absenteisme, Coronary Heart Disease in Europe)* comporte le suivi de six cohortes européennes incluant 21 100 sujets masculins d'âge moyen dont on a évalué, selon le modèle de Karasek, le risque coronarien lié au stress professionnel. Cette étude prospective, multicentrique, permet de constater, après un suivi de 6 ans, que le stress professionnel est un facteur prédictif indépendant d'événements coronariens, résultat demeurant significatif, comme le précédent, après ajustement tenant compte des autres facteurs de risque [10].

En synthèse, le stress permanent peut agir soit par son retentissement sur le comportement de l'individu et son mode de vie, avec adoption d'habitudes pernicieuses (tabagisme, ration déséquilibrée, sédentarité, alcoolisme), soit par son retentissement neuro-hormonal délétère, avec la dysrégulation de la réponse de l'axe hypothalamus–hypophyse–surrénales [11]. L'installation d'un état inflammatoire sub-chronique associé à une dysfonction endothéliale facilite l'apparition de plaques d'athérome, quiescentes puis vulnérables. Ces données sont étayées par des études expérimentales [12].

Études animales

Au plan expérimental, des études animales, déjà anciennes, ont évalué l'impact du cumul des stress mentaux répétés et d'un environnement hostile permanent sur l'apparition et l'extension de lésions athéroscléreuses. Les singes Cynomolgus mâles dominants développent des lésions athéroscléreuses plus étendues que les mâles soumis, quand ils sont dans un environnement stressant et alimentés par un régime riche en cholestérol. Par

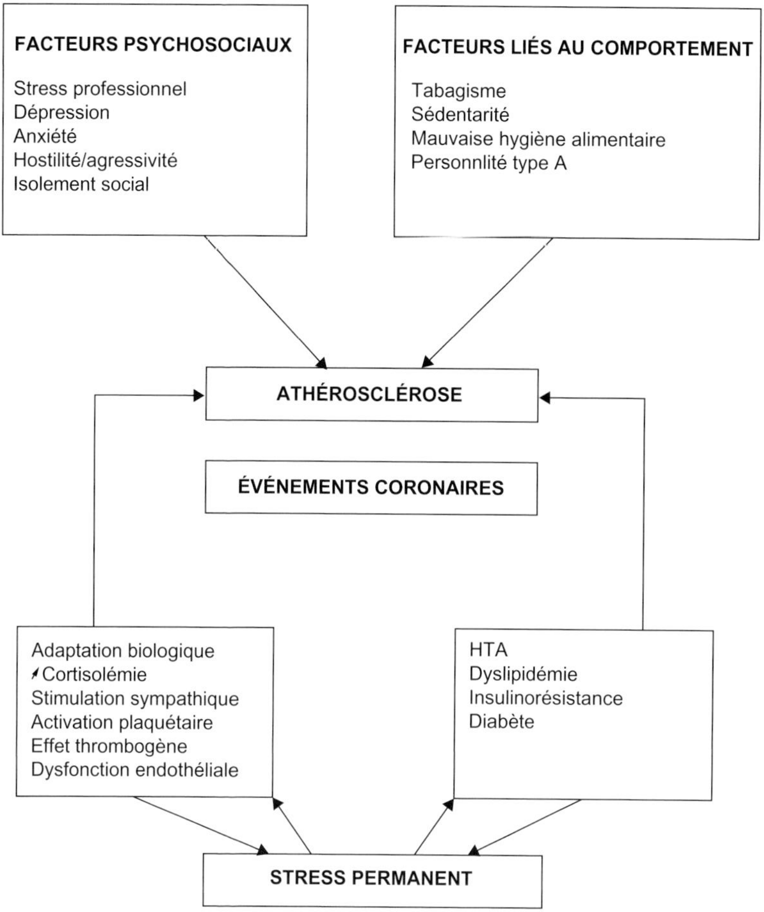

Figure 2.6
Facteurs impliqués dans l'athérogenèse.

contre, les femelles subordonnées développent plus de lésions athéroscléreuses que les femelles dominantes quel que soit leur mode de vie [12, 13]. Ces effets athérogènes sont réduits par un traitement bêtabloquant, ce qui démontre le rôle important joué par la stimulation sympathique dans leur apparition.

Études humaines

La mesure de l'épaisseur intima-média, par l'échographie carotidienne chez des sujets à risque, permet de détecter une athérosclérose débutante. Cette épaisseur est hautement corrélée aux facteurs de risque cardiovasculaire et à l'étendue et la sévérité de la maladie coronaire [14]. Des travaux ont montré qu'une augmentation de l'épaisseur intima-média de 0,1 mm est statistiquement associée à une augmentation de 30 % du risque coronarien. Chez un hypertendu, une épaisseur intima-média supérieure à 0,9 mm est le témoin d'un risque cardiovasculaire important. L'étude de Wolff *et al.* a mesuré cet indice et recherché la présence de plaques athéroscléreuses carotidiennes chez des sujets dont le stress psychologique chronique était évalué par une équipe psychiatrique et un interrogatoire prenant en compte 13 items. L'auteur identifie une relation significative entre le stress psychologique, l'épaisseur intima-média et la présence d'une athérosclérose carotidienne [15].

Hinstanen *et al.* ont mené en Finlande la *Cardiovascular Risk Young Finns study* chez 478 hommes et 542 femmes, d'âge moyen 32 ans. Ce travail confirme qu'un stress professionnel intense et prolongé est associé pour les hommes jeunes et sains, à l'inclusion dans l'étude, à des lésions d'athérosclérose carotidienne précoce [16]. Il y a une forte relation entre le niveau social et l'épaisseur intima-média. L'*ARIC study*, incluant 14 266 hommes d'âge moyen, met en évidence une relation linéaire inverse entre l'épaisseur intima-média, les ressources, le niveau professionnel et l'éducation [17]. L'épaississement intima-média est le témoin de l'impact des facteurs psychologiques et sociaux sur la stimulation sympathique et les facteurs de l'athérogenèse. Les hommes soumis à des stress professionnels intenses, ayant des lésions pré-athéromateuses carotidiennes précoces, lorsqu'ils sont explorés par une épreuve d'effort, ont une forte élévation tensionnelle et une accélération rapide de la fréquence cardiaque, témoins d'une forte stimulation sympathique [18].

Les différents types de stress prolongés ou chroniques, qu'ils soient professionnels ou liés au mode de vie, sont associés à des signes inflammatoires objectivés par l'augmentation des concentrations de marqueurs sériques : CRP, fibrinogène, IL-6. La *Multi-Ethnic study of Atherosclerosis* est une étude transversale comprenant 6814 individus des deux sexes âgés de 45 à 84 ans [19]. Des analyses de régression multiple, pour déterminer les niveaux de stress chronique et le degré de l'inflammation, mettent en évidence une corrélation fortement positive entre l'intensité des stress et l'élévation des concentrations plasmatiques de la CRP, du fibrinogène et des cytokines inflammatoires.

L'endothélium vasculaire et l'oxyde nitrique jouent un rôle crucial dans la vasomotricité locale et il est acquis que la dysfonction endothéliale est une des plus précoces manifestations de l'athérosclérose, précédant le développement de plaques (figure 2.7). C'est un facteur favorisant de l'athérosclérose coronaire et carotidienne, accélérant leur évolutivité, contribuant à leur retentissement cardiaque en facilitant l'augmentation de la masse ventriculaire gauche. Spicker *et al.* ont étudié l'impact d'un stress psychologique sur la vasodilatation endothélium dépendante chez des sujets sains,

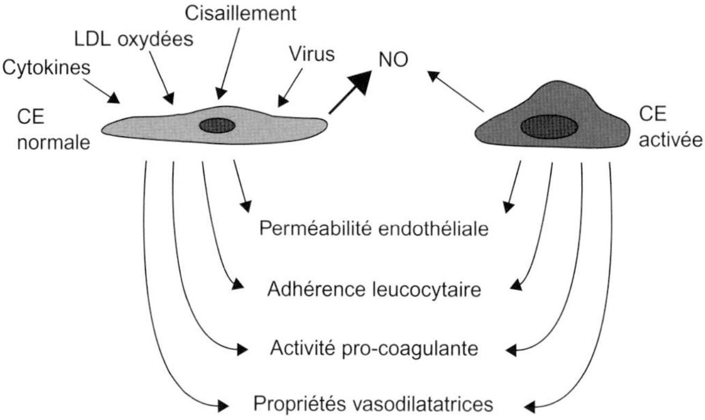

Figure 2.7
Effet de la dysfonction endothéliale sur l'athérogenèse.
L'activation des cellules endothéliales par les cytokines, les LDL oxydées, les facteurs hémodynamiques ou les agents infectieux (virus) altère les principales fonctions de la cellule endothéliale conduisant à un état pro-athérogène. Le NO produit par les cellules normales peut prévenir la détérioration des fonctions endothéliales. La production de NO par les cellules activées est fortement diminuée.
D'après A. Tedgui « NO et athérosclérose », Laboratoire Glaxo SmithKline (avec autorisation de l'auteur)

sans risque cardiovasculaire. Ils ont constaté qu'un stress mental induit une dysfonction endothéliale prolongée pouvant être prévenue par un antagoniste des récepteurs de l'endothéline [20]. Yeung *et al.*, étudiant les effets de stress mentaux répétés dans un groupe de 26 patients explorés par coronarographie, ont constaté une vasoconstriction paradoxale au niveau des zones sténosées en rapport avec l'absence de dilatation endothélium dépendante à l'acétylcholine [21]. Le stress oxydatif caractérisé par une production accrue de radicaux libres, associé au stress permanent, génère un large spectre de facteurs de signalisation et de régulation au niveau cellulaire. Il participe à l'athérogenèse par des effets directs sur les parois cellulaires et par l'intermédiaire de la dysfonction endothéliale.

Stress et facteurs de thrombose

Une des conséquences les plus nuisibles du stress permanent, psycho-émotionnel et environnemental, est son effet thrombogène. Les facteurs de thrombose interviennent à plusieurs stades, dans la genèse du processus athéroscléreux et lors de complications aiguës. De nombreux facteurs de coagulation interviennent. L'augmentation du fibrinogène, connue comme un facteur de risque vasculaire, est associée à une morbidité élevée par accidents coronariens et vasculaires cérébraux. Ses taux plasmatiques sont augmentés dans les couches de population vivant dans des conditions socio-économiques difficiles ou précaires. On constate, sous l'effet de stress répétés, une augmentation des facteurs VII, VIII et de Willebrand, une tendance à la réduction de la fibrinolyse, une diminution du facteur tissulaire activant le plasminogène (t-PA facteur) et de l'activité de l'inhibiteur du plasminogène (PAI-1), anomalies qui contribuent à augmenter le risque coronarien.

Stress et syndrome métabolique

La répétition de stress professionnels semble favoriser la survenue d'une hypertension artérielle et surtout du syndrome métabolique qui est reconnu actuellement comme un facteur de risque majeur, précurseur de l'athérosclérose coronaire et témoin de lésions vasculaires étendues. Plusieurs études ont souligné le rôle des stress psychologiques et environnementaux répétés dans la genèse du syndrome métabolique. Ce syndrome, dont la prévalence est croissante, pourrait être un facteur essentiel dans l'explication des mécanismes par lesquels l'environnement socio-économique et le stress permanent exercent des effets délétères sur la santé (encadré 2.3).

Encadré 2.3

Processus physiopathologiques induits par les stress psychologiques dans l'étiologie des atteintes cardiovasculaires du stress

Effets hormonaux :
- ↑ cortisolémie ;
- ↑ glucose et cholestérol sanguins ;
- ↑ acide gras libres ;
- ↑ insuline.

Effets hématologiques :
- ↑ fibrinogène ;
- ↑ agrégation plaquettaire ;
- ↑ facteur plaquettaire 4 ;
- ↑ bêta-thromboglobuline.

Effets rythmiques :
- arythmies ;
- réduction du seuil fibrillatoire ;
- augmentation de l'instabilité électrique ;
- diminution de la variabilité sinusale.

Effets cardiovasculaires :
- dysfonction endothéliale ;
- épaississeur intima-média ;
- hypertrophie ventriculaire gauche.

Une alimentation inadaptée trop riche en graisses, la sédentarité, les conditions difficiles de la vie professionnelle et l'alcoolisme favorisent un excès de poids, la localisation abdominale des graisses, l'insulinorésistance, la survenue d'anomalies lipidiques et glucidiques. Les contraintes d'une vie précaire, le faible niveau socio-économique et la personnalité influencent les modalités de l'alimentation, la régulation des apports énergétiques, et entraînent un mode de vie peu hygiénique. L'hypertension artérielle, la dyslipidémie, l'obésité abdominale et l'insulinorésistance sont les témoins d'une activation sympathique chronique et d'une stimulation corticosurrénalienne inadaptée et pernicieuse, avec une cortisolémie élevée. Les taux élevés de catécholamines augmentent les concentrations plasmatiques de lipoprotéine lipase, induisent une hyperglycémie et facilitent l'installation d'une hypertension artérielle permanente. Le risque de développer ce syndrome est augmenté chez les patients anxieux ou dépressifs mais d'autres facteurs liés à l'environnement, la sédentarité, des écarts alimentaires quotidiens, l'alcoolisme, un fort tabagisme, entrent en ligne de compte.

La *White Hall study II*, récemment publiée, conclut que le stress professionnel facilite la présence d'une maladie coronaire chez les patients de moins de 50 ans [22]. Les stress liés aux conditions de travail jouent indirectement parce que d'autres facteurs athérogènes interviennent : diminution de l'activité physique, erreurs diététiques, présence d'un syndrome métabolique, réduction de la variabilité sinusale, cortisolémie matinale élevée.

En synthèse, on peut, à la vue de ces études épidémiologiques, avancer que le mode de vie, des stress émotionnels et psychologiques élevés et un stress au travail important facilitent l'apparition d'une athérosclérose précoce, détectée chez des sujets asymptomatiques, ou de troubles métaboliques augmentant ce risque. Dans l'étude INTERHEART, les facteurs professionnels et les aléas de la vie quotidienne (entente avec le conjoint et vie du couple, niveau de vie, tendance dépressive) sont bien corrélés au risque coronarien. Mais les facteurs individuels et la personnalité jouent un rôle dans l'adaptation au stress. Plusieurs études ont spéculé sur le rôle possible des divers types de personnalité comme facteurs de risque cardiovasculaire, les divers agents stressants ayant des répercussions variables en fonction des traits de caractère de celui qui y est soumis.

Influence des divers types de personnalité

Classiquement, une personnalité de type A, caractérisée par un goût prononcé pour la compétitivité, la réussite, l'agressivité, appartient aux sujets impatients, soucieux d'une réussite rapide, qui se montrent coléreux, agressifs. La valeur prédictive de ce type comportemental a été toutefois mise en doute il y a quelques années à l'égard des maladies coronariennes. Cette opinion est en voie d'être révisée, les comportements de type A traduisent une sensibilité et une réactivité exagérée à des stress émotifs et psychologiques qui à la longue ont des effets pathogènes sur l'appareil cardiovasculaire. Hostilité, agressivité, tendance aux colères violentes peu motivées sont des traits de caractère qui semblent actuellement validés comme facteurs d'événements coronariens (figure 2.8). La méta-analyse très récente de Chida constate que chez des hommes d'âge moyen, sains à l'entrée de l'étude, la colère et l'hostilité sont associées à une augmentation du risque coronarien et lorsqu'ils ont une atteinte coronaire, ces malades ont une morbidité et mortalité augmentées [23]. La personnalité de type D qui tend à regrouper une propension aux émotions négatives comme la tendance dépressive, l'anxiété, l'irritabilité, le découragement et une inhibition dans l'expression des sentiments, une difficulté aux relations sociales, semble particulièrement menacée par un risque d'athérosclérose sévère. Ces sujets anxieux, mal à l'aise dans les relations sociales, ont une mortalité coronarienne élevée.

Les accès de panique et l'anxiété phobique sont des facteurs à long terme facilitant les complications de la maladie coronaire et en particulier les

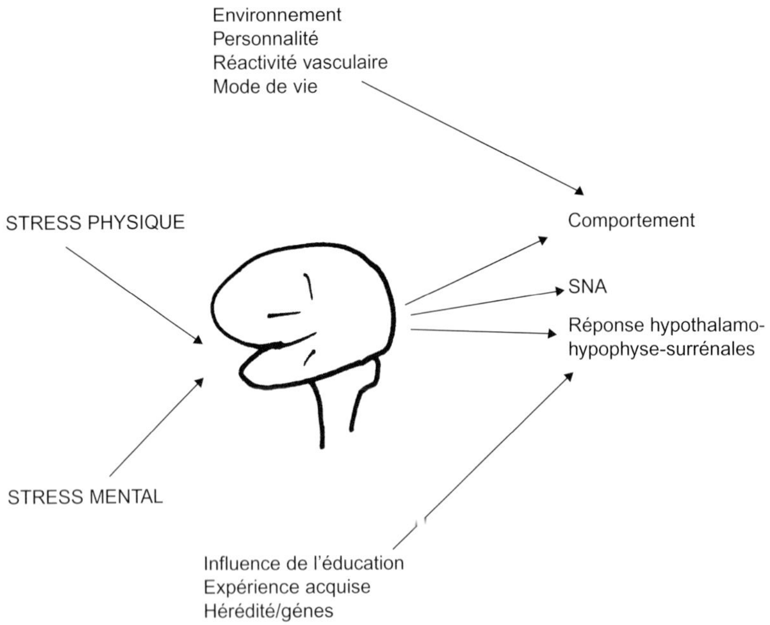

Figure 2.8
Réponses aux différents stress en fonction de la personnalité, de l'environnement et de l'hérédité.

morts subites d'origine cardiaque. Plusieurs études épidémiologiques, déjà anciennes, ont souligné les relations entre l'anxiété, les crises de panique et les atteintes coronaires. Trois études prospectives réalisées chez des hommes ont montré que des niveaux élevés d'anxiété phobique (avec un index supérieur à 4 selon l'échelle du *crown crisp experimental index*) sont associés à un risque élevé de décès coronarien mais pas d'infarctus du myocarde non fatal. L'étude de Walters a évalué les risques des attaques de panique chez 57 000 patients présentant ce trouble par rapport à plus de 300 000 sujets non exposés. L'incidence des cardiopathies ischémiques est plus élevée pour toutes les tranches d'âge, mais particulièrement pour les sujets de moins de 50 ans [24]. Dans la *Nurse's Health study*, incluant 72 359 infirmières au cours de 12 ans de suivi, les hauts niveaux d'anxiété phobique sont associés à une forte mortalité coronarienne et particulièrement au risque de mort subite [25]. L'effet arythmogène, lié à la stimulation sympathique, à la réduction de la variabilité sinusale et du tonus vagal, semble en cause. La prévalence des accès de panique est de 1,8 % environ dans la population générale, pourcentage beaucoup plus élevé chez les consultants cardiologiques et les patients ayant une maladie coronaire documentée.

Influence des dépressions

Une tendance dépressive paraît un facteur facilitant l'apparition d'une cardiopathie ischémique : dans l'étude NHANES comportant plus de 5000 hommes et 2886 femmes, indemnes de maladie coronaire à l'inclusion, la présence de signes dépressifs est associée à une augmentation du risque coronaire dans les deux sexes et à une surmortalité coronaire seulement dans le sexe masculin. D'autres études longitudinales prospectives, comportant un très long suivi, ont montré qu'un antécédent de syndrome dépressif doublait le risque de maladie coronaire à longue échéance. La *Precursor study* a inclus et évalué sur le plan psychologique 1190 étudiants en médecine, de sexe masculin et suivis pendant plus de 40 ans [26]. L'incidence cumulée d'un syndrome dépressif au cours du suivi a été de 12 %. Par rapport aux individus sans antécédent psychiatrique, les sujets ayant une dépression sont apparus comme des patients à risque coronarien et à risque d'infarctus élevé. Le risque relatif était de 2,12 (IC 95 %, 1,12–4,6). L'intervalle entre le trouble psychiatrique et l'épisode coronarien pouvait être supérieur à 10 ans. Les auteurs concluent qu'un syndrome dépressif est un facteur de risque indépendant à long terme. La *Cardiovascular Health study* évaluant 5600 sujets avec un suivi de 6 ans a permis de constater qu'un syndrome dépressif, survenant dans une population âgée, était un facteur de risque de décès d'origine coronarien [27]. Plusieurs facteurs favorisants semblent intervenir et différer en fonction de l'âge. Chez les sujets déprimés les plus jeunes, les modifications du comportement et du mode de vie induites par le trouble psychologique (réduction de l'activité physique, absence d'hygiène alimentaire, mauvaise observance thérapeutique à l'égard de l'hypertension ou du diabète, tabagisme) s'associent au retentissement neuro-hormonal et biologique de la dépression, aggravent des troubles métaboliques qui avec le temps font le lit d'une athérosclérose sévère. Chez le sujet âgé, où l'association des deux pathologies est moins évidente, les lésions artérielles précèdent le plus souvent le trouble psychiatrique ; la mortalité est surtout liée aux comorbidités, aux conséquences vasculaires et viscérales du vieillissement. La relation est statistiquement moins significative. Les patients atteints d'un syndrome bipolaire paraissent, selon les résultats d'une étude espagnole, des sujets à risque coronarien élevé. Cent quatre-vingt-quatorze patients issus de 13 centres espagnols âgés de 46 ans en moyenne ont été suivis pendant 10 ans : 34 % étaient obèses, 36 % avaient un syndrome métabolique et 51 % d'entre eux étaient fumeurs. Au terme du suivi, le risque relatif d'événement coronarien était de 7,6 et celui de décès de 2,2 par rapport à une population témoin appariée sur les facteurs de risque. Les auteurs soulignent la nécessité de la prise en charge conjointe psychiatrique et cardiologique de ces patients [28].

En conclusion, une atteinte coronaire athéroscléreuse est le stade terminal d'un processus évolutif à long terme dont les déterminants doivent être recherchés tout au long de la vie : aux facteurs génétiques s'associent des facteurs éducationnels, des facteurs liés à la personnalité, au mode de vie, à l'hygiène alimentaire, à des facteurs métaboliques, etc. Le rôle des facteurs socio-économiques, professionnels, l'impact des stress de la vie quotidienne sont de mieux en mieux étudiés. Mais beaucoup d'incertitudes demeurent dans des domaines qui justifient encore de nombreuses recherches. Ces travaux n'ont pas qu'un intérêt spéculatif et devraient aboutir à des mesures préventives. En plus des interventions thérapeutiques conventionnelles, pharmacologiques et physiques, une prise en charge psychologique centrée sur la tendance dépressive, la colère et l'hostilité paraît souhaitable.

Références

[1] Mac Ewen B. Allosstasis and allostasis load. Neuropsychopharmacology 2000 ; 22 : 108–16.
[2] Everson Rose SA, Lewis TT. Psychosocial factors and cardiovascular disease. Annu Rev Public Health 2005 ; 26 : 469–500.
[3] Vale S. Psychosocial stress and cardiovascular disease. Postgrad Med J 2005 ; 81 : 429–35.
[4] Legeron B. Stress au travail. Paris : Odile Jacob ; 2001.
[5] Ohlin B, Nilsson PM, Nilsson J. Chronic psychosocial stress predicts long term cardiovascular morbidity and mortality in middle aged men. Eur Heart J 2004 ; 25 : 867–73.

[6] Karasek A, Theorell T, Scwartz J et al. Job characteristics in relation to the prevalence of myocardial infarction in the United States health examination survey. Am J Public Health 1979 ; 78 : 910–8.
[7] Siegrist J, Klein D, Voigt KH. Linking sociological with physiological data : the model of imbalance effort reward at work. Acta Physiol Scand 1997 ; 161 : 112–6.
[8] Kivimaki M, Virtanen M, Elovanaio M et al. Work stress in the etiology of coronary disease, a meta analysis. Scand J Work Environ Health 2006 ; 32 : 431–42.
[9] INTERHEART. Study Association of psychosocial risks factors with risk of myocardial infarction. Lancet 2004 ; 364 : 953–62.
[10] Kornitzer M, de Smet P, Sans S et al. For the JACE study. Job stress and major coronary events. Eur J cardiovasc Pev rehabil 2006 ; 13 : 695–704.
[11] Marmot M, Bartley M. Social class and coronary heart disease. In : Stress and the heart. London : BMJ Books ; 2002. p. 5–20.
[12] Pajovic SB. Neuroendocrine and oxidoreductive mechanisms in stress induced cardiovascular disease. Physiol Research 2008 ; 57 : 327–38.
[13] Kaplan JR, Manuck SB. Inhibition of coronary atherosclerosis by propranolol in behaviourally monkeys. Circulation 1987 ; 76 : 1364–72.
[14] Burke GL, Evans G, Riley WA et al. Arterrial wall thickness is associated with cardiovascular disease in middle aged adults. Stroke 1995 ; 26 : 386–91.
[15] Wolff B, Grabe HJ, Volzke H et al. Relation between cardiac strain and carotid atherosclerosis. Heart 2005 ; 91 : 460–4.
[16] Hinstanen M, Mika, Evolaino M, Kivinati M et al. Job strain and atherosclerosis : the cardiovascular risk in young finns study Kivinati. Psychosom Med 2005 ; 67 : 740–7.
[17] Muntaner C, Nieto FJ, Cooper L et al. Work organization and atherosclerosis, findings of the ARIC study. AM J Prev Med 1998 ; 14 : 9–18.
[18] Rosvall M, Hedblad B, Janzon L. Work related psychosocial factors and carotid atherosclérosis. Int J Epidem 2002 ; 31 : 1169–78.
[19] Ranjit N, Diez Roux A, Shea S et al. Psychosocial factors and inflammation in the multi-ethnic study of atherosclerosis. Arch Int Med 2007 ; 167 : 174–81.
[20] Spiecker LE, Hurllimann D, Corti R et al. Mental stress induced prolonged endothelial dysfunction via endothelin A receptors. Circulation 2002 ; 24 : 2817–20.
[21] Yeung AC, Barry J, Orav J. Effects of asymptomatic ischemia on long term prognosis in chronic stable coronary disease. Circulation 1991 ; 83 : 1598–604.
[22] Chandola T, Britton A, Brunner E et al. Work stress and coronary disease. Eur Heart J 2008 ; 29 : 640–8.
[23] Chida Y, Steptoe A. Anger and hostility with future coronary disease a meta analysis. J Am Coll Cardio 2009 ; 53 : 436–45.
[24] Walters K, Rait G, Petersen I et al. Panic disorder and risk of new onset of coronary disease, myocardial infarction and cardiac mortality. Eur Heart J 2008 ; 29 : 2981–7.
[25] Albert C, Chae C, Rexrode KM et al. Phobic anxiety and risk of coronary disease and sudden death among women. Circulation 2005 ; 11 : 480–7.
[26] Ford DE, Mead LA, Chan PP et al. Depression is a risk factor for coronary disease in men : the precursor study. Arch Int Med 1998 ; 158 : 1422–6.
[27] Schulz R, Beach SR, Ives DG et al. Depression and mortality in older adults. The cardiovascular health study. Arch Int Med 2000 ; 160 : 1761–8.
[28] Garcia Portilla M. Bipolar disorder linked to increased coronary heart disease risk. J Affect Diseases (article en ligne oct. 2008).

3 Stress, arythmies et mort subite

Le rôle des stress émotionnels dans l'apparition des arythmies est connu depuis des décennies. En 1942, le physiologiste Cannon a soulevé le rôle du psychisme et des émotions en décrivant la mort due à la peur, en moins de 24 heures, des hommes condamnés par un sorcier. Pour Coumel, le système nerveux détermine « le moment de la catastrophe » sur un cœur lésé ou non. L'intervention sur le cœur du système nerveux est le fait du système nerveux autonome, ortho- et parasympathique, dont la mise en jeu peut provenir du système nerveux central. L'activation du système adrénergique au cours des stress, physiques ou psychologiques, exerce des effets délétères, en facilitant le déclenchement et l'entretien des arythmies. Les catécholamines augmentent l'excitabilité myocardique, favorisent l'émergence de foyers ectopiques, d'automatismes anormaux et réduisent le seuil pour induire une fibrillation auriculaire ou ventriculaire. La « gâchette catécholergique » crée les conditions propices aux ré-entrées. Cet effet s'exerce particulièrement sur les myocardes antérieurement lésés avec des cicatrices de nécrose, des zones ischémiques résiduelles ou sur les fibres hypertrophiées. Le stress augmente l'instabilité électrique du cœur, même du cœur normal. Les émotions intenses peuvent entraîner particulièrement des arythmies ventriculaires létales. La contribution de facteurs nerveux d'origine centrale a été mise en évidence par des études montrant la relation entre la stimulation de certaines zones cérébrales et des altérations électrocardiographiques [1]. Des travaux récents ont montré que l'activation asymétrique du tronc cérébral peut produire des aires de dépolarisation et de repolarisation myocardique inhomogènes qui créent l'instabilité électrique du cœur.

Stress et arythmies ventriculaires

De nombreux faits suggèrent que les arythmies sévères, tachycardies ou fibrillations ventriculaires causes de mort subite, sont souvent précédées par des stress psychologiques intenses et brutaux. Tous les médecins ont le souvenir du décès brutal d'un de leurs patients à l'occasion d'une mauvaise nouvelle. Pendant des décennies, ces observations n'ont concerné que des données anecdotiques, mais actuellement ces hypothèses sont étayées par des études épidémiologiques et des études expérimentales menées chez l'animal et chez l'homme.

Stress, dépression et pathologie cardiovasculaire

En 1971, Engel recense plus de 170 cas de morts subites en rapport avec des chocs psychologiques et des événements dramatiques [2]. Lown et son équipe ont montré que les stress psychologiques sont des facteurs favorisant les fibrillations ventriculaires non seulement chez les patients atteints de cardiopathies ischémiques mais aussi chez les sujets ayant un cœur normal [3]. De même, en 1981, Reich *et al.* ont rapporté plusieurs observations d'arythmies ventriculaires malignes survenues à l'occasion de chocs émotionnels majeurs en l'absence d'atteinte structurale cardiaque caractérisée [4]. L'enquête de Mittelman a souligné le rôle néfaste des violents accès de colère dans la survenue des événements coronariens aigus et des arythmies [5].

Au cours des vingt dernières années, plusieurs auteurs ont montré que le nombre de morts subites est élevé dans les populations exposées à des catastrophes naturelles, des séismes, des conflits, des attentats terroristes [6,7]. Confirmant le rôle des émotions dans la genèse des arythmies, les enregistrements électrocardiographiques par système Holter, pratiqués chez des internes de garde, ont montré la fréquence des extrasystoles ventriculaires et des tachycardies ventriculaires non soutenues chez ces jeunes adultes à cœur apparemment normal [8].

Les travaux évaluant l'influence des traumatismes psychologiques majeurs dans la genèse des arythmies ont bénéficié des progrès technologiques actuels : les enregistrements électrocardiographiques au long cours, pendant 24 heures, permettent d'analyser les circonstances précédant l'apparition des arythmies, les variations de la fréquence cardiaque en fonction des émotions de la vie quotidienne et les modalités d'installation du trouble du rythme [9]. La fonction mémoire des défibrillateurs automatiques implantables permet aujourd'hui l'analyse précise du rythme cardiaque au cours des instants qui ont précédé la délivrance d'un choc électrique (tableau 3.1). De nombreuses équipes ont étudié l'impact de tests ou d'épreuves psychologiques stressantes sur l'électrocardiogramme, l'espace QT, la morphologie et l'amplitude de l'onde T démontrant leur capacité à induire une instabilité électrique [10,11].

Études expérimentales

Un très grand nombre d'études expérimentales sur divers modèles animaux ont fortement mis en cause le stress psychologique ou nerveux pour générer des arytmies ventriculaires. Le stress lorsqu'il est isolé ne produit pas toujours chez l'animal d'arythmie létale, mais il peut créer des lésions cardiaques arythmogènes. L'action conjuguée d'une ischémie et du stress est plus arythmogène qu'un stimulus sympathique ou qu'une ischémie provoquée

Tableau 3.1
Fréquence et type des stress émotifs dans les 15 minutes précédant la défibrillation*

Type de stress	Défibrillation	Contrôle	Odd ratio ajusté	p
Colère	15 %	3 %	1,83	0,04
Anxiété	19 %	7 %	1,51	0,09
Surmenage	13 %	8 %	1,16	0,54
Tristesse	8 %	4 %	1, 22	0, 52
Joie	11 %	19 %	0,87	0,44
Épreuve importante	20 %	9 %	1, 24	0, 25

*Adapté de Lampert R, Joska T, Burg M et al. Emotional and physical precipitants of ventricular arrythmias. *Circulation* 2002 ; 106 : 1800-5

séparément. Chez des chiens ayant les séquelles d'infarctus du myocarde expérimental, des stress douloureux causent la réapparition d'arythmies constatées à la phase aiguë de l'infarctus. Divers travaux expérimentaux ont mis en évidence les effets arythmogènes de différentes techniques créant un stress chez plusieurs modèles animaux après la création d'un infarctus du myocarde expérimental.

Lown *et al.* ont montré que le seuil d'induction des activités ventriculaires répétitives est diminué chez les chiens soumis à des stress nerveux intenses et répétés pendant les trois jours qui précèdent une stimulation ventriculaire programmée. Le déclenchement d'une arythmie ventriculaire est facilité chez ces animaux par rapport à des témoins qui n'ont pas été soumis à des stress douloureux [3]. Un travail plus récent de cette équipe confirme que le déclenchement des arythmies ventriculaires est facilité par l'action du système sympathique sur le myocarde ventriculaire. Montrant la latéralité de l'action du système nerveux autonome, la stimulation du ganglion stellaire gauche abaisse le seuil de fibrillation ventriculaire, alors que celle du ganglion droit l'augmente. La stimulation électrique de la zone postérieure de l'hypothalamus, qui augmente l'influx sympathique cardiaque, réduit de 40 % le seuil d'induction de tachycardie ventriculaire chez le chien. Cet effet est aboli par le blocage bêta-adrénergique. Les stimulations nerveuses douloureuses répétées chez le cobaye ou le rat abaissent le seuil de la période vunérable pour déclencher des arythmies ventriculaires, extrasystoles polymorphes ou tachycardies ventriculaires. Chez l'animal, la perfusion de catécholamines facilite tous les mécanismes d'induction de la fibrillation ventriculaire.

Chez l'homme

Cas clinique 1 : observation de TV de stress

Monsieur R., 65 ans a présenté un infarctus du myocarde dans le territoire inférieur en 1990. Hospitalisé en urgence, il a été traité par thrombolyse, angioplastie et pose d'une endoprothèse sur la coronaire droite, sans complication. Il a parfaitement récupéré. La coronarographie avait montré un réseau coronarien gauche non athéromateux, il était asymptomatique sans altération de la fonction ventriculaire gauche. M. R., régulièrement surveillé sur le plan cardiologique, était traité par aspirine, clopidogrel, statines et avait interrompu le traitement bêtabloquant au long cours pour des effets secondaires en 1995.

Au mois de juin 1998, il assiste à la chute impressionnante de son épouse dans un escalier avec fracture du fémur et traumatisme crânien. Il appelle le SAMU, très impressionné par l'état de son épouse, qui demeure confuse avec un traumatisme important et impressionnant du visage. Au cours de la prise en charge de la blessée, devant les infirmiers du SAMU, il ressent un malaise, s'effondre et perd connaissance. Le médecin du SAMU fait immédiatement un ECG qui constate, chez M. R., une TV rapide à 180, dégénérant en quelques secondes en fibrillation ventriculaire (tracé de fibrillation ventriculaire). En arrêt circulatoire, le patient est massé, choqué deux fois et reprend difficilement connaissance. Le rythme sinusal étant rétabli, M. R. est transporté conscient au service de cardiologie où le bilan ne montre pas de fait nouveau : on constate sur le tracé électrique la cicatrice d'un infarctus inférieur, sans ischémie dans un nouveau territoire. Le patient est en rythme sinusal avec de nombreuses extrasystoles ventriculaires. La coronarographie ne montre aucune nouvelle lésion, pas de resténose sur la coronaire droite. Le patient est traité par aténolol et suit le même traitement qu'avant cette complication rythmique, aspirine, clopidogrel, statines. Il sort du service en bon état, mais il lui est conseillé de poursuivre les bêtabloquants et son traitement habituel : une épreuve d'effort et un enregistrement électrocardiographique par système Holter programmés dans les semaines suivantes ne montrent aucun fait pathologique nouveau.

Cas clinique 2 : syndrome coronarien aigu en TV de stress

Monsieur DE., âgé de 62 ans, est un ancien rugbyman dynamique, directeur d'une petite entreprise. Cet ancien sportif a pris du poids à l'arrêt du sport, il pèse 102 kg pour 1,80 m. C'est un fumeur (un paquet par jour) et un gros mangeur, mais il conserve une petite activité sportive, fait du golf et pratique la chasse. Il est régulièrement suivi par un médecin généraliste et un cardiologue. Il présente une hypertension modérée, n'a pas de diabète, mais un taux de cholestérol LDL à 2 g/L. Il a une personnalité de type A. C'est un homme toujours pressé, impatient, ambitieux, un peu agressif à l'égard de ses subordonnés.

À son dernier examen cardiologique, son cardiologue a souhaité faire une épreuve d'effort, le tracé ECG montrant une hypertrophie ventriculaire gauche. L'épreuve d'effort est positive avec une ischémie silencieuse pour une fréquence cardiaque de 140/min et une HTA à 185/95. Le patient a de nombreuses extrasystoles ventriculaires au cours de l'épreuve. M. DE. est placé sous le traitement suivant : statine 80 mg/ j ; amlodipine 1 c/j et losartan 50 mg/j.

M. DE. se plie difficilement à ce traitement se trouvant asymptomatique dans la vie courante. Il va assister à un match de rugby international, c'est un supporter passionné. À l'occasion d'une phase émotionnante, alors que la France perd, il ressent un malaise et des palpitations. En quelques minutes, il se couvre de sueurs, a des lipothymies, de faux vertiges, une opression thoracique croissante. L'équipe de secours intervient, les médecins du SAMU le prenent en charge. Le médecin constate une tachycardie à 180/min une TA à 120–80 mmHg, le cœur est assourdi, rapide, sans souffle audible. Sur le tracé ECG, une TV monomorphe s'inscrit à 180 min (tracé de tachycardie ventriculaire) (figure 3.1). L'état du patient s'aggravant, il est mis sous oxygène et un choc électrique permet de réduire la tachycardie. M. DE. est évacué vers un service de cardiologie. On constate une troponine I élevée à 2, 8 ng/mL et sur l'ECG une ischémie sous-épicardique antérieure, avec un rythme sinusal entrecoupé de très nombreuses extrasystoles ventriculaires. Le patient est placé sous héparine, aténolol, aspirine, clopidogrel et il est envoyé au service de coronarographie. L'examen montre une sténose de 90 % au niveau du 1/3 supérieur de l'IVA avec des sténoses modérées de la coronaire droite. La FE ventriculaire est 0,48 %. Le patient est traité par angioplastie et stent actif, l'intervention se déroulant avec succès sans complication. M. DE. a des suites normales, mais il conserve des extrasystoles ventriculaires fréquentes. Le traitement conseillé est, sur le plan médical, de l'aspirone 75 mg/j, du clopidogrel, pendant un an. Il doit prendre de l'aténolol 100 mg/j, de l'atorvastatine 80 mg/j et du losartan 50 mg/j. Il est adressé à une clinique de réadaptation, où il subit un programme de ré-entraînement à l'effort. Il est placé entre les mains d'un psychologue qui lui fait faire des séances de *biofeedback* et de décontraction. Un an après M. DE. a perdu 5 kg, est asymptomatique et pratique le cyclisme régulièrement

Les stress aigus contribuent par leurs effets biologiques et leur impact sur l'activité sympathique à créer une inhomogénéité de la repolarisation ventriculaire, une instabilité électrique, facteurs de l'apparition de foyers ectopiques et de ré-entrées, d'accès de tachycardies ventriculaires, de fibrillations et de mort subite. Les conditions concourant à la survenue d'une arythmie ventriculaire mortelle impliquent la présence d'un substrat électrophysiologique anormal, avec coexistence de fibres saines et de fibres altérées, des extrasystoles pour lancer la tachycardie, créer des sites de ré-entrée et l'élévation du tonus sympathique. L'ampleur de l'activation sympathique est bien corrélée à l'inhomogénéité de la repolarisation du myocarde ventriculaire.

On a constaté que les tachycardies et la fibrillation ventriculaire surviennent plus fréquemment le lundi matin à la reprise du travail, chez les

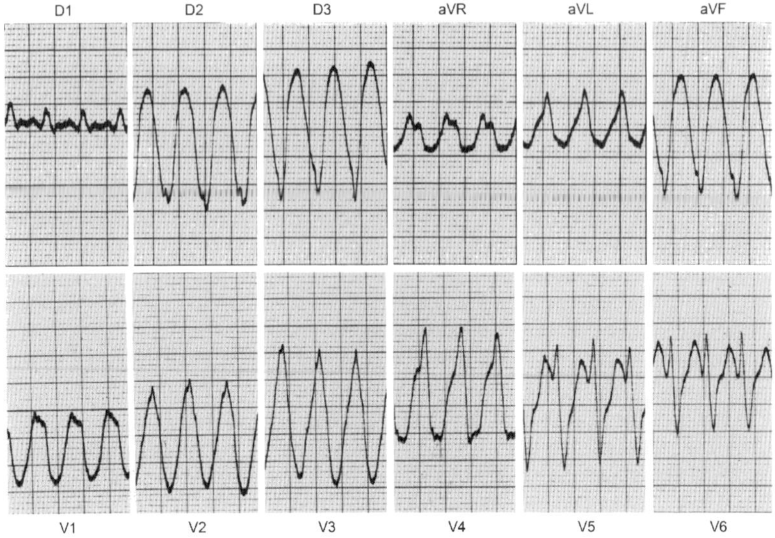

Figure 3.1
Tachycardie ventriculaire enregistrée chez le patient de l'observation n° 2.

patients conservant une activité professionnelle et portant un défibrillateur automatique implanté (DAI). Chez un sujet portant ce dispositif, il est possible d'analyser les anomalies rythmiques précédant immédiatement le déclenchement du choc électrique, de déterminer l'horaire précis de l'arythmie et du choc, et de rechercher comme facteur déclenchant l'impact d'une émotion forte, d'un accès de colère ou d'une peine, ou de tout traumatisme psychique. Ces circonstances quasiment expérimentales pour étudier l'horaire et le déclenchement des arythmies ont permis de constater que les arythmies ventriculaires graves surviennent électivement le matin, lors de l'accélération du rythme cardiaque, quand les taux plasmatiques de catécholamines sont élevés et quand le tonus vagal est au plus bas, démontrant bien le rôle délétère de la stimulation sympathique. Plusieurs facteurs interviennent :

- l'inhomogénéité de la repolarisation ;
- la réduction du tonus vagal ;
- la présence d'une activité prédominante du système sympathique.

Si une thrombose coronaire est en cause, elle a pu être facilitée par l'activation des facteurs thrombogènes en particulier, l'augmentation transitoire de l'adhésivité et de l'agrégabilité plaquettaire sous l'effet des catécholamines. Dans ce contexte, de nombreux facteurs psychologiques (agressivité, colères, peur à l'égard d'une menace soudaine) facilitent l'apparition d'arythmies [12,13] (figure 3.2).

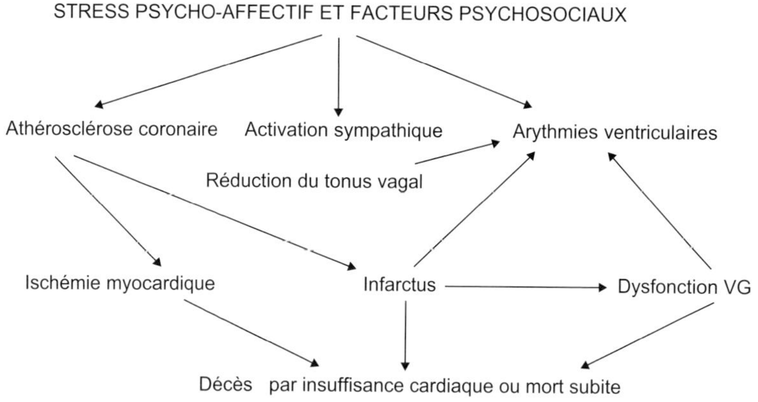

Figure 3.2
Stress psycho-affectif et facteurs psychosociaux.

Chez des patients porteurs de défibrillateurs, l'examen des bandes d'enregistrement a confirmé le rôle déclenchant des frayeurs soudaines, de l'anxiété, des accès de colère et des émotions fortes. Un fait historique démontre le rôle pernicieux de la peur et des événements tragiques. Steinberg *et al.* ont évalué les conséquences de l'attaque du World Trade Center, le 11 septembre 2001, chez les patients ayant subit une implantation de DAI. Plus de 30 % des patients ainsi appareillés et témoins de l'attentat ont réagi par une tachycardie ou une fibrillation ventriculaire, nécessitant un choc électrique. La fréquence des arythmies ventriculaires très graves, dans ces circonstances tragiques, a été multipliée par un facteur supérieur à 2,5 au moment de cet événement et dans les heures qui ont suivi l'attaque terroriste [14].

Une étude réalisée par Lampert chez des patients coronariens porteurs de cet appareil est très instructive : l'auteur a pu déterminer les circonstances et les facteurs déclenchants de l'arythmie, et l'état psychologique des patients dans les minutes précédant la réduction de l'arythmie par un choc [15]. Rétrospectivement, il a été possible de faire préciser au patient toutes les émotions violentes, les chocs affectifs et les accès de colère survenus au cours de deux périodes différentes : celles concernant les quinze dernières minutes et l'heure précédant la défibrillation. L'enquête couplée à l'analyse des tracés enregistrés par le DAI a permis d'analyser les circonstances de déclenchement de 107 crises de tachycardies ventriculaires confirmées, réduites par le choc électrique survenues chez 42 patients adultes, âgés en moyenne de 65 ans, 78 % d'entre eux ayant dans leurs antécédents un infarctus. Les auteurs ont mis en évidence, dans 30 % des cas, un accès de colère intense de degré 3 sur une échelle d'évaluation comportant cinq degrés. Toutefois, une activité physique modérée a été associée au stimulus psychologique, pouvant faire suspecter le rôle facilitant d'une ischémie transitoire. Les auteurs précisent que lorsqu'une TV est induite par un stress émotionnel, le rythme ventriculaire est toujours très rapide, proche de 200 battements/minute, la réduction de l'arythmie s'avère difficile, nécessitant plusieurs chocs électriques.

Le rôle délétère des stress psychologiques et affectifs a été étudié par Lane *et al.* [16]. Chez 25 patients ayant survécu à un arrêt circulatoire dû à une fibrillation ventriculaire considérée comme idiopathique, l'auteur a recherché et évalué la présence des stress psychologiques ou affectifs, classés par une équipe de psychologues en intenses, moyens ou faibles. Il a comparé les données recueillies chez ces malades à celles observées dans un groupe témoin de patients coronariens avérés mais n'ayant pas présenté d'arrêt circulatoire. Au cours des 6 mois précédant leur événement cardiaque, 20 patients du premier groupe ont eu un stress psychologique majeur et au cours des 24 heures précédant l'événement, neuf épisodes stressants d'intensité moyenne ont été détectés avant l'arythmie ventriculaire. Ces chiffres sont statistiquement supérieurs à ceux, très inférieurs, constatés dans le groupe témoin. Les publications actuelles démontrent que chez des individus vulnérables, les stress émotifs représentent des facteurs arythmogènes fréquents, pouvant déclencher des arythmies et causer des morts subites [17,18]. Des travaux récents fondés sur les données de l'imagerie cérébrale chez des sujets à risque arythmique, avec des antécédents coronariens et soumis à un stress psychologique, ont permis de constater que *la latéralisation de l'activité cérébrale pendant un stress émotionnel stimule le cœur asymétriquement*, créant des aires d'inhomogénéité de la repolarisation ventriculaire à l'origine d'une instabilité électrique [19,20].

Bref rappel sur les mécanismes des tachycardies ventriculaires

Une tachycardie ventriculaire (TV) est définie comme une arythmie cardiaque régulière, générée par un processus électrophysiologique anormal, prenant son origine dans une région myocardique située en dessous de la bifurcation du faisceau de His. Elle est constituée d'au moins trois battements, à une fréquence supérieure à 100 battements/min. Elle est dite soutenue si elle dure plus de 30 secondes ou si elle requiert un moyen pour l'arrêter du fait de sa mauvaise tolérance. Les TV peuvent relever classiquement de trois mécanismes :

- un phénomène de ré-entrée qui est le plus courant ;
- un automatisme anormal ;
- une activité déclenchée.

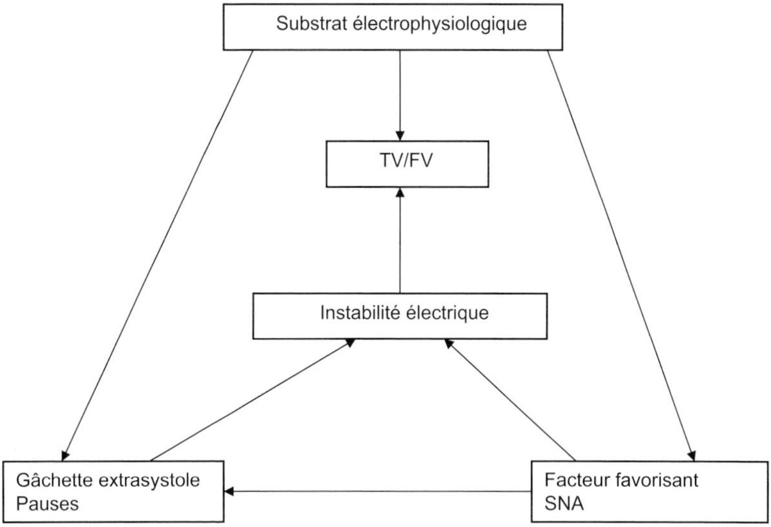

Figure 3.3
Triangle de Coumel.

Ces deux derniers mécanismes sont liés à des étiologies bien définies : ischémie aiguë, troubles électrolytiques, intoxications médicamenteuses.

Dans toutes les TV, y compris celles de stress, il y a toujours un substrat anatomique, composant un circuit de ré-entrée avec hétérogénéité des vitesses de conduction et des périodes réfractaires. À l'origine de ce phénomène de ré-entrée, on retrouve un circuit composé d'un substrat, une zone ischémique active ou une aire de myocarde ventriculaire fibrosé, zone séquellaire à côté d'une zone saine. Le circuit comporte deux voies ayant des vitesses de conduction et des périodes réfractaires différentes, la voie pathologique qui a une vitesse de conduction ralentie et une période réfractaire allongée. Une extrasystole ventriculaire initie la ré-entrée qui peut se pérenniser et provoquer la tachycardie. Le facteur déclenchant est une *gâchette catécholergique*, une soudaine libération de catécholamines, qui facilite l'apparition d'une extrasystole ventriculaire et qui crée des conditions propices à la ré-entrée en raccourcissant les périodes réfractaires (figures 3.3 et 3.4). Les automatismes anormaux sont dus à une modification du potentiel d'action des fibres de Purkinje sous l'influence des catécholamines. Ce mécanisme est en cause dans les tachycardies ventriculaires sur cœur sain. En pratique, la majorité des tachycardies ventriculaires surviennent au cours des cardiopathies ischémiques soit à la phase aiguë de l'infarctus, soit plus tardivement au cours d'une dysfonction ventriculaire ischémique. L'expression clinique des TV est extrêmement variable : chez un patient sans cardiopathie décelable une TV

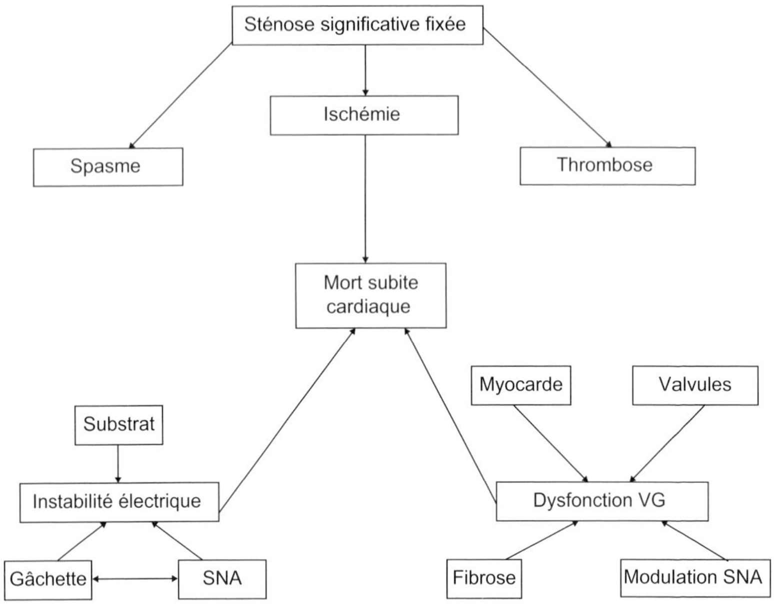

Figure 3.4
Pyramide de Brugada.

peut donner seulement des sensations de palpitations sans signe alarmant et sans manifestation d'insuffisance cardiaque. Par contre, cette arythmie peut être à l'origine de syncopes, signe inquiétant de pronostic très défavorable. Cet accident survient au cours des TV monomorphes très rapides, au cours des TV polymorphes ou des torsades de pointe. La tachycardie survenant sur un cœur lésé peut être rapidement mal tolérée et dégénérer en fibrillation ventriculaire, cause d'un arrêt circulatoire. Le tracé électrique est le moyen essentiel pour faire le diagnostic. C'est une tachycardie à complexes larges avec un QRS de durée supérieure à 0,12 seconde. L'activité auriculaire est dissociée et plus ou moins visible entre les complexes QRS élargis. Quelquefois une activité auriculaire rétrograde est présente suivant la voie normale et il n'y a pas de dissociation auriculoventriculaire. Quand la TV est lente, l'activité auriculaire dissociée peut entraîner le ventricule, réalisant un phénomène de capture qui est un des critères du diagnostic. Le pronostic des TV est lié à la présence ou non d'une cardiopathie. Si elle n'est pas rapidement traitée, une TV survenant sur un cœur pathologique peut être la cause d'un collapsus, d'une insuffisance cardiaque grave, d'une fibrillation ventriculaire et d'une mort subite. La réanimation cardiaque actuelle, la prise en charge rapide, le traitement par choc électrique et les pacemakers antitachycardiques avec fonction défibrillatoire ont transformé le pronostic.

Système nerveux et arythmies

Le cœur est très dépendant de l'innervation sympathique. L'innervation cardiaque est complexe, comprenant des rameaux issus du pneumogastrique et surtout du sympathique. Des branches efférentes du X innervent le nœud sinusal et le nœud auriculoventriculaire. Le myocarde auriculaire est richement innervé par des branches collatérales du pneumogastrique, alors que les ramifications nerveuses sont moins nombreuses au niveau du myocarde ventriculaire. En contraste, *la stimulation sympathique est largement dominante au niveau du cœur*. Les nerfs efférents sympathiques sont présents au niveau des oreillettes, du nœud sinusal, du tissu conductif et surtout du myocarde ventriculaire. Il est bien connu que la stimulation sympathique cardiaque chez des modèles animaux est un facteur arythmogène majeur facilitant la fibrillation ventriculaire. Il n'est pas surprenant que les premières recherches sur les relations entre les chocs émotifs et les arythmies ventriculaires aient été centrées sur *les mécanismes par lesquels la stimulation sympathique affecte la vulnérabilité ventriculaire*. Les travaux de Lown [3] confirment que la facilitation du déclenchement des arythmies ventriculaires dépend de l'action myocardique du système nerveux sympathique. La stimulation de la zone postérieure de l'hypothalamus, qui augmente l'activité du sympathique cardiaque, réduit de 40 % le seuil d'induction de fibrillation ventriculaire chez le chien. La stimulation du ganglion stellaire gauche diminue la période réfractaire et le seuil de fibrillation et, particulièrement sur le myocarde ischémié, déclenche une arythmie ventriculaire.

L'utilisation de l'imagerie cérébrale indique qu'une activité cérébrale asymétrique rend le cœur plus vulnérable au déclenchement des arythmies ventriculaires. La latéralisation de l'activité cérébrale, durant un stress émotionnel, peut stimuler le cœur de manière asymétrique et produire des « aires de repolarisation inhomogène » qui créent une désynchronisation de la repolarisation, une instabilité électrique facilitant l'apparition des zones de ré-entrée et les arythmies ventriculaires. On pense que cette situation se réalise lors des stress émotionnnels intenses chez l'homme, mais elle a été confirmée chez l'animal lors de la stimulation unilatérale des nerfs sympathiques cardiaques, processus qui augmente la vulnérabilité aux arythmies. Ainsi, les arythmies ventriculaires se reproduisent électivement chez le chat après une occlusion de 2 minutes de l'artère coronaire interventriculaire antérieure et une stimulation de 30 secondes du ganglion stellaire gauche.

Critchley *et al.* ont réalisé, en collaboration avec des équipes de cardiologues et de neuroradiologues, une tomographie à émission de positrons cérébrale tout en mesurant la variabilité du rythme sinusal chez des patients soumis à un stress mental, arithmétique (série de sept soustractions rapides avec des chiffres variables à effectuer en moins de 3 minutes) [20]. Ce stress entraîne au cours d'une étude informatisée de la variabilité sinusale une augmentation prononcée du rapport pics basse/haute fréquence. On observe la fixation accrue du traceur dans la partie droite du tronc cérébral. La latéralisation constatée sur les images de la tomographie à émission de positrons est hautement corrélée avec plusieurs marqueurs électrocardiographiques de désynchronisation de la repolarisation :

- le cosinus de l'angle des vecteurs spaciaux de QRS et de T qui caractérisent l'hétérogénéité de la repolarisation ;
- l'espace QT ;
- une faible variabilité sinusale ;
- l'alternance de l'onde T qui caractérise la dispersion de la repolarisation.

Les effets pro-arythmiques sont quantifiés à partir des signes électrocardiographiques marquant la désynchronisation de la repolarisation et la latéralisation de l'activité cérébrale détectées par les variations du débit cérébral régional. Ces constatations suggèrent une forte relation entre une activité cérébrale asymétrique pendant un stress mental et une sensibilité accrue aux stimulations arythmogènes. Dans une série comportant un faible effectif de patients coronariens, l'asymétrie de l'activité du tronc cérébral est augmentée lors du stress psychologique émotionnel.

Soufer *et al.* ont aussi utilisé la tomographie à émission de positrons pour mesurer l'activation cérébrale lors d'un stress psychologique intense chez dix patients coronariens et six sujets témoins de même âge. Pendant l'épreuve, un capteur échographique est placé sur la poitrine des malades pour étudier la cinétique cardiaque, alors que la fréquence cardiaque et la TA sont enregistrées en continu [21]. Pour réaliser un stress émotionnel et mental, il est demandé aux patients d'effectuer une série de soustractions de difficulté croissante en les stimulant fortement pour un calcul rapide, alors que les nombres changent. Toute erreur est durement corrigée, avec des commentaires vexants, pour augmenter le stress émotionnel. Par rapport aux sujets témoins, les patients coronariens ont présenté des altérations transitoires du débit avec une hyperactivation de plusieurs aires, telles que le cortex pariétal, le gyrus fusiforme et le cervelet. Le stress mental réduit le débit cérébral chez les coronariens dans le thalamus droit, le gyrus frontal supérieur droit et temporal moyen droit.

Effets arythmogènes des épreuves psychologiques stressantes

Diverses études ont souligné l'intérêt des épreuves de stress mental dans l'étude des altérations de la repolarisation et des circonstances déclenchantes des tachycardies ventriculaires. James *et al.* ont analysé le rôle des stress psychologiques sur la *dispersion de la repolarisation chez des patients coronariens* [10]. Vingt-quatre patients, comprenant 17 sujets ayant des lésions significatives à la coronarographie et sept témoins sont soumis à divers stress psychologiques : épreuves arithmétiques rapides de difficulté croissante, tests de mémoire à cadence rapide, improvisation d'un discours à effectuer sans préparation devant des médecins. Ces épreuves mentales bien codifiées ont été validées par des travaux antérieurs. Ces tests effectués sous enregistrement ECG – 12 dérivations – continu, sont réalisés avant, pendant et après les épreuves psychologiques. La durée des complexes QRS, des intervalles QT, la durée de T et la dispersion du QT sont examinées selon des analyses de variance (système ANOVA). Les patients ayant des lésions coronariennes ont présenté une forte inhomogénéité de la repolarisation traduite par l'augmentation de la dispersion du QT, significative, par rapport aux mesures faites chez les témoins, démontrant l'augmentation de la vulnérabilité ventriculaire et du risque arythmique.

La qualité et l'intensité du stress mental, qu'il soit actif (opérations, allocution improvisée) ou passif (vision d'un film angoissant et terrifiant), influencent donc la repolarisation ventriculaire, la longueur de l'intervalle QT, la morphologie ample ou bifide des ondes T. L'alternance de T et un index battement par battement de la morphologie de T, marqueurs de l'instabilité électrique cardiaque et facteurs prédictifs de futurs événements arythmiques, ont aussi été analysés chez des sujets porteurs de DAI ayant des antécédents d'infarctus. Kop *et al.* ont étudié l'alternance de l'onde T après un test psychologique et à l'effort chez 23 patients coronariens sujets à des TV, appareillés, âgés en moyenne de 62 ans et chez 17 sujets témoins d'âge analogue [18]. L'alternance de l'onde T est mesurée sur des ECG informatisés alors qu'une SPECT (tomographie à émission de photons) permet d'évaluer l'ischémie durant le stress mental et l'effort. L'alternance de l'onde T augmente durant le stress psychologique (épreuve arithmétique et rappel d'un accès d'irritation ou de colère). Cette altération de la repolarisation survient pour de plus faibles accélérations de fréquence cardiaque lors des stress psychologiques inférieurs à celles dues à l'effort chez les coronariens.

L'étude de Kop confirme qu'une épreuve intellectuelle de manière très significative augmente l'alternance de l'onde T, un marqueur fiable de l'instabilité électrique du cœur chez des malades ayant une atteinte myocardique et un risque arythmique élevé. Lampert a très récemment analysé les effets d'une violente colère sur l'alternance de l'onde T chez 62 patients appareillés par un DAI. Cette émotion négative altère la morphologie de l'onde T, contribue à désynchroniser la repolarisation et facilite l'apparition d'arythmies ventriculaires traitées par choc électrique [19]. Dans un groupe de 117 patients adressés pour le choix d'un traitement anti-arythmique, Reich a constaté que vingt-cinq d'entre eux avaient des accès de tachycardie ventriculaire déclenchés par des émotions fortes (colères, peurs soudaines, etc.) [4]. Les mécanismes physiopathologiques liés au stress mental pour l'induction des arythmies impliquent, outre des altérations des mouvements ioniques et métaboliques myocardiques, l'apparition d'une ischémie survenant pour une faible accélération de la fréquence cardiaque.

En somme, les stress nerveux, les chocs psychologiques et émotifs sont considérés, pour la majorité des auteurs, comme des facteurs déclenchants, de véritables « triggers des arythmies » mais probablement pas comme des facteurs causaux : un substrat arythmogène connu ou méconnu, symptomatique ou latent est nécessaire et il est mis en évidence dans la majorité des cas. C'est l'orage catécholergique, sur un sujet prédisposé, à risque qui constitue le facteur favorisant d'une désynchronisation de la repolarisation et facilite une extrasystole ventriculaire, point de départ de circuits de ré-entrée, et de l'initiation de la tachycardie et de la fibrillation ventriculaire.

Mort subite cardiaque

La mort subite cardiaque est un problème clinique majeur qui n'a pas trouvé de solution malgré l'essor de la revascularisation myocardique dans l'infarctus et les avancées médicales et technologiques. Toutefois, la situation actuelle est prometteuse avec l'emploi de plus en plus généralisé des défibrillateurs automatiques implantables et les progrès survenus dans la détection des patients à risque.

La mort subite cardiaque est définie comme étant la survenue inopinée d'un décès lié à une cause cardiovasculaire chez un individu présentant ou non une affection cardiaque préexistante et évoluant vers la mort dans l'heure qui suit l'apparition du premier symptôme clinique. Cet accident dramatique représente 13 à 15 % des décès de cause naturelle. C'est un accident plurifactoriel schématisé par le triangle de Coumel (*cf.* figure 3.3), schéma qui résume les facteurs générant l'instabilité électrique du cœur, en relation avec une altération de la fonction ventriculaire gauche et l'éventualité d'une ischémie surajoutée.

Trois mécanismes sont à distinguer :

- la fibrillation ventriculaire qui est en cause dans la majorité des cas. La perte de l'activité électrique coordonnée des ventricules entraîne une inefficacité de la pompe cardiaque (tracé de fibrillation ventriculaire) ;
- l'asystole qui correspond à une dissociation électromécanique ou à un trouble de la conduction avec faillite du rythme idioventriculaire de remplacement ;
- les torsades de pointe reliées à un allongement de l'espace QT iatrogène ou congénital.

La plupart des cas de mort subite cardiaque sont secondaires à une tachycardie ventriculaire qui dégénère en fibrillation ventriculaire puis en asystolie. Dans 60 à 80 % des cas, la mort subite frappe un sujet atteint de maladie coronaire, mais celle-ci est demeurée latente, silencieuse, jusqu'au décès dans plus de 60 % des cas. De nombreuses études réalisées chez l'animal dans différents modèles expérimentaux suggèrent une relation causale entre les stress physiques ou environnementaux et la mort subite secondaire à une arythmie ventriculaire. Du point de vue épidémiologique, les catastrophes et les épisodes de guerre montrent un lien entre la terreur, l'effroi et l'augmentation du nombre de morts subites (cf. p. 99). Quand on étudie la répartition nycthémérale des arythmies en interrogeant la fonction mémoire des défibrillateurs, il existe à l'évidence un effet néfaste de la stimulation sympathique (figure 3.5). La physiopathologie des arythmies entraînant la mort subite est classiquement schématisée par un triangle aux sommets duquel figurent le substrat arythmogène, la gâchette susceptible d'initier l'arythmie et le facteur de modulation que constitue le système nerveux autonome.

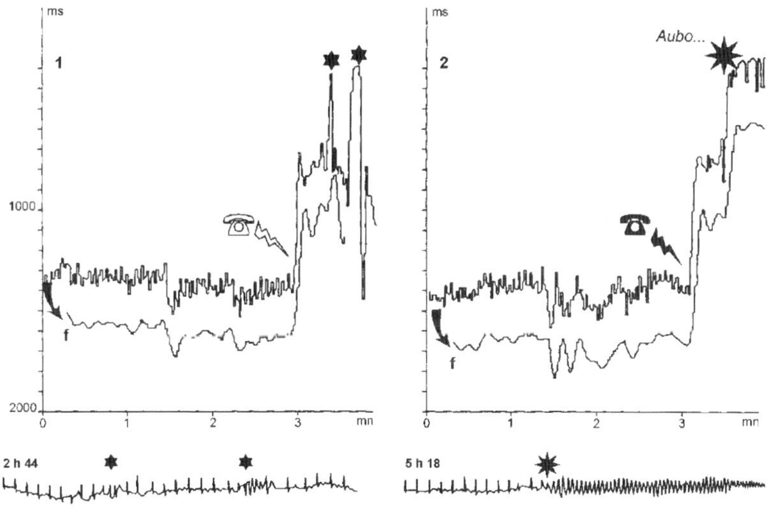

Figure 3.5
Rôle du stress dans le déclenchement d'arythmies graves.
Le stress est provoqué par la sonnerie du téléphone qui engendre une accélération brutale de la fréquence cardiaque (bien visible sur le diagramme des intervalles R R) avec démarrage d'une salve d'extrasystoles ventriculaires à 2 h 44 et d'une fibrillation ventriculaire à 5 h 18.
D'après M.-C. Marechal *in* Medicographie (302) laboratoires Synthelabo Dausse : 1994

Rôle du système nerveux

Le déclenchement de l'arythmie maligne tient à deux éléments :

- une excitabilité et une repolarisation hétérogènes ;
- une instabilité électrique surajoutée dépendant du système orthosympathique.

Engel a énuméré les personnages historiques morts de peur, de joie ou d'émotion intense : « morts psychogènes ». Oppenheimer a décrit le circuit psycho-neuro-cardiovasculaire et souligné l'importance des lésions corticales et sous-corticales dans l'origine des arythmies survenant au cours des accidents vasculaires cérébraux, des hémorragies méningées ou cérébrales [1,2]. Le système nerveux sympathique chronotrope, dromotrope et inotrope positif augmente l'instabilité électrique cardiaque. Lown a insisté sur l'impact des émotions (colères, peurs) et sur la tension et l'anxiété générées par les aléas de la vie quotidienne. Les modifications circadiennes du tonus vagal expliquent l'augmentation du danger de mort subite dans les heures qui suivent le réveil matinal où il y a une augmentation des concentrations plasmatiques de catécholamines. L'augmentation pendant le sommeil du tonus vagal est associée à une bradycardie et à une diminution du nombre des extrasystoles ventriculaires. La stimulation vagale extrême, cause d'asystole mortelle, demeure la cause la plus fréquente de la syncope anesthésique chez les sujets stressés par l'idée d'une intervention chirurgicale quelquefois extrêmement minime.

Causes les plus courantes de mort subite cardiaque

L'athérosclérose coronaire, avec ses diverses manifestations cliniques ou totalement silencieuses, est la grande pourvoyeuse de décès subits. La mort subite la plus connue est celle qui survient au cours ou après un infarctus du myocarde. Les arythmies ventriculaires graves sont 25 fois plus fréquentes au cours des quatre premières heures que dans les 24 heures suivantes. Dix à quinze pour cent des décès surviennent au stade aigu, le plus souvent dans la première heure, souvent avant l'entrée à l'hôpital. Les facteurs influençant ce risque sont la dysfonction ventriculaire gauche, l'ischémie myocardique et l'instabilité électrique. L'altération de la fonction ventriculaire est un facteur pronostique majeur même à l'égard de la mort subite dans les semaines et les mois qui suivent l'épisode aigu. Chez les coronariens comme chez le sujet normal, le stress augmente la vulnérabilité myocardique. Les études anatomiques décèlent une thrombose aiguë dans des proportions très variables, de 10 à 60 % des cas (tableau 3.2). Quelquefois, on constate seulement des plaques vulnérables ou des zones ischémiques cicatricielles qui représentent le substrat. Des spasmes coronariens sur des lésions minimes peuvent être en cause. Après un infarctus, le tonus sympathique est très augmenté,

Tableau 3.2
Circonstances de la mort subite coronaire (340 observations)*

Lésion coronaire	N	Inf. récent	Circonstances du décès			
			Domicile	*Voie publique*	*Travail*	*Sport/effort*
Thrombose isolée	75	28	35	19	13	6
Thrombose +sténose	75	50	47	11	11	3
Sténose 1v	20	6	14	1	2	3
Sténose 2v	31	13	13	8	6	4
Sténose 3v	139	63	83	28	22	6
Total	340	160	188	66	54	22

*Adapté de Perrin. *in* « Mort subite », Médicographie 345 Laboratoires Synthélabo Dausse

la variabilité sinusale est diminuée. Sur les enregistrements Holter du rythme cardiaque, on constate souvent une accélération de la fréquence cardiaque dans l'heure qui précède la TV et la FV. Cette tachycardie témoigne de la stimulation orthosympathique ou de la réduction du tonus vagal.

La prévention de la mort subite au cours des cardiopathies ischémiques est bien codifiée et a nettement progressé ; on doit s'attacher à identifier, dans les dysfonctions ventriculaires ischémiques, les patients à risque. Les règles de la prévention secondaire sont bien établies, il reste actuellement à améliorer la prévention primaire. La recherche de patients à risque est d'autant plus fondée qu'à l'heure actuelle, on peut proposer des moyens efficaces pour prévenir cet accident dramatique. L'implantation de DAI est validée chez tout patient coronarien ayant une altération majeure de la fonction ventriculaire et une fraction d'éjection ventriculaire gauche de moins de 30 %. Mais en raison du nombre impressionnant de malades qui pourraient justifier cette implantation, du coût élevé de cet appareillage, on tente de rechercher plusieurs critères fiables pour stratifier le risque. Des éléments cliniques, un stade fonctionnel avancé selon la classification NHYA et la survenue d'une syncope sont en faveur de l'implantation d'un DAI qui est parfois associé à un système de resynchronisation. La découverte, à la surveillance électrique des 24 heures de TV soutenues, d'une réduction de la variabilité sinusale et, avec des techniques sophistiquées, la constatation de l'alternance de l'onde T ou de la dispersion de l'intervalle QT incitent chez les patients ayant une altération majeure de la fonction ventriculaire à préconiser l'implantation d'un DAI.

Autres causes

Les autres causes de morts subites arythmiques, qu'on ne peut détailler, sont les cardiomyopathies dilatées dégénératives, inflammatoires acquises

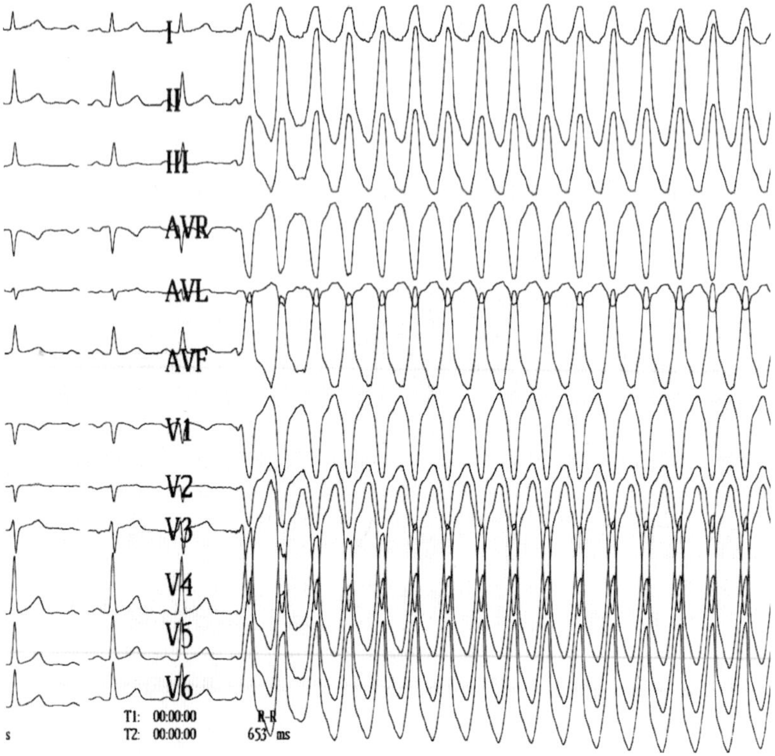

Démarrage d'une TV infundibulaire

Figure 3.6
Démarrage d'une TV infundibulaire.
Tracé dû à l'obligeance du docteur Serge Boveda

ou primitives. Certaines cardiomyopathies sont familiales, d'origine génétique. Les progrès de la génétique moléculaire ont permis d'identifier huit gènes différents correspondant à diverses protéines musculaires. Quand ces cardiopathies arrivent au stade de l'insuffisance cardiaque, les malaises, les lipothymies et les syncopes à l'occasion de stress divers doivent faire rechercher des arythmies ventriculaires, des TV rapides soutenues. L'enregistrement Holter est intéressant dans l'évaluation pronostique permettant de plus l'évaluation de la variabilité sinusale. Les indications thérapeutiques et celles de l'implantation d'un DAI sont fonction du niveau de dégradation de la fonction ventriculaire gauche et de la mise en évidence des divers marqueurs du risque de mort subite, comme pour les formes ischémiques.

Les patients atteints de cardiomyopathie obstructive sont des sujets à haut risque de TV et de mort subite à l'occasion d'orages catécholergiques, d'efforts physiques et de stress psychologiques importants (Figure 3.6). La mort subite survient dans 1 à 2 % des cas à l'effort dans la moitié des cas. L'échocardiographie est l'examen clé pour détecter l'hypertrophie myocardique. L'histoire familiale, une mauvaise adaptation tensionnelle à l'effort et un septum interventriculaire d'épaisseur supérieure 0,3 cm permettent de détecter les sujets à risque de mort subite. La présence de syncopes et d'antécédents de mort subite dans la famille est un élément péjoratif qui doit inciter à des mesures prophylactiques et à l'implantation d'un DAI. Cette cardiomyopathie est hétérogène sur le plan génétique et des mutations, dans un certain nombre de gènes codant pour les protéines cardiaques, ont été identifiées.

Le prolapsus valvulaire mitral est aussi classiquement associé à un risque d'arythmies ventriculaires et de décès brutal, mais cette valvulopathie, bien détectée de nos jours par l'échocardiographie, est le plus souvent bénigne. La stratification du risque est difficile : les antécédents d'arythmie, de syncope, des cas familiaux de décès subit doivent attirer l'attention. Des cas exceptionnels de décès subits ont été décrits à l'occasion de TV ou de fibrillation ventriculaire à l'effort ou lors de stress émotionnels intenses.

La dysplasie ventriculaire droite arythmogène à transmission autosomique dominante est caractérisée par la survenue de tachycardies ventriculaires à retard gauche et frappe des hommes jeunes. Les décès surviennent souvent à l'occasion d'un effort physique intense ou d'un fort stress émotif.

Morts subites et canaux ioniques

Quand aucune anomalie morphologique cardiaque n'est en cause, on parle de mort subite d'origine génétique due à un dysfonctionnement primitif des canaux ioniques.

Le pourcentage de décès subits à l'occasion d'efforts, de la pratique du sport ou d'émotions est imputable soit à des cardiopathies rares, méconnues, soit à des mutations intéressant les canaux ioniques, une « *channelpathy* » telle que les syndromes des QT longs ou courts, le syndrome de Brugada et la tachycardie ventriculaire catécholergique. Ces cardiopathies concernant des anomalies génétiquement transmises sont hélas compliquées de décès subits, dramatiques, survenant souvent chez le jeune adolescent asymptomatique soit spontanément, soit à l'occasion de stress émotifs ou physiques, lors de la pratique du sport. La mort subite d'un athlète est rare mais toujours impressionnante car le sport réduit les risques athéroscléreux et doit augmenter l'espérance de vie ! Chez les sportifs de plus de 40 ans, les vétérans, la mort subite est due le plus souvent à un accident coronarien aigu. Chez les sujets les plus jeunes, de moins de 30 ans, la mort subite (dont l'incidence atteint 2,3 pour 100 000) a des étiologies très diverses :

- cardiomyopathie hypertrophique obstructive méconnue ;
- dysplasie arythmogène du ventricule droit ;
- anomalie de naissance ou de trajet d'une artère coronaire.

Un syndrome de Wolff-Parkinson-White peut être en cause, le mécanisme de la mort étant une tachycardie atriale quand la voie accessoire possède des propriétés de conduction autorisant une réponse ventriculaire rapide, susceptible de provoquer une fibrillation ventriculaire. Un bilan rythmologique précis permet de détecter les individus à risque qui doivent être traités par une ablation.

Plus rarement, la fibrillation ventriculaire ou les torsades de pointe sont en rapport avec une atteinte des canaux ioniques.

Syndromes du QT long

Ils représentent des entités particulières suscitant de nombreux travaux : les progrès récents dans les connaissances génétiques ont permis de révéler l'hétérogénéité de ces syndromes décrits, il y a 40 ans, par Jervell-Lange-Nielsen (QT long + surdité) puis par Romano et Ward.

Ces deux syndromes classiques ne sont que la forme homozygote ou hétérozygote d'une même anomalie génétique touchant un canal ionique impliqué dans le potentiel d'action cardiaque. Des mutations des différents gènes codant les canaux potassiques caractérisent ces syndromes, où les risques de mort subite sont particulièrement élevés lors des stress émotifs ou des efforts (figure 3.7). Ce risque est d'autant plus élevé que le QTc est allongé. On a individualisé sept génotypes de ces syndromes de transmission autosomique récessive ou dominante dus à des mutations sur les divers canaux potassiques. Les gènes responsables des formes LQT1, LQT2, LQT5, LQT6 codent pour des canaux potassiques (Kcn E1, Kcn E2, Kcn H2, Kcn Q1) et LTQ3 pour le canal sodique. Une valeur du QTc supérieure à 460 ms laisse peu de doute sur le diagnostic, à l'inverse de valeurs comprises entre 440 et 460 ms. Le QT long de type 1 se caractérise par une onde T étendue ; le type 2 par une onde T peu ample mais bosselée ; le type 3 par une onde T tardive. Les variations de la morphologie de l'onde T, sur des tracés enregistrés le même jour, reflètent le rôle régulateur du système nerveux autonome. Les variations du potentiel d'action, secondaires aux modifications brutales de la fréquence cardiaque, favorisent l'apparition de post-dépolarisations à l'origine d'activités déclenchées. L'apparition des arythmies est largement dépendante des facteurs environnementaux, des émotions violentes et des efforts physiques. Le stress des épreuves sportives est un facteur favorisant des arythmies pour les patients du LQT de type 1, les émotions pour les patients du groupe

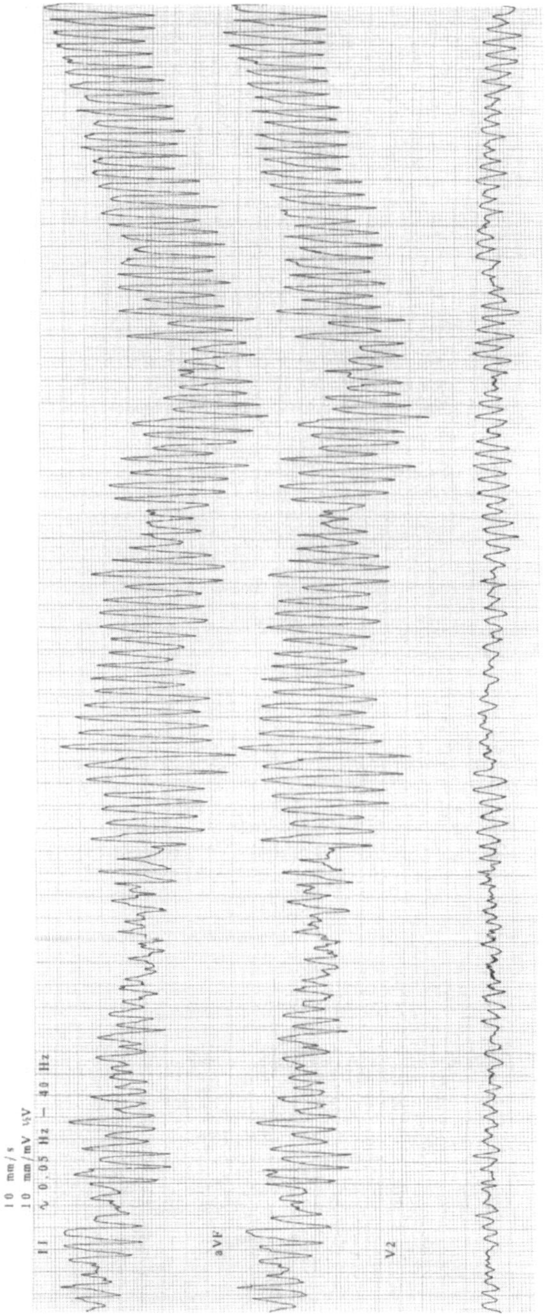

a

Figure 3.7
Tracé de fibrillation ventriculaire sur QT long.
a. FV.

b

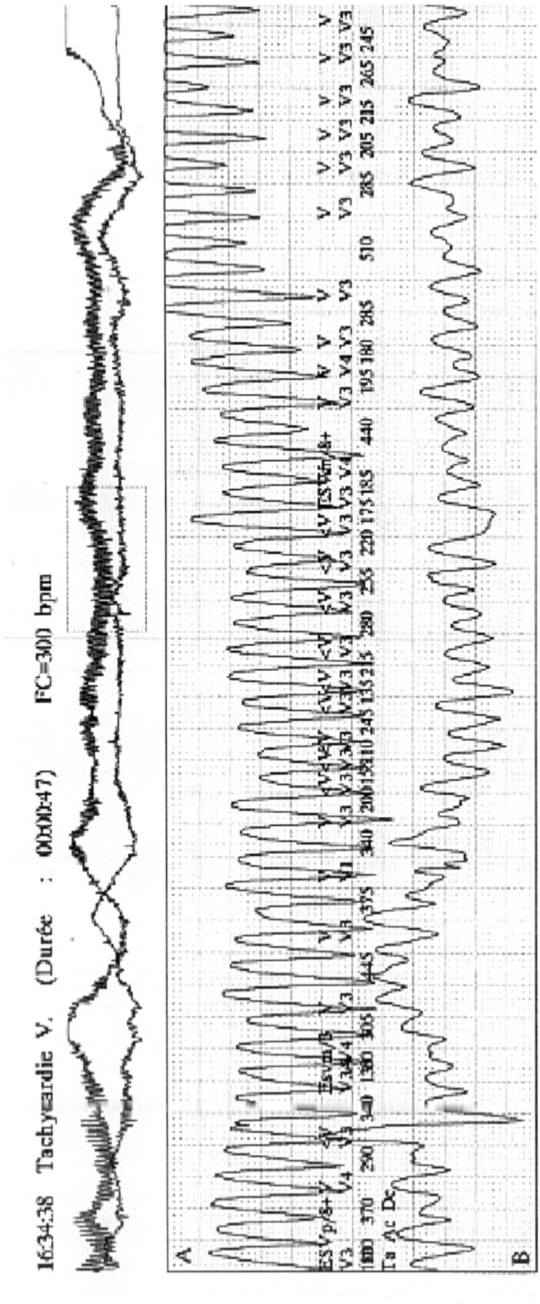

Figure 3.7
Tracé de fibrillation ventriculaire sur QT long.
b. FV sur Holter.

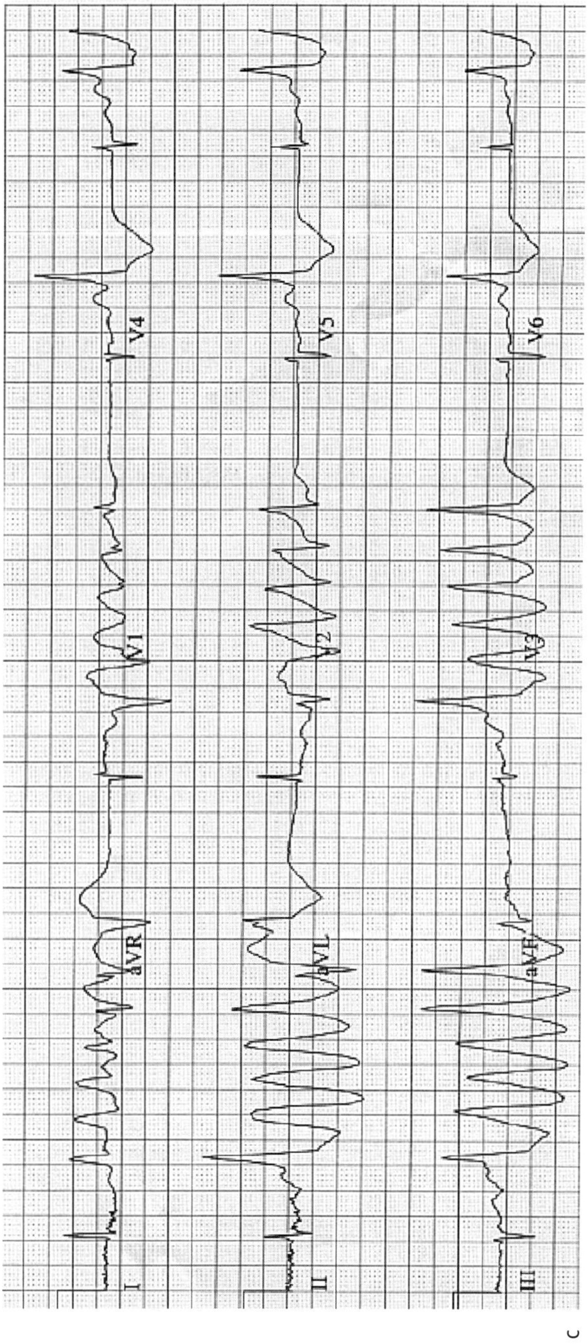

c

Figure 3.7
Tracé de fibrillation ventriculaire sur QT long.
c. Salves de torsades de pointes sur QT long.
Tracés dus à l'obligeance du docteur Serge Boveda

LQT de type 2. Le traitement bêtabloquant demeure le traitement pharmacologique le plus employé.

Syndrome de Brugada

Il est secondaire à une mutation sur le canal sodique. On constate sur le tracé électrique un aspect de bloc incomplet non droit avec un sus-décalage en anse du segment ST supérieur à 2 mm. Les anomalies électriques sont très variables dans le temps, le tracé peut se normaliser. Un test à l'ajmaline ou à la flécaïne peut être utile pour faire le diagnostic. Le syndrome a une forte prédominance masculine, les morts subites surviennent plutôt la nuit pendant le sommeil. La stratification du risque en prévention primaire tient compte des antécédents familiaux de mort subite et de la présence de syncopes. L'indication d'un DAI est fondée sur la présence de TV, l'enquête familiale et les résultats de la stimulation ventriculaire programmée.

Tachycardie ventriculaire polymorphe catécholergique

Elle désigne une anomalie congénitale caractérisée par des accès de tachycardie ventriculaire induits par des efforts physiques ou des stress émotifs, alors qu'aucune anomalie morphologique ou structurelle du cœur n'est décelable [22]. Cette arythmie est liée à des mutations des gènes des récepteurs à la ryanodine type 2 et à la calsequestrine, causes des formes autosomiques dominantes ou récessives de ce syndrome. Cette arythmie heureusement rare est une des causes de mort subite chez l'adolescent et l'adulte jeune. Le pronostic et les effets d'un traitement bêtabloquant ont été étudiés dans un travail récent comportant 101 patients avec un suivi de 8 ans. Le taux d'arrêt cardiaque et de décès par FV est de 13 %. Cinquante-deux pour cent des patients de la population totale ont eu des événements arythmiques majeurs, alors qu'un traitement bêtabloquant a réduit leur incidence à 27 %.

En dépit des grands progrès accomplis dans le traitement des cardiopathies, des avancées dans leur prévention, de la revascularisation rapide des patients atteints d'infarctus, de l'acquisition de pacemakers et de défibrillateurs très sophistiqués, la mort subite demeure une cause majeure de mortalité dans les pays industrialisés. Toute mort subite récupérée expose le patient à un risque élevé de récidive et justifie l'implantation d'un défibrillateur. Malgré les progrès de la réanimation cardiaque, le pourcentage de personnes immédiatement prises en charge, lors d'un arrêt circulatoire, et réanimées efficacement, sans séquelles neurologiques, ne dépasse pas 4 à 6 %.

Si la prévention secondaire est bien codifiée et assez efficace, la prévention primaire fondée sur la détection des sujets à risque doit s'améliorer. Vu le caractère imprévisible de la mort subite, le rôle des stress émotifs, de l'environnement, des facteurs déclenchants survenant dans la vie quotidienne et la conjonction d'événements conduisant à la fibrillation ventriculaire justifient encore de nombreuses études. Il est essentiel de mieux comprendre le rôle joué par des facteurs génétiques, moléculaires, nerveux dans les mécanismes de déclenchement des arythmies prédisposant à la mort subite. De minimes variations génétiques, des facteurs environnementaux complexes et une sensibilité individuelle augmentée aux stress de la vie quotidienne pourraient rendre compte de la propension de certains patients à présenter des troubles du rythme fatals et une mort subite. Des progrès à accomplir dans les techniques d'imagerie cardiaque et cérébrale, l'utilisation des techniques d'enregistrement prolongé et d'analyse du rythme cardiaque, dans l'étude de l'électrophysiologie cardiaque, doivent permettre de mieux connaître le rôle exact des facteurs déclenchants et des variations circadiennes du tonus sympathique sur des substrats réceptifs myocardiques afin de mettre en œuvre des thérapies préventives efficaces.

Prévention et traitement des arythmies de stress

Dans la prévention et le traitement des arythmies de stress, les bêtabloquants – antagonistes compétitifs et spécifiques des effets bêta-adrénergiques des catécholamines – occupent une place majeure. La diminution ou la suppression de l'hyperactivité adrénergique ont un effet anti-arythmique en supprimant les post-dépolarisations, en déprimant la phase 4 du potentiel d'action et en augmentant la période réfractaire. Ils agissent aussi de façon indirecte en modifiant le terrain myocardique sous-jacent par un effet anti-ischémique, en rétablissant un équilibre entre le système sympathique et parasympathique. Cet effet est particulièrement utile dans les arythmies induites par le stress.

Les bêtabloquants non sélectifs, sans activité sympathomimétique intrinsèque, comme le propranolol, le nadolol, le labétalol, ont été très utilisés après un infarctus du myocarde dans la prévention des récidives et du risque arythmique. Aronow *et al.* ont étudié l'efficacité du propranolol chez des sujets ayant eu un infarctus et atteints d'arythmies ventriculaires complexes. Après un suivi moyen de 29 ± 14 mois, la réduction de mortalité cardiaque sous propranolol était de 37 % et la réduction du nombre de morts subites de 47 % [23]. Kies *et al.* ont montré que chez les patients atteints de dysfonction ventriculaire gauche ischémique et survivants à un arrêt circulatoire, le propranolol diminuait la récurrence d'arythmies ventriculaires de 50 % après un suivi de 2,5 ans [24]. Le sotalol possède un effet anti-arythmique de classe III à fortes doses qui justifie quelquefois sa prescription dans la prévention des arythmies ventriculaires. L'amiodarone (200 à 400 mg/j) est fréquemment prescrit, en association ou non aux bêtabloquant chez les patients à risque ayant des antécédents d'arythmie ventriculaire et une dysfonction ventriculaire gauche.

La rapidité des progrès technologiques met aujourd'hui à la disposition des médecins des défibrillateurs proches de l'appareil idéal. Celui-ci a quatre fonctions : surveiller le rythme cardiaque, reconnaître une tachycardie, l'interrompre par stimulation ou choc électrique et enfin conserver la mémoire de ces événements. Les appareils actuels sont efficaces, remplissent correctement le plus souvent les quatre fonctions. Les indications sont bien codifiées par les recommandations des sociétés savantes.

Beaucoup d'autres options thérapeutiques, non pharmacologiques et non cardiologiques, sont utilisables pour traiter le stress émotionnel et ses effets pernicieux (*cf.* chapitre 8). Les techniques de relaxation musculaire, source de relaxation psychique, ont fait la preuve de leur efficacité chez les patients coronariens. Elles impliquent une éducation prolongée de plusieurs fois par semaine et pendant des mois. Une méta-analyse de 27 études chez des coronariens permet de constater qu'elles diminuent la fréquence cardiaque basale, l'incidence des extrasystoles et des arythmies, des événements cardiaques majeurs et des décès. Les techniques de *biofeedback* avec un autocontrôle de la respiration, du rythme cardiaque sont utilisées aussi pour réduire la stimulation sympathique. Elles nécessitent l'emploi d'un appareillage complexe, recueillant les paramètres physiologiques, l'éducation prolongée du patient. Elles permettent chez les sujets bien entraînés une augmentation de la variabilité sinusale, ce qui témoigne de la réduction de l'activité sympathique. Chevalier a évalué chez des patients porteurs d'un défibrillateur les effets de la thérapie comportementale sur la prévention des chocs électriques, c'est-à-dire sur la récurrence des arythmies ventriculaires. Soixante-dix patients servent de base à cette étude : 35 sujets sont sous traitement conventionnel et 35 sujets sont soumis après randomisation à cette thérapie comportementale. Les critères d'évaluation sont le nombre de chocs électriques, puis la variabilité sinusale, la qualité de vie. En éliminant l'anxiété et en améliorant l'équilibre vagosympathique, la thérapie cognitive réduit le risque arythmogène mais ces effets, significatifs à 3 mois, diminuent par la suite [25].

Stress et fibrillation auriculaire

Cas clinique 3

Madame A., âgée de 63 ans, n'a pas d'antécédent pathologique majeur. Dans son passé, on constate trois grossesses de déroulement normal. Elle a été ménopausée à 55 ans et n'a pas eu de traitement hormonal substitutif. Sur le plan cardiovasculaire, on ne constate aucun facteur de risque, la TA est en moyenne autour de 130–80 mmHg, le bilan lipidique est normal, il n'y a ni diabète, ni tabagisme, ni obésité. Mme A. est une femme très dynamique, active, très émotive, soucieuse de la santé de son mari, de ses enfants et petits-enfants. Elle est plutôt de tempérament anxieux, vu les difficultés professionnelles de son fils qui a perdu sa situation. Alors qu'elle jardine, elle entend la sonnerie de son téléphone, se précipite, part en courant pour répondre rapidement. Cet appel vient de sa fille lui annonçant que son petit-fils, un garçon de 15 ans, vient d'avoir un accident. Renversé par une voiture alors qu'il circulait à bicyclette, il a été sérieusement blessé et a été transporté à l'hôpital. Mme A., bouleversée, a un malaise, est prise de palpitations, de lipothymies, d'oppression thoracique. Son époux constate son état, et la voyant en sueurs, les extrémités refroidies, très pâle, il appelle le SAMU. Le médecin constate une fréquence cardiaque à 140 B/min, une TA à 100–70 mmHg, un cœur très irrégulier. Un tracé électrique montre une fibrillation auriculaire sans anomalie, des complexes ventriculaires sans image d'ischémie myocardique (figure 3.8a). La patiente ne présente aucun signe d'insuffisance cardiaque. Il est prescrit un sédatif, trois comprimés d'amiodarone et il est conseillé à Mme A. de voir rapidement son médecin pour un bilan plus complet. Quelques heures après, le rythme sinusal est restauré, les malaises ont disparu. La patiente est rassurée sur l'état de son petit-fils. Le bilan bilogique montre un taux de TSH, abaissé à la limite d'un taux d'hyperthroïdie.

Cas clinique 4

Madame G., âgée de 68 ans, se plaint depuis 2 ans de crises récidivantes de fibrillation auriculaire. Dans son passé, on constate trois grossesses normales sans complication, une hypertension artérielle modérée traitée par une association diurétiques–antagonistes de l'angiotensine II. Un bilan cardiologique n'a pas montré d'hypertrophie ventriculaire gauche. La patiente a un bilan thyroïdien normal, pas de diabète ou de dyslipidémie. C'est une patiente inquiète, anxieuse, très émotive, mais menant une vie très active. Les crises de palpitations sont assez fréquentes mais brèves. Mme G. a été traitée par hydroquinidine, vérapamil sans succès. Au cours d'un enregistrement ambulatoire du rythme, une crise survient, alors que la patiente vient d'avoir une émotion forte (figure 3.8b).

La patiente n'a pas de signe fonctionnel majeur, pas d'angor ou de dyspnée majeure, pas de signes cliniques d'insuffisance cardiaque, mais elle est angoissée par la sensation de palpitations et une tendance lipothymique. Mme G. est hospitalisée, subit une échocardiographie qui montre une légère dilatation auriculaire gauche, pas de thrombus intra-auriculaire, pas de signe de fuite mitrale, la fonction ventriculaire gauche est normale. Le bilan endocrinien ne montre pas de dysthyroïdie. La crise se prolongeant, la patiente est traitée par amiodarone et est placée sous anticoagulants. Le traitement au long cours comporte de l'amiodarone, une antivitamine K, un anxiolytique, une benzodiazépine. L'évolution est satisfaisante et, pendant 2 ans, la patiente n'a pas de récidive arythmique.

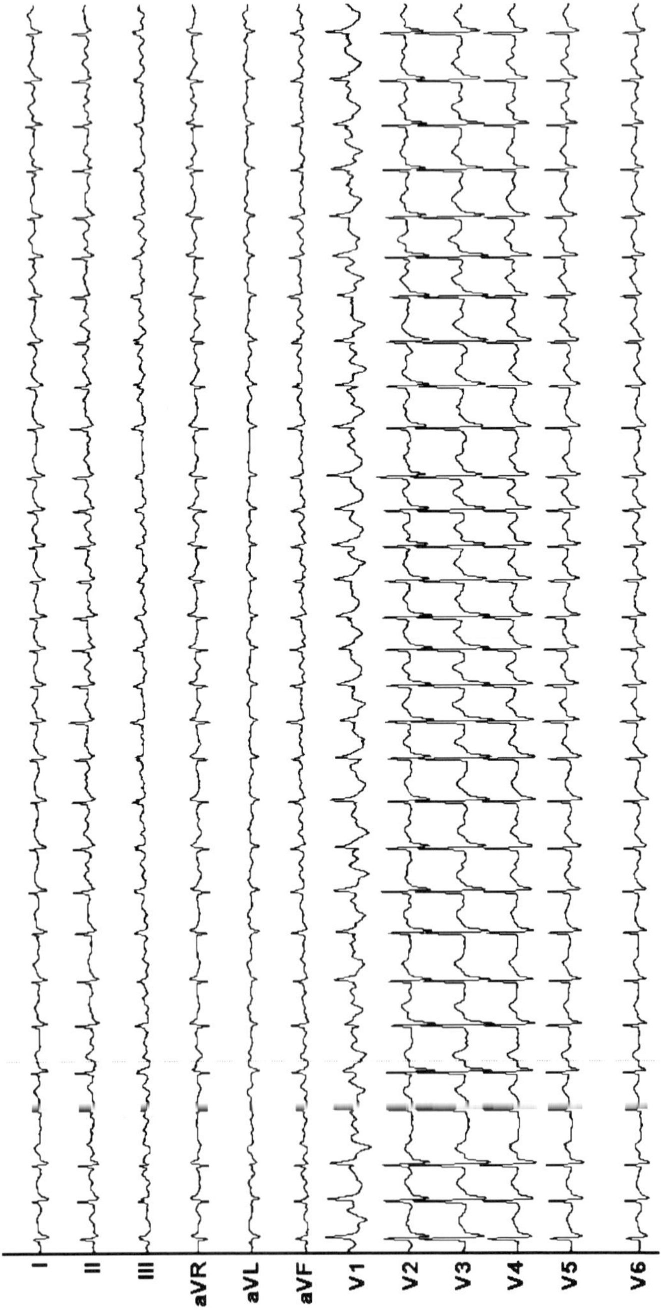

a

Figure 3.8
Tracés de fibrillation auriculaire.
a. FA rapide (Cas clinique 3).

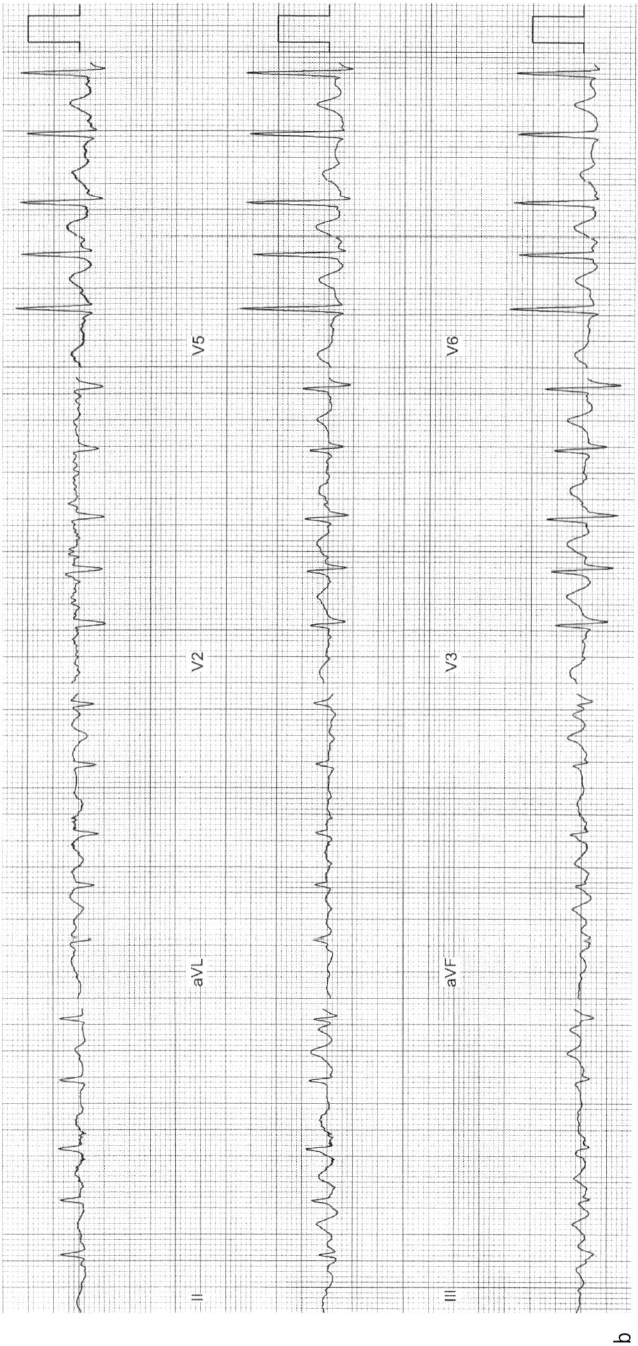

b

Figure 3.8
Tracé de fibrillation auriculaire.
b. Cas clinique 4.

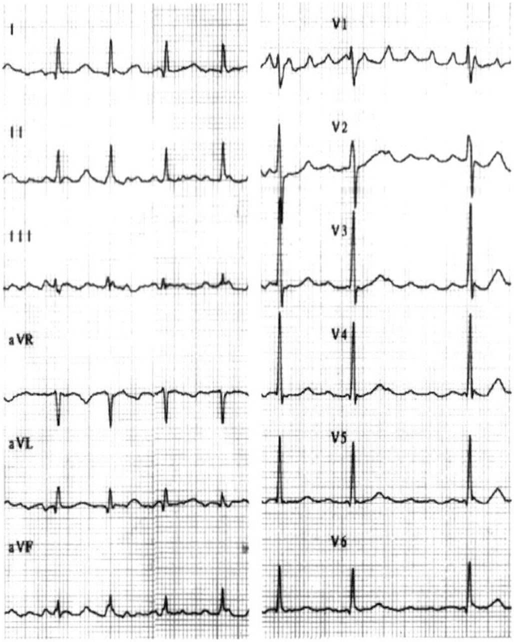

Figure 3.9
Tracé de fibrillation auriculaire paroxystique.

La fibrillation auriculaire (FA) est l'arythmie la plus répandue puisque son incidence augmente avec l'âge. Elle est estimée à environ 5 % de la population âgée de plus de 70 ans. Ce trouble du rythme supraventriculaire est caractérisé par l'absence d'activité auriculaire organisée avec disparition des ondes P et leur remplacement par des oscillations rapides (300 à 700/minute) appelées ondes f, variables par leur forme, leur amplitude et la distance qui les sépare. La réponse ventriculaire et les complexes QRS sont irréguliers et les espaces RR sont inéquidistants (figures 3.9 et 3.10 et cas clinique 3).

Formes de fibrillation auriculaire

On distingue classiquement deux types de FA, la forme chronique et la forme paroxystique. La forme chronique est persistante, installée et évoluant depuis au moins plus de 8 jours. La forme paroxystique survient par crises de fréquence et de durée variable. Le plus souvent, la FA est en rapport avec une cardiopathie sous-jacente, une atteinte valvulaire, une cardiopathie ischémique ou hypertensive, une cardiomyopathie primitive ou une hyperthyroïdie. Le mécanisme de la FA est en rapport avec la création de multiples foyers de microrentrée, mais les accès peuvent être initiés par des

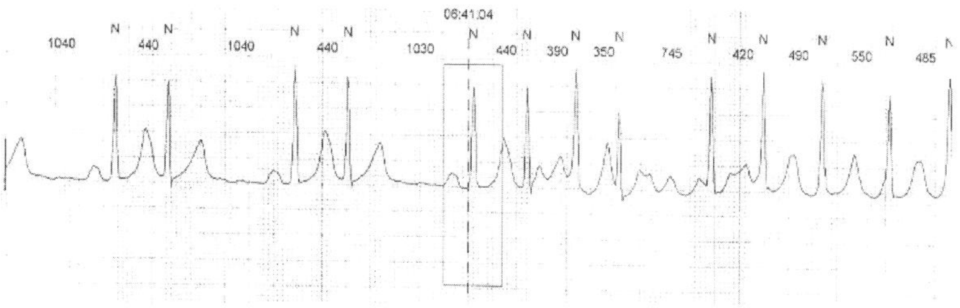

Figure 3.10
Démarrage d'une fibrillation auriculaire au cours d'un enregistrement Holter.
Tracé dû à l'obligeance du docteur Serge Boveda

foyers ectopiques situés dans les cellules myocardiques proches de l'insertion auriculaire gauche des veines pulmonaires.

La forme paroxystique survenant par accès diurnes ou nocturnes, sur cœur sain ou pathologique, a des modes de déclenchement très variés. L'intérêt de leur connaissance n'est pas seulement académique, il est possible d'en tirer des arguments pour le choix du traitement préventif des récidives. Deux formes sont individualisées [26] :

- les arythmies auriculaires de déclenchement vagal se présentent de préférence la nuit et sont précédées d'une bradycardie progressive. Elles peuvent aussi survenir en période post-prandiale, après un effort intense lors de la récupération, après absorption d'alcool ou un séjour dans une atmosphère enfumée, confinée avec une chaleur excessive ;
- les fibrillations adrénergiques sont moins fréquentes et sont liées à une dysfonction du système nerveux autonome. Les accès surviennent à l'occasion de stress psycho-émotionnels ou physiques. Elles se produisent immédiatement après le choc émotif ou à l'acmé de l'effort physique. Il n'est pas fréquent de rencontrer des FA catécholergiques sur un cœur absolument normal, le plus souvent il y a une atteinte cardiaque associée, évidente ou latente et méconnue.

L'interrogatoire des patients permet de préciser les circonstances de déclenchement, mais quelquefois il faut une enquête minutieuse pour distinguer le mécanisme précis. L'opposition entre les deux formes, si les accès sont fréquents, est, à la longue, moins bien caractérisée [27]. La complexité des interférences vagosympathiques peut rendre les modes de début très variable.

Le stress émotionnel, quand il est à l'origine de l'accès, est en général important, bien identifié et demeure présent longtemps dans le souvenir des patients. Dans une étude réalisée par Hansson, comportant une enquête chez 100 patients atteints de FA paroxystique, le stress psychologique est en cause dans 42 % des cas et un effort violent dans 32 % des cas [28]. Dans notre expérience, dans une série de 52 cas de FA paroxystique, un choc émotif important et soudain (annonce du décès d'un proche, révélation d'un ennui grave de santé personnel ou d'un proche, agression) est retrouvé dans 26 % des cas. Un effort physique violent inhabituel est en cause dans 12 % des cas. Les enregistrements au long cours de l'électrocardiogramme peuvent faciliter la détection du type de la FA en mettant en évidence les FA précédées d'une accélération ou d'une décélération de l'activité sinusale. Il est maintenant possible d'explorer le système nerveux autonome, la variabilité du rythme sinusal qui est le marqueur le plus fiable de l'équilibre vagosympathique.

Étude de la variabilité sinusale

Elle reflète les effets du système nerveux autonome et son analyse est une façon non invasive de l'évaluer. L'équilibre du système nerveux autonome doit être exploré dans le domaine temporel et fréquentiel. La connaissance du niveau de la fréquence cardiaque moyenne au cours de la journée ou de la nuit informe sur l'état de ce système. Les variations à court terme de la fréquence cardiaque, dépendant des mouvements respiratoires, sont le témoin de la modulation d'origine vagale. Les variations sur des périodes plus longues traduisent les influences sympathiques ou mixtes vagosympathiques. L'étude de la puissance spectrale, l'analyse spectrale, utilisant la transformée rapide de Fourier, détermine le contenu fréquentiel du signal et permet d'isoler des pics de haute et basse fréquence correspondant aux modulations vagales et sympathiques du rythme cardiaque. Le domaine des pics de haute fréquence (0,15–0,4 Hz) est le témoin des effets parasympathiques sur le cœur. La composante basse fréquence (0,04–0,15 Hz) reflète l'effet du sympathique. Bettoni et Zimmermann, qui ont étudié les enregistrements Holter de patients atteints de fibrillation auriculaire paroxystique, ont trouvé que le rapport des pics basse fréquence/haute fréquence, index de l'équilibre vagosympathique, présentait une augmentation linéaire jusqu'aux 10 minutes précédant le début de la FA [29].

Prévention des récidives, traitement

Une fois le rythme sinusal rétabli, spontanément ou après intervention médicale, la décision de prescrire un traitement anti-arythmique prophylactique chez un patient ayant des accès de FA paroxystique dépend de plusieurs facteurs :

- la mauvaise tolérance de l'arythmie ;
- le risque de complications, en particulier thrombo-emboliques ;
- la présence d'une cardiopathie sous-jacente facilitant les récidives.

Il est classique d'admettre qu'un premier accès, chez un patient indemne de cardiopathie, ne conduit pas nécessairement à la prescription d'un traitement anti-arythmique au long cours. En général, la prévention est systématique quand l'arythmie survient au cours d'une valvulopathie mitrale, d'une cardiomyopathie ischémique ou primitive ou quand l'arythmie a été compliquée d'insuffisance cardiaque ou d'embolie artérielle. La prophylaxie peut faire appel, quand on suspecte une fibrillation d'origine catécholergique, aux bêtabloquants et au sotalol (160 à 320 mg/j). L'amiodarone est largement utilisé, efficace et bien toléré quand il y a une insuffisance cardiaque mais ses effets secondaires extracardiaques conduisent à réserver ce médicament aux formes rebelles et symptomatiques. L'administration d'anti-arythmiques de classe 1, flécaïnide en particulier, est possible et peut donner de bons résultats après échec des médicaments précédemment cités. Il faut savoir qu'il existe des formes rebelles très récidivantes et que le maintien du rythme sinusal dans ces cas est seulement de l'ordre de 50–70 % au bout d'un an de traitement. En cas d'échec du traitement pharmacologique, on peut discuter un traitement interventionnel par ablation endocavitaire, utilisant un courant de radiofréquence.

La prophylaxie des accidents thrombo-emboliques est un souci majeur : les patients avec une FA permanente ou intermittente sont exposés à un risque d'accident vasculaire cérébral ou artériel périphérique. En l'absence de contre-indications, le traitement anticoagulant par antivitamines K, visant un taux d'INR entre 2 et 3, réduit significativement ce risque. Le traitement est particulièrement recommandé en cas d'antécédent embolique, de valvulopathie, de dysfonction ventriculaire, de dilatation auriculaire gauche et d'un âge supérieur à 65 ans. Dans les autres situations, la prescription d'aspirine paraît suffisante. Chez les patients jeunes, en l'absence de cardiopathie associée, exempts de facteurs de risque, la prescription thérapeutique d'antithrombotiques n'est pas obligatoire pour certains auteurs.

Références

[1] Oppenheimer SM. Neurogenic effects of cerebrovascular disease. Curr Opin Neurol 1994 ; 7 : 20–4.

[2] Engel GL. Sudden and rapid death during psychological stress. Ann Int Med 1971 ; 74 : 771–82.

[3] Lown R. Basis for recurrent ventricular fibrillation in the absence of coronary heart disease and its management. N Engl J Med 1976 ; 294 : 623–9.

[4] Reich P, De Silva S, Lown B. Acute psychological stress and life threatening arrythmias. JAMA 1981 ; 246 : 233–5.

[5] Mittleman MA, MacLure M, Scherwood D et al. Determinants of acute myocardial infarction, ONSET Study. Circulation 1995 ; 92 : 1720–5.

[6] Leor J, Poole WK. Sudden cardiac death triggerd by earthquakes. N Engl J Med 1996 ; 334 : 413–9.
[7] Meisel SR, Kutz J, Dayan I. Effects of Iraki missile war on incidence of sudden death in israeli civils. Lancet 1991 ; 338 : 660–2.
[8] Stamler J, Goldman ME. The effect of stress and fatigue on cardiac rythm in medical interns. J Electrocardiography 1992 ; 25 : 333–8.
[9] Brodsky MA, Sato DA, Iseri LT et al. Ventricular tachyarrythmias associated with psychological stress. JAMA 1987 ; 257 : 2064–8.
[10] James PR, Taggart S, Mc Nally T et al. Acute psychological stress and the propensity to ventricular arrythmias. Eur Heart J 2000 ; 21 : 1023–8.
[11] Lampert R, Jain D, Burg MM et al. Destabilizing effects of mental stress on ventricular arrythmias in patients with implantable defibrillators. Circulation 2000 ; 101 : 158–64.
[12] Verrier RL, Antzelevitch C. Autonomic aspects of arrythmogenesis, the enduring and the new. Curr Opin Cardiol 2004 ; 19 : 2–11.
[13] Ziegelstein RC. Acute emotional stress and cardiac arrythmias. JAMA 2007 ; 298 : 324–9.
[14] Steinberg JS, Arshad A, Kovalski M et al. Increased incidence of life threatening ventricular arrythmias in implantable defibrillator patients after the World Trade Center attack. J Am Coll Cardiol 2004 ; 44 : 1261–4.
[15] Lampert R, Joska T, Burg M et al. Emotional and physical precipitants of ventricular arrythmias. Circulation 2002 ; 106 : 1800–5.
[16] Lane RD, Laukes C, Chesney M et al. Psychological stress preceding idiopathic ventricular fibrillation. Psychosom Med 2005 ; 67 : 365.
[17] Andrassy G, Szabo A, Ferenz G et al. Mental stress induce QT interval prolongation and T wave notching. Ann Non Invasiv Electrocardiol 2007 ; 12 : 251–9.
[18] Critchley HD, Taggart P, Sutton PM et al. Mental stress and sudden death : asymmetric midbrain activity as a linking mechanism. Brain 2005 ; 128 : 77–85.
[19] Soufer R, Brenner J. Cerebral cortical hyperactivation in response to mental stress. Proc Nat Acad Sci 1998 ; 95 : 6454–9.
[20] Kop WJ, Krantz DS, Nearing BD et al. Effects of acute mental stress and exercise on T wave alternans in patients with implantable cardioverter defibrillators and controls. Circulation 2004 ; 109 : 1864–9.
[21] Lampert R, Burg M, Mc Pherson C et al. Anger induced T wave alternans predict future ventricular events in patients with implantable cardioverters defibrillators. J Am Coll Cardiol 2009 ; 53 : 774–9.
[22] Hayashi M, Denjoy I, Extramiana F et al. Incidence and risks factors of arrythmias events in catecholergic polymorphic ventricular tachycardia. Circulation 2009 ; 119 : 2427–34.
[23] Aronow WS, Ahn C, Mercado A. Effect of propranolol on sudden cardiac death, total cardiac death in patients > 62 years, heart disease, complex ventricular arrhythmias. Am J Cardiol 1994 ; 74 : 267–70.
[24] Kies P, Boersma E, Bax J. Determinants of ventricular arrythmias and death in 300 patients with ischemic heart disease. J Cardiovascul Electrophysiol 2005 ; 16 : 1049–52.
[25] Chevalier P, Cottreaux J, Mollard E et al. Prevention of implantable defibrillators chocks by cognitive behavourial therapy. Am Heart J 2006 ; 151 (1) : 191.
[26] Coumel P. Neural aspects of paroxysmal atrial fibrillation. In : Falk RH. Atrial fibrillation. New York : Raven Press Ed ; 1992. p. 109–25.

[27] Leenhardt A, Thomas O, Denjoy I, Coumel P. Fibrillation auriculaire et système nerveux autonome. In : Le Heuzey JY. La fibrillation auriculaire. Éditions Louis-Pariente ; 1997. p. 114–23.
[28] Hansson A, Madsen Hardig B, Olsson J. Provoking factors at the onset of paroxysmal atrial fibrillation. BMC Cardiovascular Disorders 2004 ; 4 : 13–9.
[29] Bettoni M, Zimmermann M. Autonomic tone variation before the onset of paroxysmal atrial fibrillation. Circulation 2002 ; 105 : 2753–9.

4 Stress et maladie coronaire

Athérosclérose coronaire et stress permanent

La maladie coronaire est l'archétype d'une affection dont les déterminants doivent être recherchés sur toute la durée de la vie, en tenant compte :

- du développement intra-utérin ;
- des modalités de la nutrition et du mode de vie dans l'enfance et dans l'adolescence ;
- de la personnalité, de l'environnement et des conditions socioprofessionnelles chez l'adulte.

Le stress est une maladie de la civilisation qui joue un rôle important dans la société post-industrielle où nous vivons et dans la pathogénie de la maladie coronaire. Actuellement, il apparaît que dans les pays industrialisés, l'athérosclérose coronaire est particulièrement fréquente dans les groupes les plus défavorisés à bas niveau socio-économique. Ce fait est nouveau, car en 1910, Osler notait, au contraire, que cette pathologie était plus fréquente dans les couches de population les plus favorisées, frappait les managers, ceux qui avaient « le moteur tournant avec le régime le plus élevé ». La position sociale qu'un individu occupe dans la société influence sa vulnérabilité au stress. La constatation d'Osler n'a pas perdu sa valeur. Une recherche de Stora sur les dirigeants d'entreprise montre qu'ils paient un lourd tribut aux maladies cardiovasculaires, à l'hypertension, la situation de célibataire étant un facteur aggravant [1]. En fait, outre le niveau social et professionnel, il faut faire intervenir le rôle du cumul des facteurs de risque (précarité facilitant une mauvaise hygiène de vie, alimentation déséquilibrée et défectueuse, sédentarité, tabagisme, alcoolisme). Les pourcentages de patients tabagiques et/ou obèses et les taux de cholestérol comme les niveaux de pression artérielle sont plus élevés dans les couches de population à faible revenu. L'étude MIRFIT, ancienne, avec un suivi remarquable de 16 ans, a mis en évidence une relation inverse entre le niveau des revenus, le lieu de résidence et les risques de décès par accident coronarien ou accident cérébral. Toutefois après correction faisant intervenir l'ensemble des facteurs de risque, cette relation est atténuée sans être annulée. Une étude finlandaise prospective avec un suivi important montre des différences de mortalité avec une multiplication du risque par cinq ou deux. Après prise en compte de 22 facteurs confondants, l'association entre la position sociale et l'incidence des événements coronariens persiste. L'importance des facteurs psychosociaux et professionnels a été précédemment soulignée.

L'étude épidémiologique britannique, la *Whitehall study II*, a eu pour objectif d'explorer les influences de la profession et d'autres facteurs sociaux sur la santé d'employés de bureau, non manuels « à cols blancs ». L'étude a analysé les caractéristiques du rapport degré de contrôle, de maîtrise et des demandes psychologiques liées à la situation professionnelle. L'hypothèse était de rechercher si les taux les plus élevés d'affections cardiovasculaires survenaient dans les couches inférieures de la hiérarchie sociale. On a pris en compte les arrêts maladies, l'absentéisme, les facteurs psychologiques, les problèmes psychiatriques et la maladie coronaire. Après un suivi de 5 ans, les hommes et les femmes avec le plus faible pouvoir décisionnel pour des contraintes et des charges de travail importantes, ont le taux le plus élevé de maladie coronaire. L'inadéquation entre les efforts demandés et l'estime accordée, les récompenses en quelque sorte, les avantages reçus en retour, est bien corrélée au risque coronarien. Les traits de caractère jouent aussi un rôle prépondérant. La méta-analyse de Miller souligne le rôle de l'hostilité, de la défiance, de la tendance aux colères et de l'agressivité dans l'apparition de l'athérosclérose coronaire [2].

L'importance accordée aux personnalités de type A et D (*cf.* p. 10) dans la genèse des accidents coronariens est à noter. Après être tombé en désuétude, le rôle des personnalités semble actuellement revalorisé. Enfin, plusieurs études permettent de penser que la dépression dans toutes les couches de population est un facteur favorisant de l'athérosclérose coronaire et un signe de mauvais pronostic après un infarctus.

Actuellement, les femmes ont très souvent une vie professionnelle et elles sont soumises à deux grandes catégories de stress, celui lié aux contraintes et soucis de la vie familiale et celui lié à leur exercice professionnel. Quel que soit leur niveau hiérarchique dans une entreprise privée ou un emploi public, elles sont soumises à des tensions psychologiques très élevées [1]. Le monde du travail est dominé par les hommes, il y a une discrimination sexuelle limitant leur élévation hiérarchique dans l'entreprise, qui tend tout de même à diminuer. Les conflits à l'intérieur du couple (carrière/vie familiale), sur leur lieu de travail, les difficultés relationnelles, quelquefois le harcèlement sexuel, la notion d'une injustice, une plus faible rémunération que celle des hommes sont des facteurs stressants. Il y a une forte tendance au tabagisme, aux compensations alimentaires, quelquefois aux boissons alcoolisées pour réduire les tensions du stress. Les accidents coronariens chez la femme jeune ne sont plus exceptionnels et leur incidence est croissante.

Stress et pathologie coronaire aiguë

Cas clinique 1

Monsieur RO., 62 ans, sans antécédent pathologique majeur, entre au service d'urgences pour un syndrome douloureux thoracique intense, accompagné de sueurs profuses, de lipothymies et de vomissements. Ce syndrome survient

12 heures après le décès de son épouse, alors qu'il accomplissait les démarches pour son inhumation. L'examen clinique constate une tachycardie sinusale, une TA à 100–70 mmHg. L'auscultation cardiaque est normale, le tracé électrique montre une nécrose myocardique en voie de constitution avec un sus-décalage du segment ST de V1 à V3 (figure 4.1). Le taux de troponine I est élevé à 3,3 ng/mL. Le patient a plusieurs facteurs de risque coronarien, il a une consommation tabagique de 15-paquets années, une hypertension artérielle modérée, une dyslipidémie avec une hypercholestérolémie traitée par statines. Sédentaire, il n'a jamais eu de crise d'angor et un bilan cardiologique datant de 6 mois était normal. Ce patient est très affligé et profondément choqué par la disparition brutale de son épouse rapidement décédée d'un accident vasculaire cérébral.

Un traitement par dérivés nitrés, aspirine, clopidogrel, héparine à doses efficaces est institué et le patient est dirigé vers la salle d'angiographie. La coronarographie de M. RO. met en évidence une thrombose de la coronaire droite au niveau d'une plaque athéroscléreuse, sans autre lésion sur le réseau gauche. Le patient est traité par angioplastie et implantation de stent. Les suites de l'intervention sont satisfaisantes et M. RO. quitte le service sous traitement médical 3 jours après l'angioplastie.

Il est adressé à un service de réadaptation cardiaque où les cardiologues travaillent en coopération avec des psychiatres pour prendre en charge la dépression et lui assurer une psychothérapie de soutien dans ce contexte d'isolement familial et de deuil.

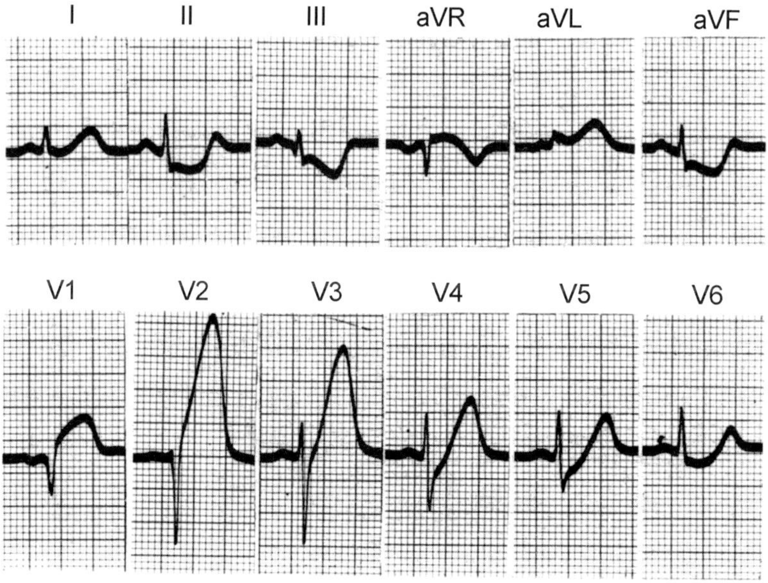

Figure 4.1
Infarctus en voie de constitution.

Revu, 3 mois après, M. RO. demeure légèrement déprimé, mais se porte parfaitement bien sur le plan cardiologique. Il lui est conseillé de poursuivre son traitement médical cardiologique, son traitement antidépresseur, un inhibiteur sélectif de la recapture de la sérotonine et de demeurer sous la surveillance de son psychiatre.

Cas clinique 2

Monsieur MAR., âgé de 58 ans, est directeur commercial dans une entreprise de production d'engins agricoles. Il a une vie trépidante, gérant la production, donnant des ordres à 85 employés, se déplaçant dans toute la France pour vendre ses réalisations. Toujours pressé et surmené, il mène de front ses multiples activités, impatient, assez exigeant avec ses employés, déléguant peu ses responsabilités. Il a une tendance au surpoids, fume un paquet de cigarettes par jour. Père de quatre enfants, il a des soucis liés aux difficultés scolaires de deux d'entre eux et le chomage de l'aîné, sans emploi depuis 2 ans. M. MAR. est suivi assez régulièrement par son généraliste pour une hypercholestérolémie avec un cholestérol total à 2,80 gr/L un LDL-C à 1, 85 gr/L et une glycémie à 1,35 g/L. Il pèse 86 kg pour 1,76 m. Au plan cardiovasculaire, il a une hypertension légère avec, à plusieurs prises, des pressions artérielles au cabinet entre 160 et 150–90 mmHg. L'examen cardiaque et vasculaire périphérique est normal.

Depuis peu, il a à la marche une légère oppression, mais il ne ressent aucune douleur thoracique ou précordiale, aucune douleur dans les bras à l'effort. Le tracé électrique de repos est normal à l'exception d'une fréquence cardiaque basale élevée en permanence autour de 85–90 battements/minute. M. MAR. refuse de pratiquer une épreuve d'effort, un de ses amis ayant eu des complications après le test. On demande un enregistrement prolongé du tracé électrique pendant 24 heures. Cet examen montre au cours des activités courantes le matin, après le lever et au bureau des épisodes transitoires d'ischémie silencieuse, caractérisés par un sous-décalage significatif du segment ST > 2 mm. Ces épisodes durant plus de 5 minutes se répètent au cours des discussions, des conversations animées. Le patient n'a ressenti aucune douleur, aucune arythmie. Son praticien lui renouvelle ses conseils : arrêt du tabac, perte de poids, activité physique. Il renouvelle les mesures hygiénodiététiques, prescrit une statine, 75 mg d'aspirine/j, aténolol 200 mg/j. M. MAR. est confié a un psychologue pour des séances de relaxation et des exercices respiratoires pendant 8 semaines. Ce programme de relaxation, associé au sevrage tabagique fortement conseillé, doit être poursuivi au domicile du patient pendant 6 mois. Au terme du traitement, avec le suivi régulier des mesures hygiénodiététiques, le patient a perdu 5 kg, ne fume que rarement, les constantes biologiques sont normalisées, la TA est à 135,85. Le bilan cardiologique est normal au plan clinique, l'enregistrement ambulatoire de l'ECG est normal. M. MAR. accepte de pratiquer une épreuve d'effort qui est maximale négative. Il a réduit ses activités et pratique plus régulièrement avec ses enfants des promenades en montagne et du cyclisme avec modération.

Stress psychologiques et ischémie myocardique

Le rôle du stress et des facteurs psychologiques, émotionnels et sociaux, dans l'évolution des cardiopathies et la survenue des événements coronariens aigus, n'est plus discuté. Les syndromes coronariens aigus, les épisodes d'ischémie myocardique sont souvent précédés de stress psychologiques intenses et d'émotions négatives liés aux désastres naturels, aux agressions, aux deuils, aux troubles anxieux. Mais les patients coronariens sont aussi soumis à des stress mineurs, répétés, sources d'une tension psychique délétère, facteurs d'aggravation de l'athérosclérose et d'épisodes ischémiques silencieux ou douloureux. Les traits de caractère, la personnalité, le comportement, les conditions de vie et de travail des individus, leur niveau social et leur environnement participent à l'apparition et l'évolution de l'athérosclérose coronaire [3,4]. L'anxiété, les soucis quotidiens de la vie professionnelle, l'isolement social, la dépression sont des facteurs, souvent intriqués, qui facilitent l'athérogenèse, son aggravation et *in fine* la déstabilisation des plaques d'athérome quiescentes [1,2].

Plusieurs travaux ont confirmé que des relations médiocres avec l'entourage dans la vie professionnelle, la combinaison d'un faible pouvoir décisionnel à de fortes contraintes et exigences du travail quotidien, l'inquiétude, (due par exemple à la menace de licenciement et du chômage) ont un retentissement neuro-hormonal et biologique délétère et représentent des facteurs de risque cardiovasculaire. Des études psychologiques ont montré que l'hostilité et l'agressivité non exprimée, causes d'un stress chronique, sont des traits significatifs des patients atteints d'insuffisance coronarienne. L'anxiété permanente, inquiétude injustifiée à l'égard des événements et des situations critiques de la vie quotidienne, la répétition d'accès de panique sans raison évidente, contribuent aussi à l'évolution rapide cette pathologie. Les composantes physiologiques d'une excitation émotionnelle sont des facteurs d'ischémie et de thrombose coronaire. Elles ont pour conséquence la stimulation sympathique et comprennent :

- une accélération de la fréquence cardiaque basale ;
- des résistances vasculaires augmentées ;
- une accélération de la vitesse de raccourcissement des fibres myocardiques ;
- une augmentation de la consommation en oxygène du myocarde
- une activation plaquettaire.

Trois grandes études, incluant au total plus de 30 000 patients, ont mis en évidence une relation entre les stress psycho-émotionnels, les facteurs psychologiques et les décès d'origine coronarienne [5,9].

Études expérimentales

Des études expérimentales ont mis en évidence les effets pernicieux des stress douloureux et émotionnels sur différents modèles animaux. Raab *et al.* ont observé des ischémies et des nécroses myocardiques chez des rats soumis à des stress émotionnels modifiant leurs conditions de vie et à des stimulations nerveuses répétées, perturbant leur sommeil [10]. On a constaté des thromboses coronaires sur des plaques athéroscléreuses rompues, provoquées par la peur chez des babouins soumis à une traque prolongée, une poursuite acharnée et finalement leur mise en cage. Des agrégations plaquettaires microvasculaires surviennent sur des cœurs d'animaux recevant des perfusions prolongées d'adrénaline. Les principaux mécanismes d'atteinte myocardique et coronaire après des stress douloureux et des stimulations répétées chez le rat et le cobaye, altérant leur mode de vie et leur comportement, résultent d'une augmentation très importante de l'activité sympathique, des taux de catécholamines, et d'une réduction du tonus vagal associée à des effets pro-agrégants plaquettaires et thrombogènes. Les changements soudains de l'environnement, la pratique des stimuli émotionnels et douloureux chez les animaux, contribuent à faire apparaître une dysfonction endothéliale facteur d'une athérogenèse accélérée, de troubles vasomoteurs à type de vasoconstriction paradoxale. Des rats hypertendus, exposés à la projection d'air à une forte pression ont une altération de la vasodilatation artérielle après injection d'acétylcholine et une diminution de la réponse à l'oxyde nitrique.

L'ensemble des réactions au stress, neuro-hormonales et biologiques, sont en rapport avec la mise en jeu du système limbique par l'intermédiaire de la sensibilité perceptive émotionnelle et de l'activation des systèmes adrénergique et hypothalamo-hypophyso-surrénalien.

Épreuves provocatrices

L'enregistrement continu de l'électrocardiogramme et les progrès de l'imagerie cardiaque confirment chez l'homme des hypothèses physiopathologiques émises depuis de nombreuses années : les émotions, les conflits et l'anxiété contribuent à faciliter l'apparition d'ischémie myocardique et d'événements coronariens.

Pour confirmer le risque des stress psychologiques et émotionnels et l'impact des conditions difficiles de la vie quotidienne sur la fonction cardiaque et la perfusion myocardique, on dispose aujourd'hui de techniques fiables chez l'homme, comme l'enregistrement électrocardiographique prolongé pendant 24 heures permettant d'explorer la perfusion myocardique. La pratique des enregistrements ambulatoires de l'ECG a permis de constater, en particulier, l'incidence matinale des événements ischémiques myocardiques. En l'absence de traitement approprié, la plupart des angineux stables ont des épisodes transitoires d'ischémie au cours des activités banales de la vie quotidienne, 70 à 80 % d'entre eux étant silencieux. Ces altérations électrocardiographiques surviennent pendant des activités courantes, en l'absence d'effort physique conséquent, à l'occasion de l'anxiété, des préoccupations, des phases d'emportement, des discussions. Krantz *et al.* ont montré que les activités intellectuelles, autant que des activités physiques, sont à l'origine de ces phases d'ischémie. Ces épisodes surviennent particulièrement dans les premières heures de la matinée, alors que le tonus sympathique augmente [11]. Des phénomènes vasomoteurs spastiques, liés aux concentrations plasmatiques augmentées de catécholamines, d'histamine et de sérotonine, semblent en cause.

La capacité des tests psycho-émotifs à induire dans des conditions expérimentales une ischémie myocardique, a été évaluée par de nombreux travaux, en modélisant divers types de stress : épreuves arithmétiques complexes et rapides, tests du labyrinthe à effectuer en temps limité ou causeries improvisées en public ou devant un médecin (figure 4.2).

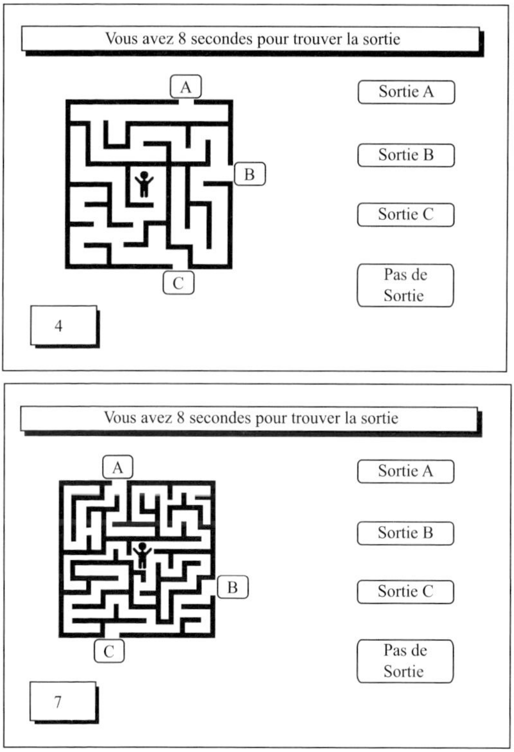

Figure 4.2
Exemple de test du labyrinthe.
D'après C. Mounier-Vacheron. Annales Cardiologie Angéiologie 2002 ; 51 : 69-75 (avec la permission de l'auteur)

Des épreuves spécifiques, validées, effectuées sous contrôle médical, permettent d'explorer la réactivité cardiovasculaire (pression artérielle et fréquence cardiaque enregistrées de manière continue), la perfusion myocardique ou la fonction ventriculaire gauche. Quand ils sont positifs, ces tests mettent en évidence des épisodes d'ischémie myocardique avec un sous-décalage typique à l'ECG du segment ST, des troubles de la cinétique ventriculaire ou des défauts de perfusion à l'exploration isotopique ou au scanner. Pratiquées dans des populations de patients suspects d'athérosclérose coronaire, ces épreuves provocatrices se sont avérées positives dans plus de 40 % des cas [12]. Les manifestations cliniques de ces stress émotionnels chez des sujets atteints d'athérosclérose coronaire sont polymorphes, allant de l'ischémie silencieuse à l'angor classique, aux divers types de syndrome coronarien aigu et jusqu'à la dysfonction ventriculaire gauche. Les études pharmacologiques et physiologiques ont montré que l'impact de ces épreuves se caractérise, comme chez l'animal, par une augmentation de l'activité sympathique, une diminution du tonus vagal et, au niveau vasculaire, cutané et splanchnique, une augmentation de l'activité nor-adrénergique [13].

Aujourd'hui, les épreuves provocatrices, pour être encore plus performantes, sont couplées à des techniques d'imagerie cardiaque afin de détecter l'ischémie par l'analyse de la perfusion myocardique, soit par tomographie de perfusion au technétium, soit par tomographie à émission de positrons. Les explorations de la fonction et de la cinétique pariétale ventriculaire, actuellement très fiables, réalisées simultanément, permettent de détecter une dysfonction ventriculaire ischémique aiguë. Comme dans les épreuves d'effort classiques, l'ischémie démasquée par ces techniques provocatrices, émotionnelles ou mentales, a une expression douloureuse ou silencieuse, en fonction de l'ampleur du retentissement émotionnel et des conséquences circulatoires du type de stress psychologique choisi. Ce sont les tests qui impliquent la plus grande charge émotionnelle qui sont les plus sensibles. Krantz *et al.*, Kop ont constaté que l'ischémie myocardique, symptomatique ou silencieuse, est facilement induite par des stress psycho-émotionnels chez 50 à 70 % des patients ayant une athérosclérose coronaire diagnostiquée et un angor stable [11,14]. Ces épreuves confirment la fréquence de l'ischémie totalement asymptomatique dans la vie des athéroscléreux, ses conséquences sur la fonction ventriculaire gauche et les risques d'arythmie sévère. Plus de 75 % des épisodes ischémiques, détectés par une surveillance électrocardiographique continue pendant 24 heures, surviennent pendant des activités quotidiennes courantes, banales, au premier abord anodines, demandant une faible consommation d'oxygène myocardique. Sur le plan physiopathologique, les réponses physiologiques et hémodynamiques à un test psycho-émotionnel et à une épreuve d'effort classique, sur bicyclette ergométrique ou sur tapis roulant, sont en effet différentes. Une des caractéristiques des effets hémodynamiques et circulatoires d'un stress mental, intense et émotionnant, est la soudaineté de son effet, puisqu'il ne comporte ni période d'échauffement ni adaptation cardiocirculatoire contrairement à ce qui survient lors d'un test d'effort à charge croissante. Un exercice physique d'intensité croissante entraîne une élévation tensionnelle régulièrement progressive et surtout une accélération prédominante de la fréquence cardiaque, supérieure à celle induite par le stress mental, vu l'augmentation des besoins métaboliques dus au travail musculaire. Par contre, ce sont la pression artérielle diastolique et les résistances vasculaires qui s'élèvent au cours du stress mental, alors qu'elles diminuent ou varient peu au cours des épreuves d'effort. Merz a observé une augmentation de la réactivité vasculaire évaluée par l'amplitude de l'élévation tensionnelle par rapport à l'état basal, chez les patients coronariens qui ont des épreuves positives [13]. De plus, les altérations ischémiques de la cinétique ventriculaire, akinésie ou dyskinésie pariétale des segments ischémiés, sont, de manière surprenante, plus prononcées après un test psycho-émotionnel qu'au cours d'un effort physique. En particulier, le stress émotif au cours d'une causerie improvisée en public ou le rappel par le patient des circonstances qui ont été à l'origine d'une violente colère ont un effet immédiat, la fréquence cardiaque s'élève rapidement de 15 à 20 battements/minute. Dans la pratique quotidienne, il est courant d'observer la survenue de crises d'angor à l'occasion d'altercations, de discussions entraînant une certaine tension psychologique, une agressivité extériorisée ou contenue chez les coronariens.

Pour déterminer le risque relatif d'ischémie dans les circonstances de la vie quotidienne et le retentissement sur le flux coronarien des diverses émotions, Gullette *et al.* ont effectué 48 heures de monitoring électrocardiographique par système Holter chez 132 coronariens, non hospitalisés, en demandant au patient de préciser le type d'émotions négatives survenues au cours de la période de surveillance [15]. Cinquante-huit patients ont présenté des épisodes ischémiques au cours de colères, d'émotions, de tensions psychologiques à la suite des tracas de la vie quotidienne. Ces anomalies ne sont pas fugaces et persistent dans l'heure qui suit l'épisode émotionnel, traduisant une ischémie prolongée. Par contre, Deanfield a comparé les effets des deux types d'exploration coronaire par la tomographie à émission de positrons et le rubidium 82 chez 16 patients angineux connus. Après un test mental arithmétique, impliquant une réponse rapide, 12 patients ont eu des altérations ischémiques de la perfusion myocardique, associées seulement chez six d'entre eux à des anomalies du tracé électrique portant sur le segment ST/T ; quatre patients seulement ont ressenti une douleur angineuse [16]. La *PIMI study (Psychopathologic Investigations of Myocardial Ischemia)* a été conçue pour comparer l'ischémie induite par les deux types de stress – psychologique et effort physique sur bicyclette ergométrique – chez des coronariens connus, pour évaluer leur retentissement hémodynamique et biologique et définir les caractéristiques des patients sensibles aux événements de la vie quotidienne [17] : 196 patients, coronariens connus, stables ont subi les deux types de stress, couplés à une ventriculographie isotopique. Le stress psychologique comportait une allocution de 5 minutes après une préparation d'une minute devant le staff médical du laboratoire. Cette épreuve, émotionnante, a mis en évidence chez 108 patients (58 %) une ischémie myocardique au cours de l'épreuve, objectivée soit par des altérations électriques, soit par une dysfonction ventriculaire gauche réversible. Les sujets ayant une épreuve positive ont présenté aussi de fréquents épisodes ischémiques à l'enregistrement électrique Holter dans la vie quotidienne, bien corrélés aux résultats de l'épreuve d'effort classique. La pression artérielle, les facteurs de risque, les tracés électriques à l'état basal et les taux de catécholamines sont identiques pour les deux groupes de patients ayant ou n'ayant pas de l'ischémie à l'enregistrement ambulatoire de l'ECG au cours des activités courantes. L'ampleur de la dépression du segment ST est identique au cours des deux types de tests, stress mentaux ou test d'effort. Pour ces auteurs, l'ischémie après un stress mental serait due soit à une variation du débit dans les vaisseaux épicardiques, soit à une altération de la microcirculation.

Cette altération de la perfusion myocardique microcirculatoire a été confirmée par Legault *et al.* Ces auteurs ont étudié, chez 20 sujets normaux témoins et 47 patients souffrant d'insuffisance coronaire, les effets des épreuves psycho-émotionnelles sur la fonction ventriculaire gauche et la perfusion myocardiaque : 50 % des malades atteints d'une athérosclérose coronaire ont eu des épreuves rapidement positives se traduisant par une réduction aiguë de la fraction d'éjection ventriculaire gauche et une altération précoce et significative de la perfusion myocardique. Cette réponse positive correspond à des lésions artérielles étendues et à une diminution du flux coronaire, évoquant des spasmes artériels ou une vasoconstriction à l'échelon de la microcirculation [18].

Rôle de la dysfonction endothéliale

C'est la réduction aiguë du flux coronaire à l'échelon de la microcirculation qui semble joue un rôle déterminant dans l'ischémie myocardique induite par des stress psychologiques. Yeung *et al.* ont observé des spasmes au cours de stress émotionnels intenses ou une vasoconstriction aiguë, avec une réduction en moyenne de 24 % du calibre des artères coronaires au niveau des plaques athéroscléreuses [19]. Ce phénomène confirme le rôle de la dysfonction endothéliale objectivée par une vasoconstriction paradoxale après une perfusion d'acétylcholine. Sur des modèles animaux, les stress aigus intenses perturbant leur comportement, créent des altérations de l'endothélium vasculaire pouvant aller jusqu'à des lésions de ce tissu et des nécroses vasculaires [20]. Chez les patients coronariens répondant positivement aux tests provocateurs psychologiques, une sensibilité accrue aux effets vasoconstricteurs de l'alpha-agoniste, la phényléphrine, a été mise en évidence.

Actuellement, dans la pathogénie de ces phénomènes, on invoque donc le rôle majeur d'une dysfonction endothéliale qui peut entraîner une vasoconstriction paradoxale génératrice d'ischémie en réponse à des stimuli vasodilatateurs ches les sujets normaux. Plusieurs études coronarographiques ont montré que les vaisseaux sténosés présentent une vasoconstriction aiguë après injection d'acétylcholine ou au cours d'un *cold-test*. Ainsi, les progrès survenus dans l'étude de la perfusion myocardique, confirment le rôle essentiel de la dysfonction endothéliale et celui de l'augmentation délétère de la sensibilité aux catécholamines, causes de spasmes artériels et de vasoconstriction, dans la pathogénie de l'ischémie chez des patients atteints d'athérosclérose coronaire latente. On ne dispose pas d'études démontrant de tels phénomènes chez des patients indemnes de lésions coronaires.

Pour conclure, chez tout coronarien, l'ischémie résulte d'un déséquilibre entre l'apport et la demande en oxygène. L'ischémie, en dehors de l'effort physique, induite par les stress émotionnels, résulte de la combinaison de facteurs : accélération cardiaque, élévation tensionnelle d'une part, vasoconstriction aiguë transitoire au niveau de la microcirculation d'autre part. Le stress psychologique altère les deux processus : la consommation d'oxygène et le flux coronaire ; si la fréquence cardiaque se modifie de manière variable, en fonction du type d'épreuve, l'élévation tensionnelle, surtout diastolique, se fait soudainement et non progressivement comme dans l'effort physique. Elle augmente la demande en oxygène. Par contre, le double-produit s'élève moins qu'au cours d'une épreuve d'effort sur bicyclette ergométrique ou tapis roulant. Deedwania, contrôlant simultanément les chiffres tensionnels ambulatoires et l'électrocardiogramme, a constaté que les variations tensionnelles sans accélération cardiaque déterminent plus d'ischémie myocardique que les seules accélérations du rythme [21]. Une élévation tensionnelle, rapide et particulièrement prononcée, survient chez les patients ayant une personnalité de type A ou D avec une forte agressivité. Les facteurs personnels, les caractéristiques individuelles et la structure de la personnalité interviennent dans l'adaptation aux stress quotidiens. Les facteurs émotionnels influencent toutes les modalités de réaction au stress par l'intermédiaire des voies nerveuses et humorales.

Le rôle du système nerveux autonome est fortement impliqué dans la genèse des accidents coronariens et de l'ischémie liée aux événements stressants, aux aléas de la vie courante et aux tracas de la vie professionnelle. Ce fait est confirmé par la nette prépondérance matinale des accidents vasculaires coronariens et cérébraux, période où l'activation sympathique est prédominante et où le tonus vagal est bas. Krantz *et al.*, soumettant un groupe de 63 coronariens à des enregistrements ambulatoires continus de l'électrocardiogramme, ont constaté la grande fréquence des épisodes ischémiques au réveil, entre 6 et 9 heures, avant le lever et immédiatement après celui-ci [11].

L'ischémie liée aux stress répétés de la vie quotidienne chez les sujets dotés d'une personnalité agressive et coléreuse est associée à l'augmentation des taux des marqueurs de l'inflammation. Les organes lymphoïdes comme les vaisseaux sanguins reçoivent une innervation à prédominance sympathique. Il existe des neurones innervant ces organes lymphoïdes qui sont de type adrénergique et peptidique, le neuropeptide impliqué étant le neuropeptide Y. Le système hypo-physothalamique par le biais de la sécrétion de corticoïdes diminue le potentiel de réponse immunitaire dans un environnement psychosocial stressant.

Épuisement professionnel et événements coronariens

Dans la description du syndrome général d'adaptation, Selye a décrit les effets délétères des stress prolongés non contrôlés, qui aboutissent à une phase « d'épuisement physique et psychologique » [20]. Des sensations de fatigue intense et profonde, et un manque total d'énergie sont connus comme des signes prémonitoires d'infarctus du myocarde. L'épuisement se traduit par une exténuation, une irritabilité augmentée, un découragement permanent à l'égard des épreuves courantes de la vie quotidienne. Au plan professionnel, la surcharge de travail, le manque de soutien, les difficultés relationnelles sont des causes du syndrome du *burn out.* Une asthénie profonde, durable et non motivée, est souvent signalée par les patients hospitalisés à l'occasion d'un syndrome coronarien aigu. La valeur prédictive de ces symtômes, d'un épuisement injustifié, a été démontrée dans une étude hollandaise *(Rotterdam Civil Servants study)* au cours de laquelle 3877 employés en bonne santé ont été suivis pendant 4 ans. Chez les patients se plaignant d'une profonde asthénie injustifiée et durable, le taux d'infarctus du myocarde a été multiplié par deux par rapport aux sujets non épuisés. La valeur prédictive de ce symptôme est plus nette au cours des premiers mois de la surveillance [22]. Le contrôle clinique et cardiologique d'une cohorte de 127 coronariens, traités par angioplastie, a permis de constater au cours du suivi la valeur prédictive d'un mauvais pronostic de l'état thymique et psychologique : 23 % des patients « épuisés » ou dépressifs ont eu des complications et de nouveaux événements coronariens. Ce signe conserve sa valeur prédictive même après correction statistique prenant en compte les autres facteurs de risque.

À la lecture de ces divers travaux, il apparaît que les stress émotionnels et psychologiques, comme les efforts physiques, sont capables de provoquer une ischémie myocardique fréquemment asymptomatique dans la vie quotidienne, chez des individus atteints d'athérosclérose coronaire latente. Ce fait est un facteur de pronostic défavorable, dont la répétition, en l'absence de traitement, altère la performance myocardique. C'est un signe précurseur de rechutes et de complications : les patients, ayant une dysfonction ventriculaire latente ou des anomalies prononcées et répétées de la perfusion myocardique, sont des sujets à haut risque d'événements coronariens avec une surmortalité à 5 ans par rapport aux patients ayant des tests psychologiques négatifs [23]. L'ischémie provoquée par ce type de stress correspond dans diverses études à des lésions coronaires étendues. La physiopathologie de ces épisodes ischémiques induits par des stress mentaux est discutée, mais des travaux récents utilisant les progrès actuels de l'imagerie fonctionnelle cérébrale apportent des informations intéressantes. Les patients coronariens avérés, en réponse à un stress mental, ont une activation cérébrale particulière, distincte de celle impliquée dans les autres types d'ischémie, prédominant électivement, dans les régions sites de la mémoire, des émotions et de l'activation sympathique : stimulation dans le cortex préfrontal médian, de l'hippocampe et de l'ensemble du système limbique. Celui-ci a des interconnexions avec l'hypothalamus et l'hypophyse initiant la sécrétion d'adrénaline et de nor-adrénaline [24].

Stress et incidence des infarctus

La prise en charge actuelle, diagnostique et thérapeutique, des accidents coronariens aigus et l'acquisition de marqueurs sensibles et spécifiques de la souffrance myocardique ont conduit à reconsidérer la définition ancienne de l'infarctus du myocarde. La nouvelle définition introduit la notion de syndrome coronarien aigu (SCA) qui faute de soins urgents peut évoluer vers la constitution d'une nécrose myocardique avec ses conséquences potentielles, hémodynamiques et rythmiques.

On distingue donc les SCA avec sus-décalage persistant du segment ST, (SCA ST+) et les SCA sans sus-décalage de ST (SCA ST–). Le SCA ST+ est un infarctus en voie de constitution imposant une revascularisation myocardique précoce. Le SCA ST– regroupe un ensemble de scènes douloureuses et cliniques très hétérogènes, incluant les tableaux anciennement dénommés : angor instable, syndrome de menace, infarctus sans onde Q. Les deux types de SCA résultent de deux processus intriqués : l'évolution de l'athérosclérose et l'apparition d'une thrombose artérielle. L'érosion, la fissuration et la rupture des plaques, et les phénomènes thrombotiques qui surviennent rendent compte des complications aiguës de la maladie coronaire et sont à l'origine d'ischémie myocardique sévère et de nécroses (figure 4.3). Plus de 80 % des thromboses coronaires résultent de la rupture ou de la fissuration de la chape fibreuse des plaques d'athérome vulnérables, conséquence de la fragilisation du capuchon fibreux et des forces exercées sur celui-ci. Les occlusions et la thrombose des artères coronaires ne surviennent pas, contrairement à une idée très répandue, sur les artères les plus sténosées. Une relation inverse existe probablement entre le degré de vulnérabilité de la plaque et l'intensité du facteur déclenchant requis pour fissurer ou rompre la plaque et entraîner une thrombose (Figure 4.4). Un état inflammatoire aigu et une atteinte infectieuse saisonnière avec un taux élevé de CRP peuvent faciliter la rupture au cours de l'expression d'enzymes protéolytiques. Un stress psycho-émotionnel important peut avoir les mêmes conséquences.

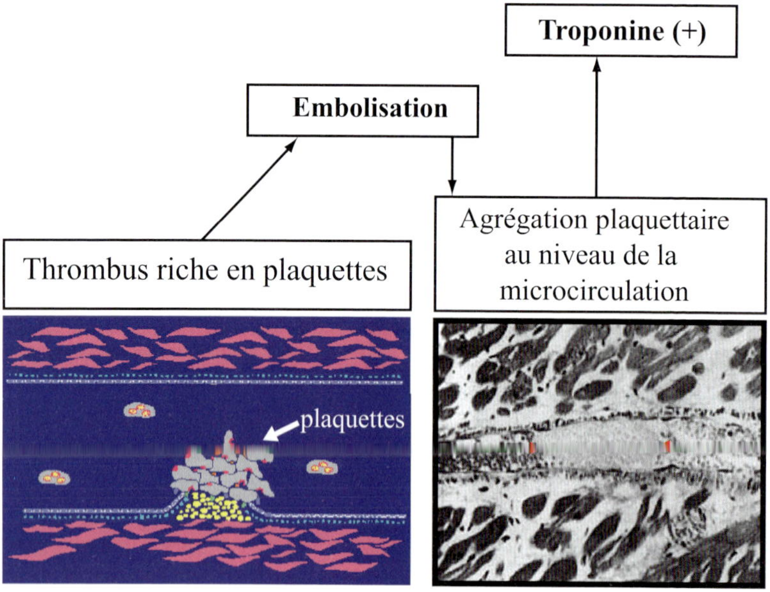

Figure 4.3
SCA sans sus-décalage de ST. Plaque rompue ou fissurée.

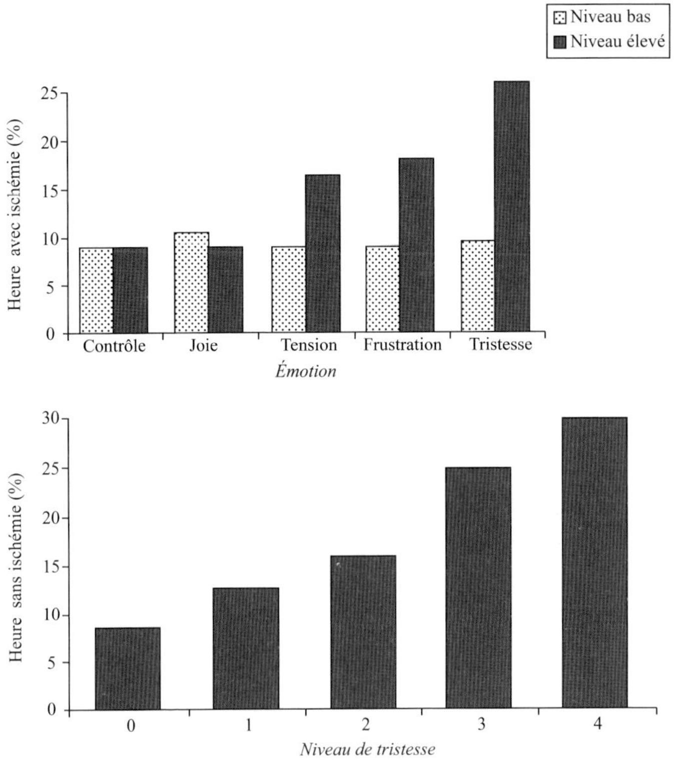

Figure 4.4
Effets des émotions sur la durée des épisodes ischémiques.
Adapté de A. Rozanski et al. Circulation 1999 ; 99 : 2192-7.

Rôle des émotions

Les études consacrées aux mécanismes d'apparition des infarctus ont souligné, dans plus de 30 % des cas, la présence de facteurs déclenchants liés à l'environnement, au mode de vie ou à des réactions émotives particulièrement intenses (figure 4.5). Les complications vasculaires de l'athérosclérose, et particulièrement les syndromes coronariens aigus, surviennent fréquemment le matin, moment critique où une poussée tensionnelle, une vasoconstriction et une activation plaquettaire sont associées à la réduction du tonus vagal. Il est bien démontré que les stress physiques, tels que les interventions chirurgicales, les efforts intenses chez des sujets non entraînés, les traumatismes et les syndromes inflammatoires, sont des facteurs

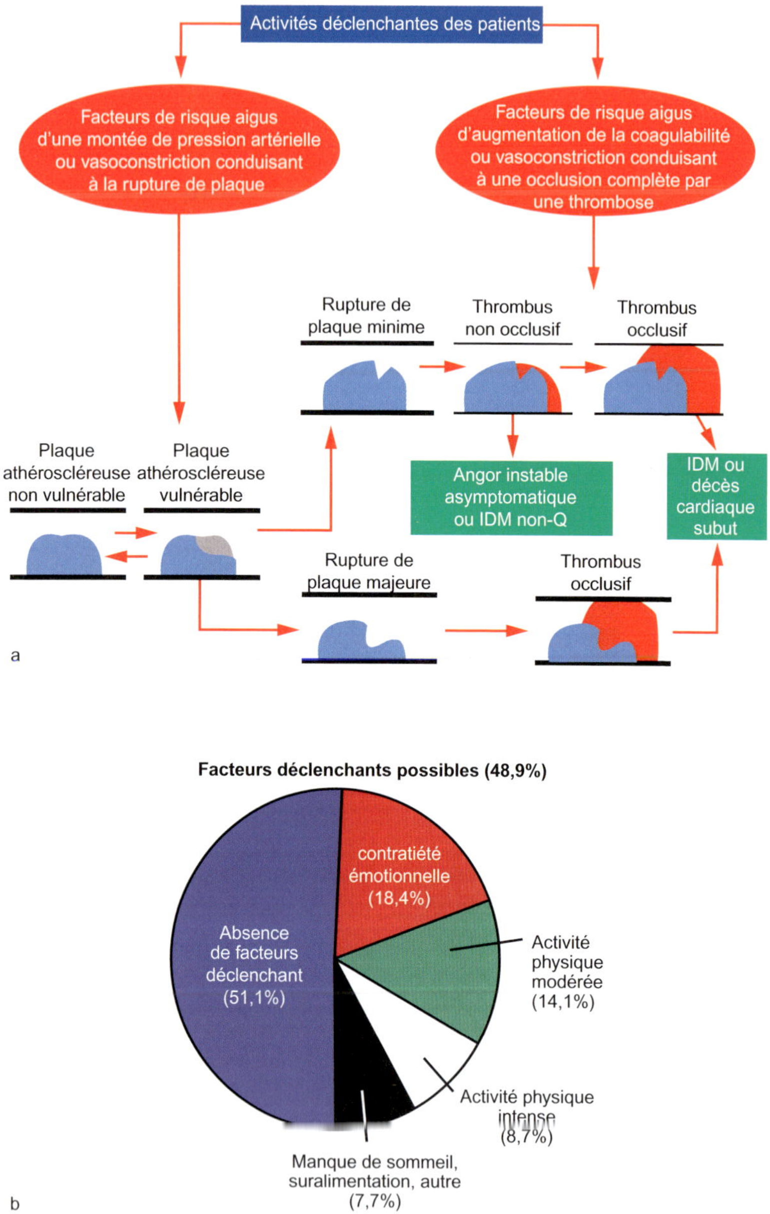

Figure 4.5
Facteurs déclenchants et facteurs de risques.

Encadré 4.1

Stress psychologiques et affectifs et pathologie coronaire

- Le stress psychologique favorise les syndromes coronariens.
- Les stress aigus (deuil d'un proche, catastrophes naturelles, situations tragiques, agressions) sont des facteurs déclenchants de SCA.
- Le stress permanent (conflits familiaux, précarité, difficultés dans le monde du travail, endettement) facilite l'athérogenèse.
- De nombreux travaux démontrent que les stress psychologiques entraînent une intense stimulation sympathique, l'activation plaquettaire, des facteurs thrombogènes.
- Chez un patient atteint d'athérosclérose coronaire, le stress mental favorise les épisodes ischémiques : altérations de ST/T, anomalies de la perfusion myocardique, anomalies transitoires de la fonction ventriculaire.
- Chez 65 % des athéroscléreux coronariens, le stress psycho-émotionnel induit des signes ischémiques avec un risque de SCA multiplié par 2,5.

initiateurs d'événements aigus cardiovasculaires. Mais aujourd'hui, il apparaît que de nombreux stress émotionnels jouent le même rôle : plusieurs études montrent les effets délétères des chocs émotifs, des terreurs soudaines, des deuils, des émotions négatives – accès brutaux de colère – qui peuvent être à l'origine d'événements coronariens aigus et de morts subites. Les risques liés aux conséquences hémodynamiques des accès violents de colère sont bien connus et ont été évalués [25,26]. Tous ces événements peuvent déstabiliser une maladie coronaire, ayant un retentissement hémodynamique et biologique délétère, favorisant la fissuration ou la rupture de plaques quiescentes, la survenue d'hémorragies à l'intérieur de la plaque ou une thrombose aiguë après un spasme artériel coronaire (encadré 4.1).

Le rôle des émotions fortes, fondé sur des observations anecdotiques, est étayé actuellement par des données scientifiques développées depuis 20 ans, comportant des études épidémiologiques et des travaux expérimentaux. Les effets délétères d'une stimulation sympathique soudaine, lors d'un événement ou d'une épreuve provocatrice sur la perfusion myocardique et la fonction ventriculaire, sont bien caractérisés. Mais les enquêtes évaluant l'impact de facteurs déclenchants des complications de la maladie coronaire doivent cependant être analysées avec un esprit critique, car elles peuvent être entachées de plusieurs causes d'erreurs. Les questionnaires explorant les circonstances et l'état psychologique et émotif des patients lors du début des symptômes sont rétrospectifs, souvent tardifs par rapport à l'événement initial, ne tenant pas compte d'oublis potentiels ou au contraire pouvant être faussés par le jugement de malades qui veulent souvent trouver une malheureuse conjoncture causale, rattacher à des soucis ou des contrariétés, l'origine de leur infarctus [27]. Les enquêtes ne tiennent pas compte de facteurs externes lors de l'initiation des symptômes tels que la pollution de l'air, les conditions météréologiques (froid ou chaleur extrêmes), des excès alimentaires ou d'alcool, une forte consommation de cigarettes, l'activité physique. L'unanimité ne s'est pas fait pour fixer le temps admis afin de valider le rôle des facteurs déclenchants émotionnels dans la genèse de l'accident coronarien. Cette période, *Hazard period* pour les Anglo-Saxons, est dite vulnérable et comporte le temps entre la survenue du « *trigger* », le facteur déclenchant et le début des symptômes. Elle varie de quelques minutes à plusieurs jours, plusieurs semaines lorsqu'il s'agit d'un deuil (disparition d'un proche parent). Chez un patient hospitalisé pour un syndrome coronarien aigu, l'interrogatoire, portant sur les événements ayant immédiatement précédé l'apparition de la douleur thoracique, décèle un probable facteur déclenchant dans plus de 30 % des cas. L'incidence des facteurs considérés comme déclenchants varie largement, allant de 15 à 40 % dans les études d'observation dénuées de périodes comparatives ; les taux observés dans les études comportant une méthodologie plus élaborée étant en général plus faibles. Dans l'étude MILIS, ce facteur gâchette est détecté dans 38 % des cas, en considérant les 18 heures qui ont précédé le début des symptômes, mais ce délai retenu paraît excessif pour la plupart des auteurs [28]. En effet, doit-on prendre en compte les événements survenus dans les minutes, dans l'heure précédant le début des symptômes ou faut-il allonger ce délai à une période allant de 24 heures à plusieurs jours ? Il semble qu'un accord tacite privilégie les 2–3 heures précédant la douleur ou tout autre manifestation cardiaque aiguë. Les événements considérés comme déclenchants et retenus par le patient peuvent être finalement une simple coïncidence. Dans l'étude MILIS [28], les incidents initiateurs reconnus sont :

- un choc psycho-émotionnel dans 18 % des cas ;
- un effort physique modéré dans 14 % des cas ;
- un effort très pénible dans 9 % des cas ;
- un repas très copieux dans 7 % des cas.

Dans notre expérience sur une série de 540 infarctus, un facteur déclenchant a été mis en évidence dans 23 % des cas, un événement stressant émotionnel paraissant en cause dans 16,5 %. Un facteur de biais dans les travaux publiés réside dans la méthodologie qui ne comporte dans les études transversales de prévalence ni groupe témoin, ni période de contrôle. Dans les travaux comportant une méthodologie plus élaborée, les patients étudiés sont leur propre témoin, l'interrogatoire porte sur les événements survenus dans la période des 2 et 24 heures précédant le début des symptômes ; ils sont comparés à ceux survenus au cours de périodes correspondant aux jours et semaines précédentes ou suivantes.

Facteurs déclenchants

Effort physique

Le stress de référence est représenté par un effort physique brutal, soudain, intense. Si la pratique régulière du sport réduit le risque cardiovasculaire, un exercice physique intense, démesuré est générateur d'infarctus dans des pourcentages très variables allant selon l'intensité de l'effort de 3,4 à 23 % dans les études SHEEP, MILLIS et TRIMM [27,28,29]. Dans l'étude ONSET, un effort intense > 6 équivalents métaboliques est en cause dans 4,4 % des cas et est associé à un risque relatif de 5,9.

Dans les études SHEEP et TRIMM, les risques relatifs associés à un effort intense sont de 6,1 et 3. Si on ne considère que les SCA ST+, le rôle déclenchant d'un exercice physique pénible, dans l'heure précédant les premiers symptômes, est retenu pour 10 % des cas. Mais un exercice physique de très forte intensité est un facteur déclenchant chez des sujets sédentaires, non entraînés. Le risque d'un effort très pénible est grand pour un sujet non entraîné, nettement réduit pour les sujets sportifs en bonne condition physique, pratiquant un sport au moins deux fois par semaine. Ce risque a été évalué et il ne représente qu'un décès pour un million et demi d'épreuves sportives. Le mécanisme en cause est une thrombose coronaire après la fissuration ou la rupture de plaques jusqu'alors quiescentes. Les patients cumulent souvent les facteurs de risque (hypertension, tabagisme, obésité). L'effort est reconnu comme un facteur en cause s'il précède immédiatement ou de peu le début des symptômes.

Catastrophe naturelle

Les catastrophes naturelles (tremblements de terre, éruptions volcaniques, tornades, inondations) par la terreur qu'elles génèrent sont à l'origine d'événements coronariens aigus. Plusieurs études ont évalué le pourcentage d'infarctus ou d'événements cardiaques majeurs après la survenue de séismes qui par leur soudaineté et leurs conséquences sont terrifiants.

Dans ces travaux, il faut distinguer les événements secondaires à la peur soudaine et à l'effroi dus à cette catastrophe et ceux résultant des efforts physiques intenses effectués au cours de la fuite ou du déblaiement des ruines. Lors du tremblement de terre survenu à Los Angeles en 1994, les taux d'hospitalisation pour infarctus sont passés de 124 la semaine précédant la catastrophe à 201 pour la semaine du séisme. Le nombre de décès subits d'origine coronarienne était de vingt-quatre le jour du tremblement de terre *versus* quatre, en moyenne, les jours précédants [30]. L'analyse des conséquences du tremblement de terre de la région de Kobe au Japon donne des taux concordants avec un taux important d'infarctus hospitalisés le jour de l'événement [31]. Le risque est augmenté au cours des séismes survenant au petit matin, l'hiver, période vulnérable avec une stimulation sympathique et une vasoconstriction. Alors que le séisme survenu à 4 heures du matin à Los Angeles a eu des conséquences coronariennes graves, celui de San Francisco, survenu plus tard, a entraîné moins de complications cardiaques. Peu de travaux évaluent les mécanismes physiopathologiques impliqués dans la genèse des accidents coronariens au cours de stress psychologiques majeurs. On a pu constater, chez des patients soumis fortuitement à des enregistrements électrocardiographiques continus par système Holter lors des séismes, des sous-décalages ischémiques des segments ST/T, des arythmies, des réductions de la variabilité sinusale. L'analyse spectrale montre une augmentation du rapport basse fréquence sur haute fréquence dans les 40 minutes qui suivent le séisme témoignant d'une réduction du tonus vagal [32]. Une publication italienne rapporte lors d'un tremblement de terre une hausse tensionnelle importante pendant une heure et une grande variabilité tensionnelle au cours des 6 heures suivantes [33].

Deuil, décès d'un proche

Le décès d'un proche, s'il est soudain, inattendu, peut être aussi un facteur déclenchant. Dans une étude épidémiologique de 95 647 sujets suivis pendant plus de 4 ans, on constate que le risque de décès d'origine cardiaque est multiplié par deux chez les hommes et par trois chez les femmes après la disparition du conjoint ou d'un proche parent. Après le premier mois, les taux de mortalité reviennent à un niveau qui est celui de la population normale [34]. Toutefois le décès attendu d'un conjoint après une maladie grave est une source de syndrome dépressif qui facilite la survenue dans les mois suivants d'événements coronariens.

Événement sportif

L'impact des événements sportifs majeurs chez des spectateurs passionnés est un fait anecdotiquement bien connu qui a été évalué lors des phases finales des grandes compétitions, tels les matchs importants de la Coupe d'Europe de football ou de la Coupe du monde de rugby (*cf.* cas clinique 2 p. 50). En 1996, la finale de la coupe d'Europe de football, opposant la France à la Hollande, s'est terminée par un résultat nul et une épreuve de tirs au but très émotionnante. Le risque relatif de décès par infarctus dans la population des Pays-Bas le jour du match a été, chez les hommes de plus de 45 ans, de 1,51 (IC 95 % : 1,08–2,2) par rapport aux 5 jours précédant le match. Mais il est possible que des facteurs confondants évaluant ce risque n'aient pas été pris en compte, telles la prise de repas copieux et la consommation excessive d'alcool, de tabac.

Peur au cours des guerres ou des attentats

Le rôle de la peur d'un décès ou d'une mutilation a été mis en cause après des attentats terroristes ou des conflits. Il y a eu une forte augmentation des infarctus et des décès d'origine coronarienne en 1991 lors du bombardement par missiles des villes israéliennes et notamment de Tel-Aviv au cours de la guerre du Golfe. Ces effets ont disparu au cours des 16 jours suivant ces attaques, soit que les habitants se soient accoutumés à ce risque, soit que les individus les plus atteints aient succombé immédiatement lors de ce stress émotif [35]. Dans la semaine qui a suivi les attentats terroristes du 11 septembre à New York, on a constaté une augmentation de 49 % de syndromes coronariens aigus par rapport à la semaine qui a précédé cet événement dramatique.

Colère

Un accès de rage, de fureur, de colère est à l'origine de modifications hémodynamiques brutales pouvant entraîner un certain nombre de syndromes coronariens aigus. La colère est plus pernicieuse que l'effort physique parce que ses conséquences hémodynamiques et biologiques sont plus prolongées. Elles associent une décharge de catécholamines, une tachycardie, une hypertension artérielle avec augmentation de la consommation d'oxygène myocardique et une hyperagrégabilité plaquettaire.

Plusieurs auteurs ont recherché les conséquences de cette émotion négative sur l'incidence des SCA. Verrier *et al.* retiennent un accès subit de colère comme facteur déclenchant pour 20 % des patients de son étude [36]. La *TRIMM study* a mis en évidence un facteur déclenchant dans 67 % des cas, mais un accès de courroux intense n'est retrouvé que pour 4,4 % des patients en considérant les événements des 24 heures précédant l'infarctus, avec au cours d'une analyse cas contrôle un risque de 2,7 [29]. Dans l'*ONSET study*, 2,4 % des patients ont mentionné un accès de fureur ou une altercation violente dans les 2 heures précédant l'infarctus. Si on évalue ce risque par rapport à d'autres périodes témoins retenues au cours des jours précédant l'accident coronarien, le risque relatif s'élève à 4 (IC : 1,9–9,4). Cet effet est indépendant de l'âge, du sexe, des risques cardiovasculaires et de la prescription de bêtabloquants. L'étude SHEEP *(Stockholm Heart Epidemiologic Program)* a permis d'évaluer l'effet d'une colère intense et soudaine : 699 patients âgés de 45 à 70 ans, admis dans l'unité de soins intensifs coronaires de Stockholm, ont été soumis à une enquête précisant la fréquence des événements stressants émotionnels dans l'heure précédant la douleur avec comparaison des périodes témoins pour chaque cas. Au cours de ce laps de temps, un accès de colère intense de niveau très élevé (niveau 5 sur une échelle comportant sept niveaux) a montré un risque relatif d'infarctus de 9,0 (IC, 95 % : 4,4–18,2). Mittleman *et al.* considèrent aussi qu'un accès de colère dans les 2 heures précédant les symptômes multiplie le risque par 2,3 (IC 95 % : 4,4–18,2), risque indépendant de l'âge et des facteurs de risque coronarien classiques [37]. Pour Chokalingan, chez 150 patients hospitalisés pour un SCA, 53 % d'entre eux rapportent des stress psychologiques intenses de grade IV dans leur échelle, au cours de cette période critique [38].

Un tempérament coléreux prédispose à la survenue d'accidents coronariens. L'*ARIC study* est une étude prospective menée chez 12 986 sujets des deux sexes, chez lesquels le tempérament coléreux et l'inclination aux accès de colère ont été évalués. L'analyse multivariée fort tempérament coléreux *versus* tempérament coléreux de niveau faible, montre un risque relatif de 2,69 (IC 95 %, 1,48–4,90) chez les sujets normotendus. L'auteur conclut en soulignant qu'un tempérament irascible est un facteur de risque indépendant chez les adultes d'âge moyen des deux sexes [39]. Une méta-analyse récente évaluant l'association d'un tempérament coléreux à l'évolution de la maladie coronaire montre un risque important d'événements aigus avec un *hazard ratio* de 1,24 (IC 95 %, 1,08–1, 46 $p<0,002$) [40].

Autres facteurs

Le rôle immédiat de l'activité sexuelle comme facteur déclenchant d'infarctus a été envisagé dans diverses études avec des résultats similaires. Dans l'*ONSET study*, un rapport sexuel dans les 2 heures précédant l'infarctus intervient dans 3 % des cas avec un RR évalué selon la méthode cas contrôle de 2,5 (IC : 1,7–3,7). Dans l'étude SHEEP, ce pourcentage est de 1,3 avec un RR de 2,1. Les risques coronariens d'un rapport sexuel sont donc très faibles, supérieurs chez les patients très sédentaires. Dans ce cas, il est évalué à 3, alors qu'il il est de 1,2 pour les patients qui ont une activité sportive soutenue, régulièrement pratiquée 2 fois/semaine. Les conséquences hémodynamiques d'un rapport sexuel sont peu importantes, représentant un effort physique modéré : lors de l'orgasme des études chez des volontaires sains ont constaté l'accéleration de la FC à 65 % de la FC maximale et une hausse tensionnelle pour la TA systolique en moyenne de 120 à 160 ± 11 mmHg. Par contre, les circonstances, le choc émotif, l'ingestion d'alcool ou d'excitants peuvent modifier ces données. Le risque est plus élevé dans les rapports extraconjugaux, sortant de la routine conjugale, qui comportent un choc émotionnel, un stress plus intense. Le rôle de l'alcool n'a pas été apprécié dans ces circonstances.

De même, une étude récente a montré que les sujets ayant des accès de panique avaient un risque augmenté de syndromes coronariens aigus. Au Royaume-Uni, dans une cohorte évaluant des patients ayant eu au moins un accès de panique (57 615 individus), on a constaté un risque augmenté de cardiopathies ischémiques et d'infarctus du myocarde [41].

Conclusion

Les réactions de l'organisme aux stress émotifs dépendent du cerveau, du cortex préfrontal en particulier, de l'activité du système nerveux autonome, de la charge hémodynamique (fréquence cardiaque et pression artérielle), des facteurs biologiques intervenant sur la déstabilisation des plaques d'athérome latentes, des facteurs thrombogènes.

Il est évident que les hommes, en général, ne sont pas égaux devant le stress. L'intensité des réactions émotives varie en fonction de facteurs individuels, génétiques, éducationnels, environnementaux et de ce qu'il est convenu d'appeler le soutien social. Devant l'urgence, l'analyse de la situation stressante fait intervenir chez tout individu des possibilités d'adaptation impliquant la mémoire, l'expérience, les fonctions cognitives. Le stress perçu par les organes sensoriels est un message qui est, en premier, analysé par le cortex, puis par le système limbique, comparant la situation présente à des expériences passées pour élaborer une réponse adaptée. Celle-ci se déclenche via l'amygdale et l'hippocampe qui agissent sur l'hypothalamus et la formation réticulée du tronc cérébral, pour activer le système nerveux autonome et le système endocrinien. La réaction d'urgence pour les stress aigus (combattre ou fuir) dépend de la flexibilité et des modalités de l'activation du système nerveux autonome pour adapter la réponse à la situation. La capacité à résoudre les difficultés et les problèmes de la vie, à faire face aux événements dramatiques qui frappent l'individu ou son entourage, à contrôler les réactions individuelles est étroitement dépendante de facteurs personnels génétiquement déterminés. L'intensité de la réaction émotive met en jeu une cascade de perturbations hémodynamiques et biologiques, déterminante pour la survenue des accidents coronariens (*cf.* encadré 4.1). De plus, les stress émotionnels augmentent l'instabilité électrique du cœur et favorisent les arythmies ventriculaires comme nous l'avons précédemment souligné. Les mécanismes physiopathologiques impliqués dans la constitution de la thrombose au niveau de la plaque d'athérome, jusqu'alors quiescente, sont à l'occasion d'une poussée tensionnelle et de la tachycardie, soit la fissuration de plaque, point de départ d'un thrombus plaquettaire, soit un spasme coronaire.

Stress psychologique et thrombose

Il est démontré qu'un stress mental ayant un fort retentissement émotionnel induit une succession de réactions vasculaires et rhéologiques sanguines pouvant favoriser l'apparition d'une ischémie et secondairement une nécrose, en l'absence de traitement approprié réalisé en urgence. La plaque rompue initie une réponse inflammatoire, une activation plaquettaire, l'augmentation de leur adhésivité et agrégabilité, l'élévation du taux de fibrinogène, la réduction des taux de l'inhibiteur du plasminogène aboutissant à la constitution d'un thrombus occlusif. Cette augmentation des facteurs thrombogènes mise en évidence après un tremblement de terre au Japon [42] n'est pas un phénomène aigu et bref. Les investigateurs ont répété les contrôles biologiques des facteurs de thrombose et ont pu constater qu'ils demeurent très perturbés durant plusieurs semaines, ne retournant vraiment à la normale qu'après plusieurs mois. Strike *et al.* ont mis en évidence une activation plaquettaire durant les stress psychologiques avec l'augmentation immédiate d'agrégats leucocytes–plaquettes, des taux du facteur 4 plaquettaire, de bêtathromboglobuline et de thromboxane A2 aussi bien chez des coronariens que chez des sujets sains [43]. Leur étude était basée sur les contrôles biologiques éffectués chez 34 survivants d'un syndrome coronarien aigu, quatorze d'entre eux ayant eu cet accident après un choc émotionnel. Au cours du suivi, tous ces patients ont été soumis à un test provocateur émotionnel intense, Strike a constaté chez les 14 malades présentant un facteur déclenchant psycho-affectif, une réponse très positive avec une activation plaquettaire, la formation rapide des agrégats leucocytes–monocytes–plaquettes et une accélération cardiaque particulièrement prononcée. Cette activation plaquettaire est une réponse à la stimulation sympathique et Patterson a constaté qu'elle était bien corrélée aux concentrations de nor-adrénaline plasmatique et urinaire.

Rôle du spasme coronaire au cours des syndromes coronariens aigus

Le vasospasme coronaire est dû à la contraction anormale, brutale des couches musculaires des artères épicardiques pouvant entraîner une ischémie ou une nécrose myocardique, des arythmies diverses ou une mort subite. Ce spasme, de pathogénie discutée, peut survenir sur des lésions athéromateuses significatives ou minimes ou sur des artères considérées comme angiographiquement saines. Le spasme coronaire peut prendre l'aspect d'un angor de Prinzmetal, syndrome décrit par cet auteur en 1959 : il rapportait des observations d'angor survenant au repos, accompagné d'altérations typiques du tracé électrique témoignant d'une ischémie myocardique transmurale importante avec un sus-décalage majeur du segment ST, associé ou non à des troubles rythmiques.

Un stress aigu, soudain, peut favoriser une vasoconstriction coronaire brutale et transitoire dont l'expression clinique peut être variable allant de la crise angineuse à l'infarctus ou à la mort subite.

Le spasme coronaire joue un rôle important dans la physiopathologie des syndromes coronariens aigus : il est particulièrement fréquent chez les Asiatiques et chez les Japonais en particulier, peut être associé à d'autres troubles vasomoteurs, syndrome de Raynaud, ou migraines. Les patients sont en général plus jeunes que ceux atteints d'un angor typique, n'ont pas de facteurs de risque d'athérome à l'exception d'une forte consommation tabagique. Les crises angineuses ou les troubles du rythme surviennent électivement dans les premières heures de la matinée ou en fin de nuit, lors de la réduction du tonus vagal et de l'activation sympathique induite par le réveil.

Maseri *et al.* ont montré que la vasoconstriction coronaire aiguë, transitoire, joue un rôle dans toutes les formes d'insuffisance coronaire [44] :

- au cours de l'angor stable, lorsque les crises et les signes ischémiques apparaissent en dehors de tout effort ou d'accélération du rythme cardiaque. Ces troubles à type d'angor « primaire » montrent l'importante modulation de la réserve coronaire par le tonus vasomoteur au niveau des artères épicardiques et de la microcirculation ;
- au cours des différents types de syndromes coronariens aigus. La vasoconstriction intense et soudaine d'une artère coronaire peut faciliter la fissuration ou la rupture d'une plaque d'athérome quiescente, une ischémie intense ou la formation d'un thrombus. Des spasmes coronaires ont été mis en évidence lors de tests provocateurs dans les semaines qui suivent un infarctus du myocarde ;
- chez des patients présentant de l'ischémie myocardique silencieuse. Lors d'enregistrements systématiques au long cours, sur des tracés électrocardiographiques, on détecte des signes ischémiques survenant en dehors de tout effort et de l'accélération du rythme ;
- au cours du syndrome X : une vasoconstriction coronaire transitoire est un mécanisme pathogénique de l'angor survenant chez les patients (fréquemment dans le sexe féminin) avec un test d'effort positif, une scintigraphie myocardique positive, sans sténose visible sur le réseau coronaire à la coronarographie. Une dysfonction microvasculaire intermittente, touchant seulement diverses zones myocardiques pourrait être en cause, témoignant d'une dysfonction endothéliale et d'une hyper-réactivité des artères coronaires [45].

Mécanismes de la vasoconstriction

Pour Maseri, on peut évoquer divers mécanismes physiopathologiques :

- l'action de puissants stimuli causant une vasoconstriction aiguë sur des vaisseaux normaux : endothéline, sérotonine, neuropeptide Y ; un neurotransmetteur sécrété avec l'adrénaline par les terminaisons nerveuses pourrait être en cause [44]. Son effet a été mis en évidence au laboratoire sur des vaisseaux coronaires de calibre < 500 microns. Le rôle spasmogène de l'acétylcholine dotée d'un effet vasoconstricteur paradoxal chez des sujets ayant une dysfonction endothéliale a été mis en évidence chez quelques patients ;

- un effet vasoconstricteur localisé dû à l'impact de l'activation sympathique sur des zones endothéliales lésées, plaques d'athérome quiescentes ou minimes, invisibles à la coronarographie, seulement détectables à l'échographie endocoronaire ;
- l'activation plaquettaire et la libération de facteurs thrombogènes favorisées par des lésions endothéliales, créées par des spasmes répétés. Ces troubles vasomoteurs sont facilités par des circonstances favorisantes : froid intense, phase de récupération après un effort excessif et brutal, choc émotif violent et soudain, ingestion aiguë importante d'alcool associée à un tabagisme, intoxication à la cocaïne, prise d'anabolisants ou chimiothérapie anticancéreuse ;
- les mécanismes moléculaires d'une réponse excessive des cellules musculaires lisses. Ils ont été étudiés sur des modèles animaux étant donné la difficulté d'obtenir des segments coronariens spastiques humains. Des réponses vasoconstrictrices exagérées à la rho-kinase qui régule la phosphorylation des chaînes légères de myosine ont été mises en évidence au laboratoire.

En résumé, la pathogénie des spasmes coronariens demeure controversée. Les mécanismes les plus couramment évoqués dans leur genèse sont un déficit en NO secondaire à une dysfonction endothéliale et à une hyperplasie intimale, causes d'une libération accrue de substances vaso-actives d'endothéline, de sérotonine/thromboxane par des agrégats plaquettaires ou d'un effet spastique paradoxal de l'acétylcholine.

Infarctus du myocarde et artères coronaires normales

Classiquement, l'infarctus du myocarde est la conséquence d'une thrombose coronaire secondaire à la fissuration ou à la rupture d'une plaque athéroscléreuse. Mais quelquefois, l'infarctus survient chez un patient dont les artères coronaires sont « angiographiquement » normales, sans sténose significative ou avec des lésions coronaires minimes. Cette entité pathologique a été décrite il y a plus de 40 ans, dès la pratique des coronarographies dans les syndromes coronariens aigus [46]. Depuis ces descriptions *princeps*, plusieurs travaux ont été consacrés à ce syndrome dont la pathogénie et l'étiologie sont encore discutées [47,48]. Les limites de l'angiographie coronaire, qui ne montre la lumière artérielle que dans deux dimensions, sont bien connues et les progrès actuels de l'imagerie ont depuis peu considérablement réduit la fréquence de ces infarctus qui représentent en fait un cadre très hétérogène. L'échographie endocoronaire, le scanner multicoupe, capables de détecter la présence de sténoses ou de plaques athéromateuses minimes sur des vaisseaux angiographiquement normaux, ont réduit la prévalence de ces accidents coronariens aigus.

Ces accidents coronariens sans sténose significative, définis par des critères angiographiques, méritent-ils d'être individualisés et cette entité pathologique ne va-t-elle pas disparaître avec les progrès technologiques ? Un contexte étiologique particulier et des aspects cliniques et évolutifs caractéristiques lui donnent cependant une certaine unité :

- survenue brutale chez des sujets très jeunes ;
- absence de facteurs de risque ;
- facteur déclenchant ;
- pronostic meilleur que celui des infarctus classiques.

L'enquête étiologique demeure souvent négative. Des spasmes coronaires d'origine diverse (chocs émotifs intenses en particulier) et une thrombose *de novo* sur une artère coronaire normale (au cours d'un état hypercoagulable, d'une intoxication, d'une anomalie artérielle coronaire ou d'une maladie générale) peuvent être impliqués. Dans le sexe féminin, la constatation de troubles vasomoteurs des extrémités ou de migraines doit faire évoquer le rôle du spasme artériel dans la pathogénie de ces infarctus. L'accès migraineux est associé à une augmentation des facteurs prothrombotiques et vaso-actifs : sérotonine et endothéline.

Prévalence

La prévalence de ces infarctus s'est réduite avec l'essor de nouvelles techniques d'exploration, plus performantes que la coronarographie. Dans les premières études, leur prévalence était évaluée à 10–12 %. Actuellement, dans les travaux les plus récents comportant une échographie endocoronaire ou un scanner multicoupe, ces infarctus sur artères normales sont exceptionnels et leur prévalence varie de 1 à 3 %. Une étude angiographique récente fait état sur 1004 coronarographies validées à la phase aiguë de l'infarctus de 2,6 % d'images artérielles sans lésions significatives, pourcentage inférieur aux constatations d'il y a 20 ans [49,50,51]. Dans notre expérience, avant l'échographie endocoronaire, la prévalence de ces infarctus atteignait 6,5 % ; la pratique de cette technique, montrant des lésions invisibles à la coronarographie, a réduit ce pourcentage à 2 %. Pour 45 infarctus classés comme infarctus à coronaires normales, l'écho endocoronaire a détecté 21 fois des images de plaques athéroscléreuses quiescentes ou fissurées avec un remodelage artériel.

Aspects cliniques

Les circonstances d'apparition de ces accidents coronariens aigus sont quelquefois singulières, la douleur thoracique survenant soit après un effort intense et inhabituel chez un sujet non entraîné, soit après un choc émotif majeur à l'occasion d'une catastrophe ou de l'annonce d'un événement dramatique. Le syndrome douloureux peut être masqué par des signes de choc, des lipothymies ou syncopes liées à des arythmies immédiates ou un collapsus. Exceptionnellement, un œdème pulmonaire ou une insuffisance cardiaque dominent le tableau clinique. Si l'incidence de ces infarctus est voisine dans les deux sexes, leur survenue brutale chez des sujets très jeunes, d'âge en général inférieur à 30 ans, peut égarer le diagnostic faisant évoquer à tort une péricardite ou une myocardite aiguë. Dans le sexe féminin, la prise d'œstroprogestatifs associée à un tabagisme important fait penser à un accident coronarien [52]. Dans le contexte social actuel, un tel syndrome douloureux chez un adulte jeune ou un adolescent doit évoquer un infarctus dû à une intoxication à la cocaïne, la prise d'anabolisants, une ingestion massive d'alcool associée à des drogues.

Le tracé électrocardiographique n'a pas de spécificité et les signes varient en fonction de la précocité de l'examen. Dans la première heure, on constate un sus-décalage majeur de ST/T isolé et si le tracé est plus tardif, l'aspect classique avec une onde Q large, supérieure au tiers de l'onde R suivante, avec un sus-décalage de ST>2 mm. Dans quelques cas, il s'agit d'un infarctus sans onde Q avec un sous-décalage important et persistant de ST. Actuellement, la revascularisation précoce par une thrombolyse intraveineuse ou une angioplastie immédiate permet d'éviter l'aspect habituel d'un infarctus transmural.

Le syndrome biologique n'a aucune particularité avec une élévation enzymatique spécifique, un pic élevé de créatine phosphokinase a une valeur double des valeurs normales et une élévation des troponine I et C. Le bilan biologique est complété par dosage de la CRP, du fibrinogène, des différents facteurs de l'hémostase, et on recherche bien sûr un diabète, une dyslipidémie athérogène comme pour tous les autres infarctus.

L'échographie cardiaque, si la revascularisation myocardique n'a pas été immédiate, montre des anomalies de la cinétique ventriculaire avec une akinésie localisée, segmentaire, contrastant avec une cinétique normale ou exagérée du myocarde non nécrosé. On ne constate pas dans le segment infarci d'épaississement myocardique systolique. Les altérations de la fonction ventriculaire chez un patient qui a été revascularisé en urgence sont moins prononcées qu'au cours des infarctus survenus chez des patients plus âgés, athéroscléreux. Le diagnostic différentiel est représenté par un syndrome de ballonisation apicale transitoire du ventricule gauche, syndrome de tako-tsubo qui n'est pas en rapport avec une thrombose coronaire et traduit une sidération myocardique au cours d'un stress.

État du réseau coronaire

L'aspect normal de la coronarographie réalisée dans les 24 ou 48 premières heures individualise ce syndrome. Si elle est réalisée précocement, ce qui est actuellement le cas le plus courant, on peut observer l'occlusion d'un tronc coronarien par un thrombus, moulé par le produit de contraste, le vaisseau est désobstrué par angioplastie. Si le patient a été traité par une thrombolyse intraveineuse, on constate soit une recanalisation complète, soit un thrombus séquellaire avec une opacification rapide ou retardée du segment distal de l'artère en cause.

L'échographie endocoronaire est l'examen de référence. Elle est réalisée à l'aide d'un transducteur de type mécanique, d'une fréquence de 30 ou 40 MHz, tournant à une vitesse de 1800 tours/minute. Le retrait du transducteur est fait automatiquement, à la vitesse constante de 0,5 mm/sec avec enregistrement des images sur cassette S-VHS. L'acquisition des images se fait de la distalité jusqu'à l'ostium de l'artère coronaire concernée. Un thrombus pédonculé, mobile dans la lumière artérielle apparaît comme une masse inhomogène, faite de scintillations punctiformes très brillantes. Une rupture de plaque se traduit par une cavité au sein de la plaque, communiquant avec la lumière artérielle [53]. On peut détecter des plaques hypo-échogènes dites « molles » présentant une réflectivité < 50 % de celle de l'adventice, évoquant une plaque riche en lipides avec une forte cellularité. L'échographie a montré ces aspects d'athérome chez 22 patients les excluant de notre étude.

Si on détecte une plaque, l'échographie permet une étude quantitative de la lésion et des mesures prenant en compte le centre géométrique de l'artère, la longueur et l'épaisseur de la lésion, le remodelage artériel. Par planimétrie, on mesure la surface de la plaque, le comblement athéromateux, le pourcentage de la surface artérielle sténosée.

Le scanner multicoupe représente une évolution technologique majeure de l'imagerie. Le principe est de disposer de plusieurs détecteurs de rayons X (64 détecteurs actuellement). La haute résolution spatiale permet de détecter des plaques minimes de volume de plus en plus réduit. Une méta-analyse de la performance diagnostique du scanner multicoupe comparée à celle de la coronarographie a montré, sur un total de 27 études et l'analyse de 22 800 segments artériels, une sensibilité de 85 % et une spécificité de 93 % (IC 95 %, valeurs de 72 à 89 % et de 90 à 95 %) [54].

Rôle du spasme coronaire

Il a été démontré par des tests provocateurs à l'ergonovine pour six de nos patients. Le spasme a pu être favorisé par l'arrêt brutal d'un traitement par les inhibiteurs calciques dans deux cas. Plusieurs observations font état de spasmes survenus chez des sujets jeunes ayant des artères coronaires normales à l'occasion de chocs émotifs violents, de stress psychologiques intenses. Le tabagisme peut induire des spasmes coronaires par la libération de thromboxane A2 en diminuant la production de prostacycline, stimulant le système adrénergique et augmentant la sécrétion de vasopressine. La majorité des patients des deux sexes présentant des thromboses coronaires aiguës sans athérosclérose patente sont de grands fumeurs et ont une consommation alcoolique majeure (deux cas dans notre série). Le tabac intervient par ses effets toxiques sur l'endothélium vasculaire, l'activation plaquettaire et ses effets pro-agrégants avec réduction de la production locale de NO. L'éthanol et le tabac facilitent une intense activation plaquettaire [55,56].

Thrombose dans le cadre d'un état hypercoagulable

Une thrombose *de novo* sans plaque rompue ou fissurée peut être la conséquence d'un trouble de l'hémostase. Lors du bilan, on peut découvrir :

- une anomalie thrombogène ;
- un déficit en protéine C, en antithrombine III, en facteur XII ;
- une résistance à la protéine C activée ;
- une anomalie de l'activité de l'inhibiteur du tPA.

La mutation du facteur V Leiden, cause génétique la plus fréquente de thrombose veineuse, est quelquefois constatée dans ce contexte de thrombose artérielle. Les sujets porteurs de cette mutation ont une résistance à la protéine C activée. Certains auteurs ont conclu à une augmentation du risque d'infarctus du myocarde lorsque le facteur Leiden et un tabagisme étaient associés. En l'absence de la mutation, le tabagisme multiplie le risque d'infarctus par sept et sa présence multiplie ce risque par douze. La prévalence de la mutation est significativement augmentée chez les sujets jeunes atteints d'infarctus du myocarde à coronaires normales [57].

Contraception et infarctus du myocarde

Les premières observations d'infarctus du myocarde à coronaires normales chez les utilisatrices de pilule contraceptive ont été publiées dès les années 1960 : les contraceptifs oraux contenaient de fortes doses d'œstrogènes qui augmentaient le facteur VII, réduisaient la fibrinolyse et le taux d'antithrombine III.

La réduction des doses d'œstrogènes et la plus grande vigilance du corps médical vis-à-vis des facteurs de risque chez les utilisatrices ont diminué le risque coronarien et vasculaire. L'impact vasculaire et thrombogène de l'association âge–abac–contraception est redoutable et même avec des doses inférieures à 20 μg d'éthynylestradiol, des infarctus du myocarde ont été décrits sur coronaires d'aspect normal. Chez les femmes à risque vasculaire, les modifications engendrées par la pilule œstroprogestative sur les facteurs de coagulation, le métabolisme lipidique et glucidique peuvent faciliter l'athérothrombose. Dans notre expérience, sur dix cas d'infarctus survenus chez des patientes sous contraception orale et consommation tabagique, le réseau coronaire n'était parfaitement normal que quatre fois, des lésions d'athérosclérose précoce étant constatées dans les six autres cas.

Intoxication à la cocaïne

C'est un problème croissant chez les jeunes dans le monde entier. La drogue a un puissant effet vasoconstricteur coronaire, les études animales montrant une réduction du diamètre coronaire de 20 % due à la stimulation des récepteurs alpha. Il apparaît une augmentation des catécholamines, une diminution de la production locale de NO, une sécrétion augmentée d'endothéline, une activation plaquettaire avec production de thromboxane [58]. Le tout est associé à un effet tachycardisant et à une augmentation de la consommation d'oxygène myocardique. Nous avons pu observer un cas chez un homme de 26 ans.

Causes diverses

Les contractions répétées d'un pont myocardique peuvent faciliter l'apparition de lésions endothéliales artérielles et l'apparition de spasmes. Les dissections coronaires peuvent aussi être en cause.

Références

[1] Stora JB. Le stress. Paris : PUF ; 2007.
[2] Miller TQ, Smith T, Turner C et al. A meta analysis review of effects of hostility on public health. Psychol Bull 1996 ; 119 : 322–38.
[3] Marmot M. Psychosocial factors and cardiovascular disease : epidemiogical approaches. Eur Heart J 1988 ; 9 : 690–7.
[4] Brunner E. Stress mechanisms in coronary disease. In : Stress and the heart. London : BMJ Books ; 2002.
[5] Marmot M, Theorell T. Work and coronary disease. In : Stress and the Heart. London : BMJ Books ; 2002, 55–69.
[6] Schnall P, Landsbergis P. Job strain and coronary disease. Ann Rev Public Health 1994 ; 15 : 381–411.
[7] Haines AP, Imeson JD. Phobic anxiety and ischemic heart disease. BMJ 1987 ; 295 : 297–9.
[8] Kawachi J. Prospective Study of phobic anxiety and risk of coronary heart disease. Circulation 1994 ; 89 : 1192–7.
[9] Kawachi I, Sparrow D, Vokonias J. Anxiety and risk of coronary disease. Circulation 1994 ; 90 : 2225–9.
[10] Raab W, Chaplin JP, Bajucz E et al. Myocardial necrosis produced in wild rats by emotional stress. Proc Soc EX Biol 1964 ; 116 : 665–9.
[11] Krantz DS, Santiago JT. Mental stress as a trigger of myocardial ischemia. Cardiol Clinic 1996 ; 14 : 271–87.
[12] Blumenthal JA, Jiang W, Waugh RA et al. Mental stress induced ischemia in the laboratory and ambulatory ischemia in daily life. Circulation 1999 ; 92 : 2102–8.
[13] Merz CN, Krantz DS, Rozanski A. Mental stress and myocardial ischemia. Tex Heart Inst J 1993 ; 20 : 152–8.
[14] Kop JW. Chonic and acute psychological risk factors for coronary heart disease. Psychosom Med 1999 ; 61 : 476–87.
[15] Gulette EC, Blumenthal A, Jiang W et al. Effects of mental stress on myocardial ischemia during daily life. JAMA 1999 ; 277 : 1521–6.
[16] Deanfield JE, Shea M, Kensett M, Selwyn AP et al. Silent myocardial ischemia due to mental stress. Lancet 1984 ; 2 : 1001–4.
[17] Stone PH, Krantz DS, McMahon et al. Relationship among mental stress ischemia and ischemia during daily life : the PIMI study. J AM Coll Cardiol 1999 ; 33 : 1476–84.

[18] Legault SE, Freeman MR, Langer A et al. The pathophysiology and time course of silent ischemia during mental stress. Br Heart J 1995 ; 73 : 242–9.

[19] Yeung AC, Krantz DS, Vekstein VI et al. The effect of atherosclerosis on the vasomotor response during mental stress. N Engl J Med 1991 ; 325 : 1551–6.

[20] Selye H. The stress of life. New York : Mc Graw-Hill ; 1987.

[21] Deedwania PC, Nelson JR. Pathophysiology of silent myocardial ischemia during daily life. Evaluation by simultaneous electrocardiography and blood pressure monitoring. Circulation 1990 ; 82 : 129–304.

[22] Appels A, Mulder P. Excess fatigue as a precursor of myocardial infarction. Eur Heart J 1998 ; 19 : 758–64.

[23] Rozanski A, Blumenthal A, Kaplan J. Impact of psychological factors on the pathogenesis of cardiovascular disease. Circulation 1999 ; 99 : 2192–217.

[24] Soufer R, Burg M. The Heart brain ineraction during emotionally provoked myocardial ischemia. Cleveland Clinic Journal of Med 2007 ; 74 (suppl. 1) : S59–65.

[25] Chang PP, Ford DE, Meoni LA et al. Anger in young men and premature cardiovascular disease. Arch Int med 2002 ; 72 : 1361–7.

[26] Barrick C. Epidemiological evidence for a causal relation between mood disorders and coronary disease. J Affect Disorders 1999 ; 53 : 193–201.

[27] Moller J, Hallquist J, Theorell T et al. Do episodes of anger trigger myocardial infarction. SHEEP Program Heart 2001 ; 86 : 387–90.

[28] Tofler Gh, Stone P. Analysis of possible triggers of myocardial infarction : the MILIS study. Am J Cardiol 1990 ; 66 : 27–33.

[29] Willich SN, Lowel H, Lewis M et al. Triggers and mechanisms of myocardial infarction TRIMM study. N Engl J Med 1993 ; 329 : 1684–9.

[30] Leor J, Kloner RA. The northridge earthquaque as a trigger of myocardial infarction. Am J Cardiol 1996 ; 77 : 1230–2.

[31] Suzuki S, Sakamato S, Miki H et al. Hanshin Awaji earthquaque and acute myocardial infarction. Lancet 1995 ; 345 : 981.

[32] Dobson AJ, Alexander HM. Heart attacks and the Newcastle earthquaque. Med J 1991 Aug ; 137 : 830–6.

[33] Parati G, Antonicelli R. Cardiovascular effects of an earthquaque. Hypertension 2001 ; 38 : 1083–5.

[34] Kaprio J, Rita H. Mortality after bereavement a prospective study of 95647 persons. Am J Public Health 1987 ; 77 : 283–7.

[35] Meise SR, Kutz I, Dayan K et al. Effect of Iraqi missile war on incidence of myocardial infarction in israeli civilians. Lancet 1991 ; 338 : 660–1.

[36] Verrier RL. Life threatening cardiovascular consequences of anger in patients with coronary heart disease. Cardiol Clin 1996 ; 14 : 289–307.

[37] Mittleman MA, Maclure M, Sherwood JB et al. Triggering of acute myocardial infarction by anger. Circulation 1995 ; 92 : 1720–6.

[38] Chockalingam A, Venkasetan S. Estimation of subjective stress in acute myocardial infarction. J Post Gradute Med 2003 ; 49 : 207–10.

[39] Williams JE, Paton C, Siegler I et al. Anger promenes predicts coronary heart disease the ARIC study. Circulation 2000 ; 101 : 2034–9.

[40] Chida Y, Steptoe A. The association of anger and hostility with future coronary heart disease a meta analytic review of prosective evidence. J Am Coll Cardiol 2009 ; 53 : 936–46.

[41] Walters K, Rait G, Petersen I et al. Panic disorder as a risk of new onset coronary disease, myocardial infarction and cardiac mortality. Eur Heart J 2008 ; 29 : 2981–7.
[42] Patterson SM, Krantz DS. Prothrombic effects of environmental stress changes in platelet function, hematocrit and plasma proteins. Psychosom Med 1995 ; 57 : 592–9.
[43] Strike PC, Magid K. Pathophysiological findings process with emotional triggering of acute cardiac events. Proc Nat Acad Sci 2006 ; 103 : 4322–7.
[44] Maseri A, Severi S, De Nes M et al. Variant angina vasospastic myocardial ischemia : pathogenic mechanisms, estimated inincidence and clinical aspects. Am J Cardiol 1978 ; 42 : 1019.
[45] Maseri A, Beltrame JF, Shimokawa H. Role of coronary vasoconstriction in ischemic heart disease. Circ J 2009 ; 73 : 394–403.
[46] Lindsay J, Pichard AD. Acute myocardial infarction with normal coronary arteries. Am J Cardiol 1984 ; 54 : 902–4.
[47] Williams MJA, Restiaux NJ, Low CJ. Myocardial infarction in young people with normal coronary arteries. Heart 1998 ; 79 : 191–5.
[48] Amman P, Marshall S, Kraus M, Schmid L et al. Characteristics and prognosis of myocardial infarction in patients with normal coronary arteries. Chest 2000 ; 117 : 333–8.
[49] Alpert JS. Myocardial infarction with angiographycally normal coronary arteries. Chest 2000 ; 11 : 333–8.
[50] Rioufol G, Finet G, Ginon I. Multiple atherosclerotic plaque rupture in acute coronary syndrome : a three vessel intravascular sound study. Circulation 2002 ; 106 : 804–8.
[51] Widminski P, Stellova B, Groch L. Prevalence of normal coronary angiography in the acute phase of acute myocardial infarction. The PRAGUE study. Can J Cardiol 2006 ; 22 : 1147–52.
[52] Kardasz I, De Caterina R. Myocardial infarction with normal coronary arteries : a condition with multiple etiology and variable prognosis. G Ital Cardiol 2006 ; 7 : 474–86.
[53] Chemarin-Alibelli MJ, Pieraggi MT, Elbaz M et al. Identification of coronary thrombus after myocardial infarction by intracoronary ultrasound compared with histology of tissues sampled by atherectomy. Am J Cardiol 1996 ; 77 : 344–9.
[54] Hamon M, Biondi-Zoccai G, Malagutti P et al. Diagnostic performance of multislice spiral computed tomography of coronary arteries compared with conventional coronary angiography. J Am Coll Cardiol 2006 ; 48 : 1896–910.
[55] DA Costa A, Isaaz K, Faure E et al. Clinical characteristics, aetiological factors and long term prognosis of myocardial infarction with normal coronary angiogram. Eur Heart J 2001 ; 22 : 1459–65.
[56] Rosengren A, Wedel H. Separate and combined effects of smoking and alcohol abuse in middle aged men. Acta Med Scand 1999 ; 223 : 111–8.
[57] Doix S, Jolak M, Laurent Y et al. Facteur Leiden et infarctus du myocarde : à propos d'un cas, revue de la littérature et méta-analyse. Ann Cardiol Angiol 2003 ; 52 : 143–9.
[58] Willams MJ, Stewart RA. Cocaine induced myocardial infarction. Chest 1997 ; 11 : 822–5.

5 Cardiomyopathie de stress, Syndrome du tako-tsubo

Observations

Cas clinique 1

Madame D. est âgée de 62 ans. Alors qu'elle dort profondément, Mme D. est réveillée brutalement une nuit par la gendarmerie : on lui apprend soudainement que ses deux fils âgés de 24 et 18 ans viennent de se tuer au cours d'un accident de voiture. Profondément bouleversée, elle a un malaise lipothymique, s'écroule en pleurs. Dans les minutes qui suivent, elle se plaint de douleurs thoraciques, est de plus en plus oppressée et en quelques minutes s'étouffe et fait progressivement un œdème pulmonaire. Le SAMU est appelé et le médecin de garde constate une tachycardie à 140 bpm, une TA à 90–60 mmHg et, à l'électrogradiogramme, une ischémie sous-épicardique antérolatérale (figure 5.1). La patiente est traitée par dérivés nitrés, aspirine, morphine et diurétiques. Transportée aux soins intensifs en cardiologie, son état clinique s'est améliorée, elle est bouleversée et très choquée. On pense à un infarctus du myocarde compliqué de dysfonction ventriculaire gauche aiguë et à une thrombose de l'artère interventriculaire antérieure. À la coronarographie réalisée en urgence, on a la surprise de constater l'absence de thrombose ou de sténose significative sur le réseau coronarien. La ventriculographie montre une ballonisation apicale du ventricule gauche, une hypercinésie des segments de la base du coeur, une akinésie de l'apex dilaté. Cet aspect et la dysfonction ventriculaire gauche font évoquer un syndrome du tako-tsubo.

La fraction d'éjection ventriculaire est à 32 %, la pression télédiastolique du VG élevée à 22 mmHg. La troponine I est de 1,2 ng/mL, le BNP à 840 ng/mL. Les CKMB sont à un taux normal.

Dans les jours qui suivent, la patiente demeure très déprimée mais, sous traitement comportant du captopril, de l'aténolol, une HBPM, des anxiolytiques, elle s'améliore progressivement sur le plan cardiaque. Une IRM montre des anomalies de la cinétique segmentaire, avec une akinésie des segments médians et apicaux et une hyperkinésie de la base du cœur. À l'étude de la perfusion, on ne constate ni hypersignal, ni anomalie de la perfusion, ni rétention du gadolinium. La patiente est régulièrement suivie sur le plan cardiologique. Les signes d'insuffisance ventriculaire gauche régressent, la fonction ventriculaire gauche s'améliore et, à l'échocardiographie, la fraction d'éjection s'améliore en quelques semaines, passant de 30 à 45 % et au 3e mois à 58 %. L'électrocardiogramme montre des ondes T négatives mais moins profondes dans le territoire

Stress, dépression et pathologie cardiovasculaire

antérieur, sans onde Q pathologique. Mme D. demeure sous aténolol, aspirine, captopril, anxiolytiques. Elle est confiée à un psychiatre qui décide de l'hospitaliser dans son service vu l'importance du syndrome dépressif. Revue au 6e mois, elle va bien au plan cardiologique avec l'absence d'angor, de dyspnée d'effort, d'arythmie. Le tracé électrique est normal, l'échocardiographie montre la disparition de la ballonisation apexienne, une cinétique ventriculaire normale, une FE ventriculaire à 62 %. La malade poursuit les bêtabloquants, son traitement antidépresseur.

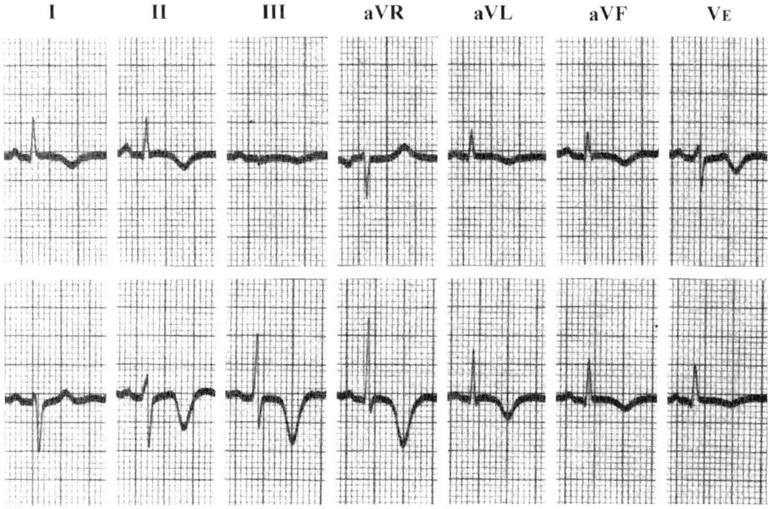

Figure 5.1
Ischémie sous-épicardique antérieure.

Cas clinique 2

Madame LO., 64 ans, vit dans un pavillon isolé à la campagne, près de Toulouse. Alors qu'elle est seule dans sa maison, son époux étant allé faire des courses, la sonnerie de la porte d'entrée retentit. Elle ouvre et se trouve en présence de deux individus intervenant selon leurs dires pour l'EDF. Elle les laisse entrer et est menacée d'un couteau par l'un d'entre eux. Elle est vivement allongée sur le sol, on lui réclame de l'argent, sa carte de crédit si elle en possède une. Mme LO. crie, se débat et reçoit des coups de poing et de pied, les menaces avec le couteau continuent. Elle refuse de répondre, les assaillants continuent à la frapper, se précipitent dans sa chambre, renversent les meubles, fouillent dans les tiroirs, découvrent une somme d'argent, prennent des bijoux, arrachent les fils du téléphone et s'enfuient rapidement en voiture. Cette femme se relève difficilement avec une plaie du visage, ressent plusieurs malaises. Son mari la retrouve très choquée se plaignant de douleurs thoraciques intenses, irradiant dans le dos et les bras. Le SAMU intervient et la transporte dans une clinique cardiologique. À l'entrée, la patiente a des douleurs thoraciques rétrosternales intenses, mal calmées par la trinitrine a une tachycardie sinusale à 120 bpm, une TA à 100-75 mmHg. Le tracé électrique montre une ischémie lésion sous-épicardique antérieure (figure 5.2). La troponine I est à 1,2 ng/ml. On pense à un infarctus antérieur en voie de constitution. La patiente subit une coronarographie qui montre un réseau coronarien normal, sans sténose athéromateuse significative. La ventriculographie met en évidence une ballonisation apicale du ventricule gauche, une akinésie des segments apicaux, une contractilité normale de la base. La patiente est traitée par aspirine, héparine à bas poids moléculaire, bêtabloquants, trinitrine par voie veineuse et sédatifs. Les douleurs disparaissent en quelques heures. L'état clinique s'améliore, le bilan biologique montre un taux de CPK normal, les transaminases sont normales, la troponine I à 0,5 ng/ml L'échocardiographie retrouve une dysfonction ventriculaire gauche, une akinésie apicale, une altération de la fonction ventriculaire avec une FE à 34 %. Le traitement est poursuivi, on assiste une réduction des altérations électriques, mais il persiste une ischémie sous-épicardique antérieure.

La surveillance échographique constate la régression progressive de la dilatation de l'apex ventriculaire et la fraction d'éjection ventriculaire s'améliore progressivement : 45 %, puis 52 % au 5e mois. La patiente demeure sous aspirine, bêtabloquants, captopril. Le tracé électrique se normalise. Une épreuve d'effort ne montre aucune altération du tracé électrique et une scintigraphie d'effort est normale, n'objectivant aucune anomalie de la perfusion.

Les cardiomyopathies de stress, décrites en 1991 par des auteurs japonais, représentent une nouvelle affection cardiaque caractérisée par la survenue brutale d'une dysfonction ventriculaire gauche, réversible, se produisant à la suite d'un événement dramatique brutal, d'un stress psychologique ou physique intense [1, 2]. Cette affection est décrite dans la littérature sous diverses dénominations : ballonisation apicale du ventricule gauche, *broken heart syndrome*, ampulla cardiomyopathie ou syndrome du tako-tsubo, faisant référence à la déformation aiguë du ventricule gauche ressemblant à un piège à pieuvres utilisé au Japon [3, 4]. De nombreux cas ont été rapportés au Japon, puis aux États-Unis et enfin en Europe, laissant penser que cette pathologie, rare mais non exceptionnelle, a été longtemps méconnue [5, 8]. Les principales caractéristiques de ces observations sont leur prédominance féminine, leur début brutal évoquant un infarctus du myocarde, la gravité immédiate de la dysfonction ventriculaire et sa réversibilité totale dans la majorité des cas. Les angiographies, réalisées en urgence, montrent l'absence de thrombose artérielle et d'athérosclérose significative sur les principaux troncs coronariens.

Abe et Kondo ont proposé récemment deux critères majeurs et trois critères mineurs pour confirmer le diagnostic de cette nouvelle entité pathologique [9].

Figure 5.2
ECG. Ischémie sous-épicardique antérolatérale.

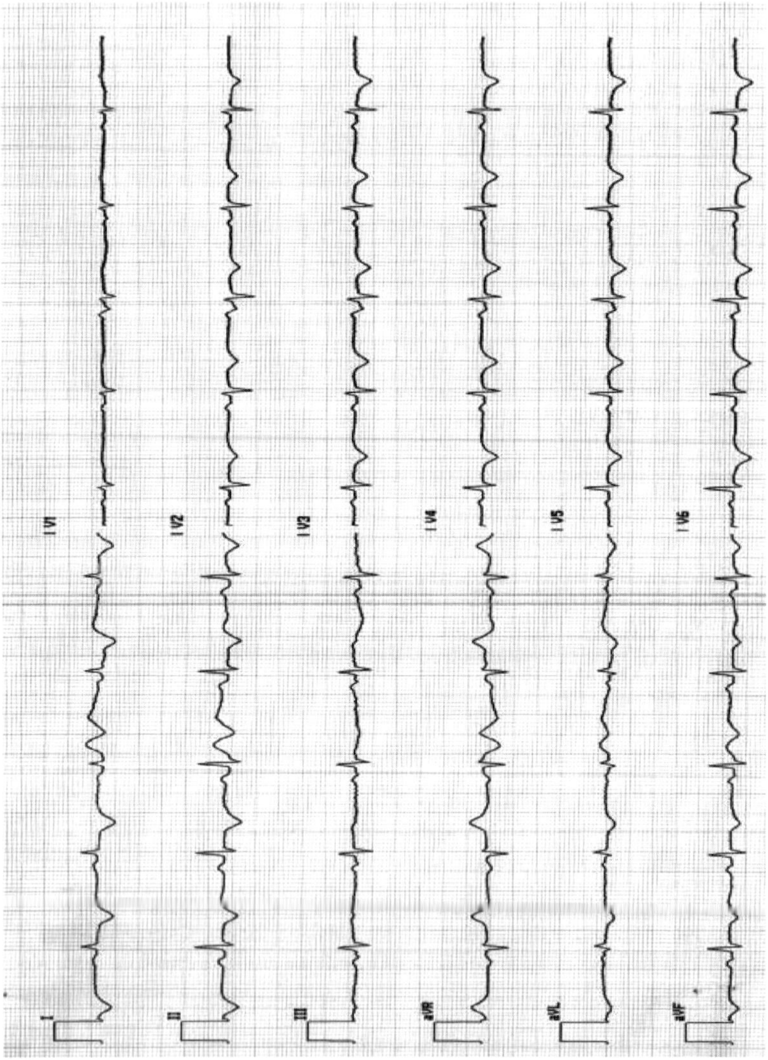

Les critères majeurs sont :

- la ballonisation apicale réversible du ventricule gauche ;
- les anomalies de l'électrocardiogramme mimant un syndrome coronarien aigu.

Les critères mineurs sont :

- le stress physique ou psychique comme facteur déclenchant ;
- l'élévation modérée des marqueurs biologiques ;
- la douleur thoracique ou la dysfonction ventriculaire gauche.

Plusieurs mécanismes physiopathologiques ont été proposés pour expliquer les aspects cliniques, angiographiques et évolutifs de ce syndrome. On évoque un spasme coronarien à l'étage microvasculaire, des anomalies de la fonction microcirculatoire, la toxicité sur les myocytes de la libération brutale de catécholamines.

Nous avons pu observer 12 cas concernant des femmes d'âge moyen de 56 ans, sans antécédent pathologique cardiovasculaire majeur, hospitalisées pour une douleur thoracique prolongée ou une insuffisance cardiaque aiguë.

Les signes cardiaques étaient consécutifs à des traumatismes psychologiques soudains et intenses : décès brutaux et inattendus de proches parents, terreurs soudaines à l'occasion de circonstances dramatiques, agressions, inondations, etc. Les manifestations cardiaques sont survenues dans les suites immédiates du choc psychologique ou affectif. Toutes les patientes ont été hospitalisées en unités de soins intensifs, ont subi une surveillance de leur électrocardiogramme, des dosages enzymatiques et biologiques habituels, une coronarographie et une ventriculographie gauche, une échocardiographie à la phase aiguë. À leur sortie de l'hôpital, elles ont été soumises à des contrôles cliniques, électriques, biologiques et échocardiographiques pendant plusieurs mois.

Incidence

L'incidence et la prévalence de ces atteintes myocardiques sont encore méconnues. Depuis quelques années, le nombre d'observations publiées ne cesse d'augmenter. Pour Bybee, cette affection est identifiée dans 2 % environ des syndromes coronariens aigus avec sus-décalage du segment ST, hospitalisés dans son institution entre 2000 et 2003 [7]. Pour les auteurs japonais, l'incidence de ces cardiomyopathies se situe entre 1,5 et 2,2 % des hospitalisations réalisées en urgence pour infarctus aigus. Akai constate ces observations de ballonisation apicale du ventricule gauche chez 2 % des patientes hospitalisées pour une insuffisance cardiaque aiguë lors d'un tableau d'infarctus du myocarde. Dans notre expérience, ces cardiomyopathies aiguës ne représentent qu'environ 0,5 % des cas d'hospitalisation pour syndrome coronarien. Dans des séries françaises, l'incidence se situe entre 0,7 et 1 % par des syndromes coronariens aigus.

Toutes les études soulignent la très nette prédominance féminine de ces atteintes cardiaques : 88,8 % des observations concernent des femmes ménopausées entre 50 et 80 ans, l'âge moyen se situant dans les divers travaux analysés entre 58 et 77 ans [5, 10, 11].

Dans les séries publiées, 2,7 % seulement des malades ont un âge inférieur à 50 ans, une de nos patientes avait 41 ans. La prévalence des facteurs de risque n'est pas toujours mentionnée et varie en fonction de l'âge des patientes. Le tabagisme, l'hypertension artérielle et le diabète sont constatés respectivement dans 26,5 %, 22,8 % et 11 % des cas en moyenne. Dans notre expérience, les deux patientes les plus âgées avaient été traitées pour une hypertension modérée et une dyslipidémie, les autres n'avaient pas de facteur de risque cardiovasculaire.

Le facteur déclenchant peut être un stress psychologique ou physique. Les stress émotionnels les plus fréquemment mentionnés sont le décès brutal d'un proche, une agression, une colère violente, une altercation, la survenue d'une catastrophe naturelle, une perte financière importante. Les stress physiques sont une douleur prolongée intense, une intervention chirurgicale importante extracardiaque, la prise de cocaïne. On a rapporté des syndromes de tako-tsubo lors de douleurs viscérales intenses au cours de pancréatite aiguë, d'un pneumothorax spontané, de coliques néphrétiques, de fracture des membres. Quelques observations concernent des ballonisations apicales secondaires à des traumatismes crâniens importants, des hémorragies méningées ou des accidents vasculaires cérébraux hémorragiques [8, 11]. Exceptionnellement, on ne constate aucun épisode déclenchant physique ou psychique, ces observations très rares faisant surtout évoquer une myocardite aiguë (tableau 5.1).

Tableau 5.1
Causes du stress lors du syndrome de tako-tsubo

Stress émotionnel	Stress physique
Décès d'un conjoint ou d'un proche	Intervention chirurgicale
Catastrophe naturelle	Douleur intense
Agression	Traumatisme, fracture des membres
Perte financière brutale	Pneumothorax spontané
Divorce	Pancréatite aiguë
Inondation	Épilepsie
Annonce d'une maladie gravissime	Cocaïne
Exposition au froid	
Peur intense	

Manifestations cliniques

Le motif de l'hospitalisation est, dans la majorité des cas, un intense syndrome douloureux thoracique évoquant soit une crise angineuse, soit un infarctus du myocarde brutal. La crise douloureuse survient au repos, mais elle est toujours en rapport avec une cause déclenchante, physique ou psychique [4–7, 10]. Le plus souvent, il s'agit d'un traumatisme psychique et affectif brutal (annonce du décès soudain d'un proche). Les symptômes ont été provoqués par l'annonce du décès de deux enfants au cours d'un accident de la circulation pour un de nos cas (*cf.* cas clinique 1, p. 117), et par l'épouvante après une explosion importante survenue dans la cité pour deux autres cas. Les agressions sont en cause dans deux cas (figures 5.3 et 5.4). Une dyspnée aiguë et intense démasque l'atteinte myocardique dans 17 à 27,7 % des cas dans la littérature. Six de nos patientes ont été hospitalisées pour un syndrome douloureux précordial intense, trois autres pour une dyspnée aiguë avec sub-œdème pulmonaire, enfin pour une syncope précédée de palpitations dans le dernier cas. Une insuffisance cardiaque sévère avec œdème pulmonaire immédiat est observée dans 27,7 % des cas [7, 10]. Les symptômes cliniques peuvent être plus discrets, simple malaise avec nausées et sueurs, quelquefois palpitations avec lipothymies [6, 7, 10]. Des manifestations cliniques très graves ont été rapportées : choc cardiogénique (4,2 % des cas), syncope (1,7 % des cas) ou arrêt circulatoire dû à une fibrillation ventriculaire. Une fibrillation auriculaire paroxystique avec lipothymies est mentionnée, mais cette arythmie paraît exceptionnelle.

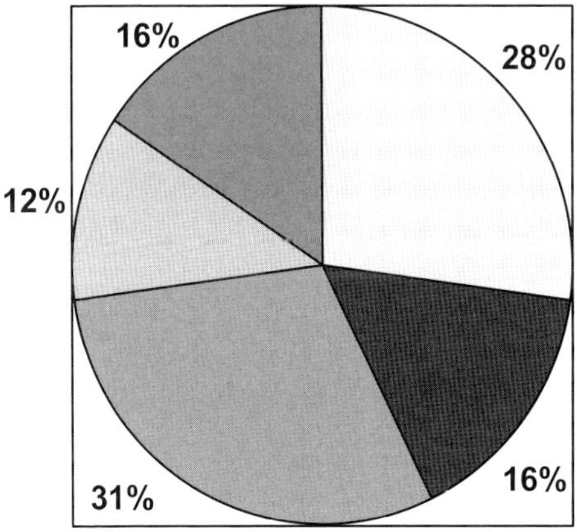

Figure 5.3
Circonstances d'apparition.
Décès d'un proche : 28 % ; agression : 16 % ; catastrophe naturelle : 31 % ; choc émotif : 12 % ; douleur intense : 16 %.
D'après P. Gianni. Eur Heart, J 2006 ; 27 : 1523-9

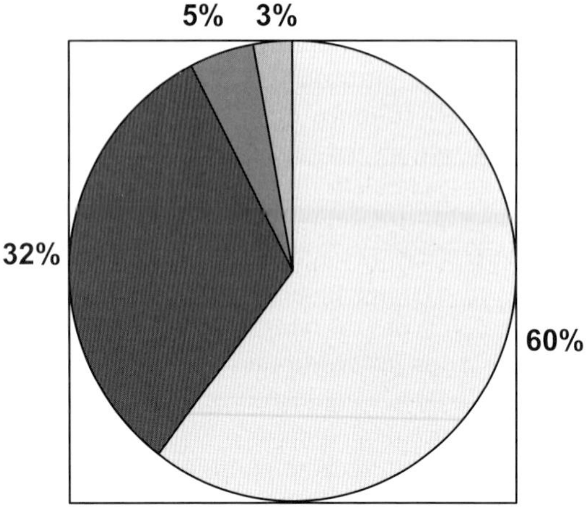

Figure 5.4
Aspects cliniques. Angor prolongé : 60 % ; IVG : 32 % ; OAP : 5 % ; arythmie : 3 %.
D'après : J.-P. Bounhoure. Bul Acad Nat Med 2009 ; 193 : 895- 907

Aspects électrocardiographiques et données biologiques

Les altérations électrocardiographiques les plus courantes concernent la repolarisation ventriculaire avec un sus-décalage du segment ST dans les dérivations précordiales antérieures chez 81 % des malades. Ces anomalies sont observées plus rarement dans le territoire inférieur : intervalle de confiance, 95 % : 76,4 à 85,9 % (encadré 5.1). Dans nos dix observations, on a constaté des inversions profondes et diffuses de l'onde T, touchant tous les territoires, anomalie retrouvée dans les séries publiées dans 64 % des cas (*cf.* cas cliniques 1 et 2 : figures 5.1 et 5.2). Des petites ondes Q, peu profondes et transitoires, apparaissent plus rarement, dans 6 à 30 % des cas [7, 10]. Un allongement de l'espace QT est fréquemment constaté, atteignant en moyenne 500 à 520 ms (510 ms en moyenne pour nos patientes). Ces anomalies électriques persistent pendant

Encadré 5.1

ECG

- Signes en faveur d'une ischémie aiguë :
  - sus-décalage du segment ST : 40 % des cas ;
  - ischémie sous-épicardique étendue : 50 % des cas ;
- Troubles conductifs : 3 %.
- Allongement de l'espace QT > 500 ms.
- Arythmies diverses : 5 %.
- Résolution des signes ECG en quelques semaines.

plusieurs jours ou semaines, s'atténuent progressivement avec le temps. Elles peuvent persister après normalisation de la fonction ventriculaire gauche.

Les examens biologiques sont perturbés, mais les taux des biomarqueurs cardiaques et les modifications enzymatiques n'atteignent pas les niveaux constatés dans les infarctus du myocarde transmuraux. On constate une augmentation modérée des enzymes cardiaques et des troponines I ou T [7, 10, 11]. Les CKMB sont en général légèrement élevées, 65 % des malades ont des taux supérieurs à la normale. Dans notre expérience, le taux de CPK est en moyenne de 320 ± 125 UI/L ($N < 140$ UI/L). Les taux de troponine I sont positifs dans notre série de patients (2,2 ng/mL en moyenne), moins élevés toutefois que dans l'infarctus transmural. Les taux de troponine peuvent être rigoureusement normaux dans un faible pourcentage de cas. La cinétique des marqueurs biologiques est différente de celle des infarctus du myocarde, les taux revenant rapidement à la normale. Le BNP est augmenté à la phase aiguë en fonction du degré de la dysfonction ventriculaire gauche.

Le dosage des catécholamines plasmatiques donne des résultats discordants. Wittsein *et al.* rapportent des taux plasmatiques élevés, 10 à 30 fois supérieurs aux valeurs normales ou à celles observées dans l'infarctus du myocarde. Mais, dans d'autres publications, les taux plasmatiques sont normaux ou faiblement augmentés. Il semble que la pratique tardive des dosages, assez loin du syndrome aigu dans beaucoup de cas, peut expliquer ces différences d'une étude à l'autre.

Cathétérisme cardiaque et coronarographie

Les patients atteints de ballonisation apicale du ventricule gauche n'ont jamais d'obstruction ou de thrombose d'un tronc principal coronaire ou de lésion artérielle significative, supérieure à 50 % de la lumière artérielle.

Dans 80,6 % des cas publiés, le réseau artériel est angiographiquement normal [7–10] (figure 5.5). Dans quelques cas, les auteurs mentionnent, chez des patientes âgées, des anomalies pariétales athéromateuses non significatives du réseau coronarien. Un gradient de pression intraventriculaire gauche est constaté dans 16 % des cas. On constate une altération de la fonction ventriculaire gauche avec une élévation de la pression télédiastolique, une diminution de la fraction d'éjection qui se situe en moyenne entre 29 et 49 % [7, 10, 11]. Dans notre série, la fraction d'éjection (FE) est en moyenne à $38 \pm 4,3$ % (encadré 5.2). Tous les patients ont une dyskinésie ventriculaire gauche plus ou moins prononcée, avec une anomalie caractéristique, définie par une ballonisation apicale due à une akinésie des deux tiers de l'apex du ventricule gauche, associée à une hypercontractilité, une hypercinésie des parois antéro- ou inférobasales. Ces anomalies de la contractilité à la phase aiguë ne correspondent pas à un territoire coronarien systématisé. La répétition des

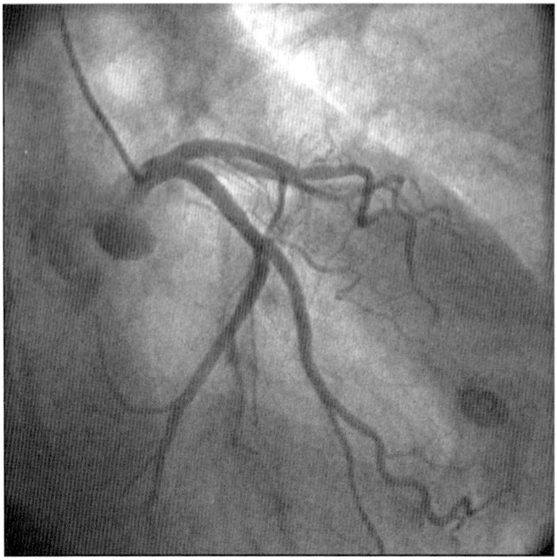

Figure 5.5
Coronarographie normale de la patiente présentée dans le cas clinique 1.

Encadré 5.2

Hémodynamique des cardiomyopathies

Dysfonction VG constante :

- élévation de la PTD VG : 35 mmHg ± 4,5 en moyenne ;
- élévation des pressions pulmonaires : 35–40 mmHg ;
- réduction de la fraction d'éjection du VG :
  - 32 % en moyenne dans notre série,
  - 25 à 36 % dans la littérature ;
- dans 15 à 20 % des cas, gradient de pression intraventriculaire gauche.

explorations montre la réversibilité de l'atteinte ventriculaire avec une amélioration rapide en 3 à 5 semaines : les altérations des zones apicales et médioventriculaires s'atténuent pour disparaître complètement. Le ventricule en télédiastole ressemble au tako-tsubo avec un collet étroit et un apex très arrondi et dilaté (encadré 5.3 et figures 5.6 à 5.8). Dans quelques cas, on observe un obstacle dynamique avec une hypercontractilité médioventriculaire. On parle de tako-tsubo inversé. Un effet de succion du feuillet mitral antérieur, contre le septum interventriculaire, crée un obstacle dynamique.

Encadré 5.3

Angiographie

- Réseau coronarien normal dans 85 % des cas.
- Lésions non significatives pour 15 % des patients.
- Spasme coronaire dans 15–20 % des cas pour les auteurs japonais.
- Ballonisation apicale avec persistance de la contractilité basale ou hypercontractilité.
- Apex dilaté, arrondi, collet étroit, plus ou moins hyperkinétique, forme de piège à pieuvres.

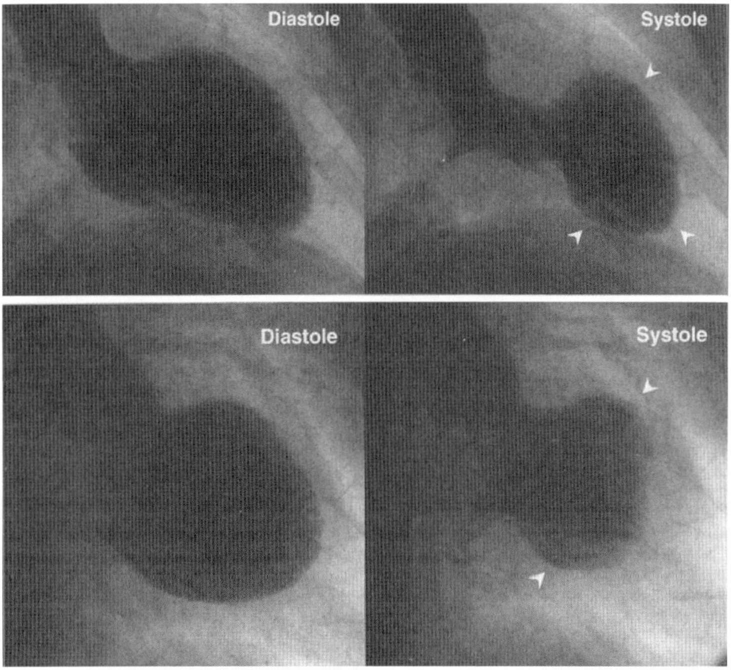

Figure 5.6
Aspect angiographique du ventricule gauche.

L'échocardiographie détecte les altérations de la cinétique ventriculaire, une réduction de la fraction d'éjection, mais la visualisation précise de l'apex peut être difficile. Plus rarement, on a décrit une forme particulière avec une hypocinésie ou akinésie des segments moyens du ventricule et une hypercinésie de l'apex (figure 5.9).

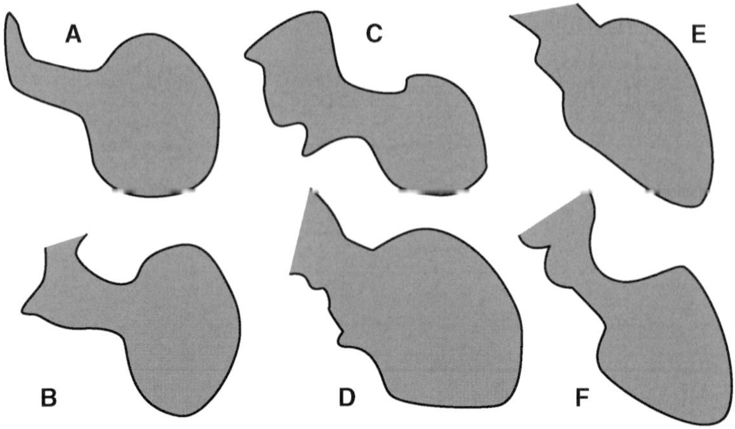

Figure 5.7
Schémas reproduisant la déformation du ventriculogramme lors d'une cardiomyopathie de stress.

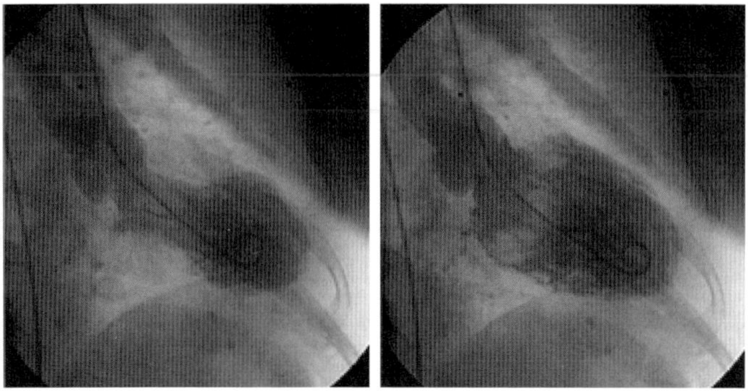

Figure 5.8
Ballonisation du ventricule gauche.

Une évaluation de la fonction endothéliale avec recherche d'un spasme coronarien a été souvent pratiquée. L'incidence d'un spasme coronaire après test à l'ergonovine ou acétylcholine varie de 25 à 70 % des cas portant sur un ou plusieurs vaisseaux.

La tomoscintigraphie myocardique, réalisée à la phase aiguë, peut être strictement normale. Dans 30 % des cas, elle montre une réduction de la perfusion et un défaut de fixation dans les territoires apexiens et médio-ventriculaires, réversible sous vasodilatateurs, témoignant pour Bybee d'une réduction distale du flux coronaire, correspondant à un trouble de la microcirculation d'origine spastique [7].

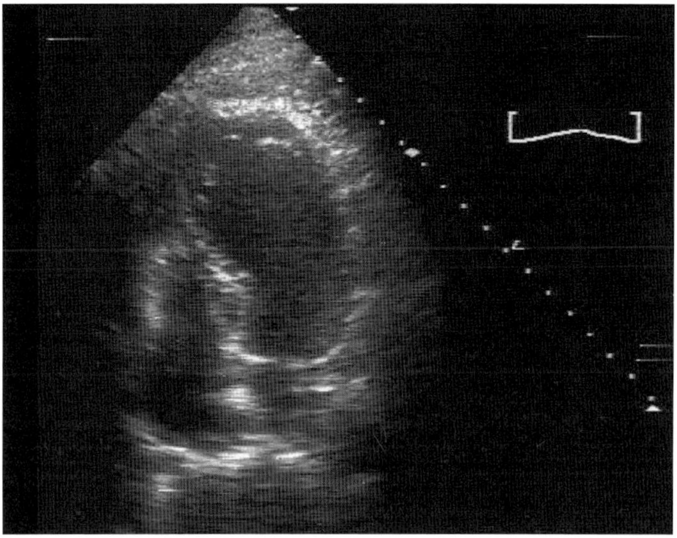

Figure 5.9
Échocardiographie d'une cardiomyopathie de stress. Ballonisation apicale.

Résonance magnétique nucléaire cardiaque (IRM)

L'IRM cardiaque apporte une information morphologique et fonctionnelle qui, associée aux autres arguments cliniques et paracliniques, permet de poser le diagnostic positif de syndrome de tako-tsubo et d'éliminer les principaux diagnostics différentiels (infarctus du myocarde et myocardite aiguë) [12, 13] (encadré 5.4 et figure 5.10).

Encadré 5.4

Ciné-IRM

- Altération de la cinétique du VG.
- Akinésie ou dyskinésie des segments médians et apicaux et hyperkinésie de la base du cœur.
- Étude de la perfusion : pas d'hypersignal, absence de stase ou de rétention du Gadolinium.

Lorsque le diagnostic de tako-tsubo est suspecté, l'IRM cardiaque permet de confirmer les anomalies de cinétique segmentaire par l'acquisition de séquences de ciné-IRM, montrant un aspect typique de ballonisation apicale en systole, induit par l'akinésie ou dyskinésie de l'ensemble des segments médians et apicaux, avec hyperkinésie des segments de la base. Ces anomalies de

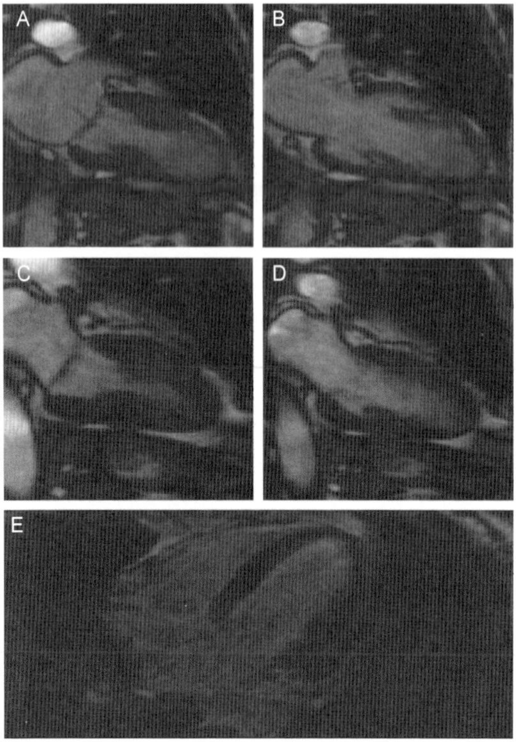

Figure 5.10
Imagerie de résonance magnétique nucléaire.

cinétique segmentaire sont d'autant plus suspectes qu'elles ne correspondent pas à un territoire vasculaire d'un tronc coronaire épicardique.

L'absence d'atteinte vasculaire systématisée est confirmée par une étude de perfusion après injection de Gadolinium, qui montre une homogénéité de rehaussement sur l'ensemble des territoires vasculaires myocardiques. Il n'y a pas de prise de contraste retardée comme dans les nécroses myocardiques ou les myocardites aiguës.

L'IRM cardiaque permet par ailleurs de préciser l'absence ou la présence de thrombus intraventriculaire en regard des zones d'akinésie–dyskinésie.

En plus d'une information fonctionnelle, l'IRM cardiaque apporte une information morphologique par la réalisation de séquences d'acquisition tardive à la recherche de zones de rétention de Gadolinium. La plupart des processus pathologiques induisent une augmentation de l'espace interstitiel au sein du myocarde soit :

- comme dans l'infarctus par un processus de nécrose (à l'origine d'une zone d'œdème secondairement remplacée par une zone de fibrose) ;

- comme dans la myocardite par un processus inflammatoire.

Le Gadolinium a une faible rémanence vasculaire et une forte diffusion interstitielle qui explique qu'après injection, les zones pathologiques apparaissent en hypersignal en comparaison aux zones saines, du fait d'une diminution de la clairance du Gadolinium dans l'interstitium des zones pathologiques sur les séquences d'acquisition tardive. Dans le tako-tsubo, l'absence de véritable lésion myocytaire, confirmée par la faible ascension des marqueurs de nécrose myocardique et le caractère transitoire de l'atteinte, explique l'absence de stase du Gadolinium au sein du myocarde. L'IRM cardiaque permet ainsi de faire le diagnostic différentiel avec un infarctus du myocarde où apparaîtrait un hypersignal sous-endocardique ou transmural en fonction de l'importance de la zone de nécrose et une myocardite avec un hypersignal sous-épicardique, stigmate du processus inflammatoire.

Certains travaux ont cependant rapporté dans de rares cas la possibilité d'un rehaussement sous-endocardique mais dont l'étendue s'est toujours avérée être inférieure aux zones d'anomalie de cinétique segmentaire.

Pronostic

En dépit de complications sévères lors de la phase initiale, dues à des troubles rythmiques ou à un choc cardiogénique, l'évolution du syndrome est en général satisfaisante : la dysfonction systolique, les signes d'insuffisance cardiaque et les altérations de la cinétique ventriculaire disparaissent en quelques semaines (figures 5.11 et 5.12). Dans

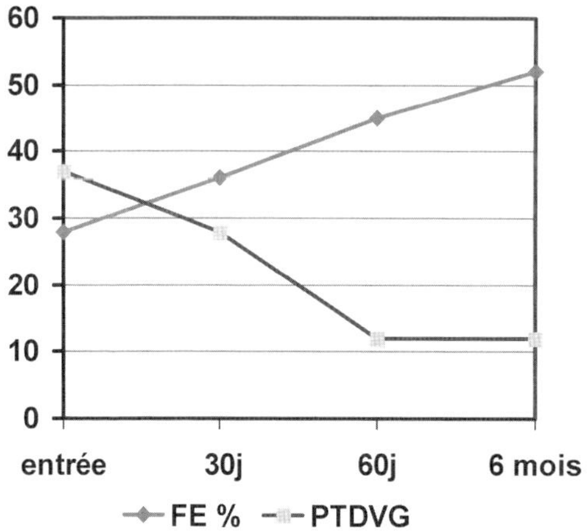

Figure 5.11
Évolution de la fonction VG à l'échographie dans les dix observations.
D'après J.-P. Bounhoure. Bul Acad Nat Med 2009 ; 193 : 895-907

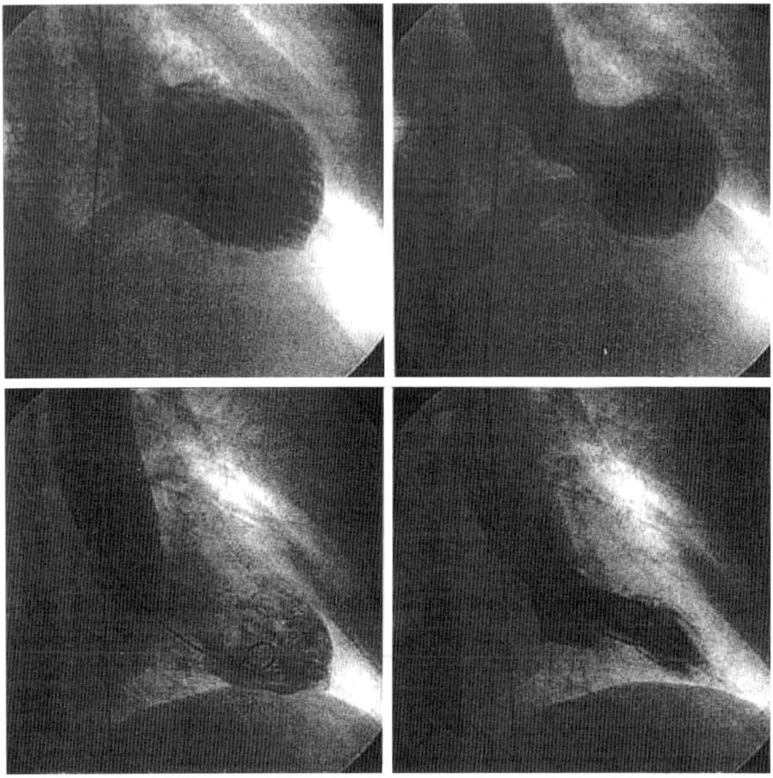

Figure 5.12
Normalisation de la ventriculographie au cours du suivi.

notre expérience, les signes de stase pulmonaire ont disparu rapidement avec un traitement diurétique et la récupération complète de la fonction ventriculaire a été constatée en 2 à 3 mois. Aucune récidive clinique n'a été observée, toutes les patientes sont restées en classe fonctionnelle I de la NYHA. Quand l'hospitalisation est motivée par un syndrome douloureux thoracique, celui-ci cède rapidement et les douleurs disparaissent avec le traitement anti-ischémique. La mortalité est la conséquence de complications dramatiques initiales : fibrillations ou tachycardies ventriculaires, blocs auriculoventriculaires, choc cardiogénique [8]. Dans quelques cas, on rapporte des morts subites inexpliquées, des thrombus intraventriculaires gauches, des ruptures du cœur. On a rapporté des complications emboliques à la phase subaiguë, dues à la présence de thrombose intraventriculaire gauche. Les récidives sont possibles, mais elles ont été rarement observées : on fait état environ dans 3 % des cas de récurrences du syndrome dans des délais allant de 15 jours à 4 ans [14].

Diagnostic différentiel

Dans tous les cas, la présentation clinique fait obligatoirement penser à un infarctus du myocarde : l'association d'une douleur thoracique à des altérations de la repolarisation sur le tracé électrique évoque immédiatement ce diagnostic et impose une coronarographie en urgence. C'est donc la constatation d'un réseau coronarien normal et la déformation du ventricule qui font découvrir la cardiomyopathie. Les relations entre un traumatisme psychologique important et le syndrome douloureux doivent, aujourd'hui, faire évoquer une cardiomyopathie de stress, surtout dans le sexe féminin. Les moindres élévations des CKMB, des troponines I et T sont aussi des arguments à retenir contre une nécrose ischémique du myocarde due à une thrombose coronaire. Les difficultés majeures concernent les infarctus du myocarde avec coronaires angiographiquement normales : les altérations enzymatiques sont plus importantes et prolongées que dans les cardiomyopathies de stress et les anomalies de la cinétique ventriculaire sont différentes. L'IRM montre dans ces cas des signes de nécrose sous-endocardique avec un hypersignal et un rehaussement tardif après Gadolinum permettant le diagnostic (encadré 5.5).

Encadré 5.5

Critères du diagnostic (Mayo Clinic)

- Akinésie ou dyskinésie aiguë des segments apicaux et moyens du VG avec des anomalies de la cinétique s'étendant au-delà du territoire d'une seule artère coronaire.
- Absence de maladie coronaire obstructive ou d'évidence de rupture d'une plaque athéroscléreuse à la coronarographie.
- Modifications ECG nouvelles (élévation de ST ou inversion de T).
- Absence de traumatisme cérébral, de saignement intracrânien, de phéochromocytome, de myocardite, de cardiomyopathie hypertrophique, d'athérosclérose coronaire sévère.

Les formes atypiques, douloureuses, infarctoïdes des myocardites aiguës ressemblent au plan clinique à ces ballonisations apicales du ventricule gauche, mais on n'observe jamais dans les myocardites la déformation évocatrice, caractéristique du ventricule ; on constate plutôt une dilatation cavitaire et une hypocinésie globale. De plus, le contexte infectieux ou viral et les signes inflammatoires font défaut dans les cardiomyopathies de stress.

Les biopsies myocardiques, rarement pratiquées, ne montrent pas d'infiltrat inflammatoire. Les critères retenus pour une cardiomyopathie de stress sont donc :

- un facteur déclenchant brutal, surtout un choc affectif, une terreur soudaine ou une agression ;
- des altérations typiques de la cinétique ventriculaire non localisées à un territoire coronarien, associant hypercontractilité et akinésie de l'apex ventriculaire ;
- des altérations du segment ST/T sans onde Q ;
- l'absence de phéochromocytome et de contexte infectieux ou viral ;
- la réversibilité et la récupération clinique et angiographique en quelques semaines.

C'est le groupement de ces faits pathologiques qui constitue, avec le caractère normal de la coronarographie, la base du diagnostic. Quant au spasme coronaire, il s'agit autant d'un élément physiopathologique des cardiomyopathies de stress que d'un diagnostic différentiel.

Physiopathologie

La physiopathologie de tels syndromes est encore controversée et plusieurs mécanismes ont été évoqués pour expliquer la brutalité et la réversibilitéde ces altérations de la fonction ventriculaire gauche :

- une sidération myocardique brutale liée à la libération importante de catécholamines lors d'un stress brutal, un événement soudain bouleversant ;
- une sidération ischémique myocardique entraînée par un spasme coronarien ou des microspasmes touchant la distalité de plusieurs artères coronaires ;
- un infarctus du myocarde « avorté » incomplet, après une thrombose coronaire spontanément résolutive, sur un réseau coronarien d'aspect angiographique sain. Mais l'absence de modification des marqueurs d'ischémie ou de nécrose myocardique s'inscrit contre cette hypothèse.

La première hypothèse s'appuie sur des arguments cliniques et anatomiques. Les nombreuses similitudes cliniques, électriques, anatomiques entre les manifestations cardiaques des crises aiguës du phéochromocytome et les cardiomyopathies de stress évoquent un orage catécholergique [15, 17]. Les dosages plasmatiques des catécholamines, rarement effectués, montrent des taux élevés. Comme on l'a déjà précisé, Wittstein *et al.* ont souligné que les concentrations de catécholamines chez les patients avec syndrome de tako-tsubo étaient largement supérieures à celles de patients hospitalisés pour infarctus. Il faut effectuer une coronarographie en urgence comme devant tout syndrome coronarien aigu, le diagnostic de cardiomyopathie de stress est un diagnostic d'exclusion [12].

Sur des biopsies myocardiques ou à l'autopsie, on met en évidence des lésions de dégénérescence myofibrillaire ou des *contraction band necrosis*, semblables à celles décrites dans le phéochromocytome [16]. Des études expérimentales chez des rats soumis à des stress majeurs ont permis de constater des lésions analogues [17]. Les catécholamines circulantes, outre leur toxicité myocardique, favoriseraient une vasoconstriction aiguë intéressant préférentiellement l'apex du ventricule gauche [18]. La localisation apicale des anomalies de la contractilité pourrait s'expliquer par la forte concentration des récepteurs adrénergiques à ce niveau. De plus, ayant une texture particulière avec une structure moins épaisse que les autres régions du ventricule, l'apex a une moindre élasticité qui facilite l'expansion de la cavité (encadré 5.6). Des biopsies myocardiques ont permis de constater des anomalies structurales carctérisées par une une augmentation des protéines de la matrice extracellulaire (fibronectine et collagène -1) avec une désorganisation des protèines contractiles. Ces altérations disparaissent après la récupération clinique [19].

Encadré 5.6

Pathogénie

- Toxicité directe des catécholamines sur les myocytes.
- Nécrose de contraction en bandes comme celles obtenues par perfusion de norépinéphrine :
  - grande densité des récepteurs adrénergiques à l'apex ;
  - supplémentation en œstradiol prévenant les effets myocardiques du stress.

Le sexe féminin serait plus vulnérable à la sidération myocardique par les catécholamines avec une vasoréactivité et une dysfonction endothéliale, dues à la diminution des œstrogènes après la ménopause.

Les auteurs japonais mettent en cause la présence de spasmes coronariens multiples au niveau artériolaire. Mais Tsuchihaschi *et al.*, après des tests provocateurs avec le maléate d'ergonovine, ne constatent que 21 % de tests positifs [4]. De plus, il faut noter que l'inhibition des récepteurs adrénergiques, qui exacerbent les spasmes coronariens, donne des résultats favorables dans ces cardiomyopathies de stress. Toutefois les données scintigraphiques, les mesures de la réserve coronaire par échographie et l'écho-doppler de contraste témoignent d'altérations de la microcirculation. Cette dysfonction endothéliale pourrait être favorisée par la carence œstrogénique expliquant la prépondérance de ce syndrome chez les femmes ménopausées.

Certains cas pourraient correspondre à des infarctus « avortés » avec des lésions coronaires indécelables à la coronarographie dues à des fissurations de plaques peu sténosantes seulement détectables à l'écho-doppler endocoronaire. L'absence de facteurs de risque, les signes biologiques mineurs, les déformations caractéristiques du ventricule à l'angiographie et à l'échographie, rapidement réversibles, ne permettent pas d'étayer cette hypothèse.

Une myocardite virale aiguë peut mimer un infarctus avec des altérations électriques, localisées à un seul territoire artériel, et des anomalies segmentaires rapidement résolutives, mais la ballonisation apicale n'a jamais été décrites dans les myocardites confirmées par les biopsies myocardiques.

Traitement

Le traitement de ces affections est empirique, fondé sur la suppression de la douleur et de l'ischémie myocardique, et la correction la plus rapide possible de la dysfonction ventriculaire gauche. Lors de l'hospitalisation en unité de soins intensifs pour un syndrome douloureux évoquant un infarctus, avant la coronarographie qui doit être réalisée en urgence, il faut :

- prescrire des dérivés nitrés injectables ;
- calmer la douleur et l'angoisse ;
- utiliser de l'héparine, des anti-agrégants plaquettaires et des bêtabloquants.

Quand la coronarographie a permis de rétablir le diagnostic et d'éliminer une thrombose coronaire, on peut le plus souvent arrêter l'héparine, sauf s'il y a une akinésie et une dilatation ventriculaire importantes. Lorsque l'hospitalisation est motivée par une insuffisance cardiaque ou un œdème pulmonaire, le traitement est classique avec prescription de diurétiques et de dérivés nitrés injectables, des doses faibles et progressivement croissantes d'inhibiteurs de l'enzyme de conversion ou d'antagonistes des récepteurs de l'angiotensine.

La prescription de bêtabloquants se fait en fonction des pressions diastoliques ventriculaires gauches, la stase pulmonaire étant corrigée. Étant donné le rôle probable des catécholamines dans cette affection, les antagonistes des effets bêta-adrénergiques sont efficaces et, dans la littérature, utilisés avec succès [1, 2, 5, 8, 10]. La durée du traitement bêtabloquant n'est pas précisément définie. Certaines équipes le conseillent pour une durée d'un an, d'autres pour des durées plus brèves, d'autres souhaitent le prolonger le plus longtemps possible. Le problème non résolu est représenté par l'usage de la dobutamine en perfusion et des inotropes positifs à la phase aiguë, étant donné l'hypercontractilité des segments basaux du ventricule et la présence éventuelle de gradients de pression intraventriculaires gauches. Ces médicaments ne sont utilisés que brièvement, sous surveillance rigoureuse hémodynamique et électrique. La présence d'arythmies ventriculaires justifie la prescription de bêtabloquants et/ou d'amiodarone. Malgré la réversibilité relativement rapide de la dysfonction ventriculaire gauche, il est recommandé de poursuivre des inhibiteurs de l'enzyme de conversion (bêtabloquants) quelques semaines après la récupération totale de la fonction ventriculaire. L'angoisse et l'hyperémotivité de ces patientes justifient, dès leur hospitalisation, la prescription de sédatifs, d'anxiolytiques et une prise en charge psychologique ou psychiatrique.

En conclusion, ces cardiomyopathies de stress représentent une nouvelle entité pathologique revêtant l'aspect soit d'un syndrome coronarien aigu, soit d'une insuffisance cardiaque à l'occasion d'un traumatisme psychologique. Leur pathogénie est discutée, encore méconnue, probablement multifactorielle, faisant intervenir les rôles délétères d'une sécrétion brutale des catécholamines et probablement des spasmes microvasculaires. La nette prédominance féminine, en période post-ménopausique, a fait évoquer le rôle favorisant d'une carence œstrogénique. Ces affections confirment les étroites relations entre les stress, les affections neurologiques et le système cardiovasculaire. Un certain nombre de questions restent en suspens :

- comment expliquer la nette prédominance féminine, la carence œstrogénique joue-t-elle un rôle ?
- pourquoi cette atteinte privilégiée de l'apex ? Les formes avec obstacle médioventriculaire sont contre l'hypothèse d'une densité très importante à l'apex des récepteurs bêta ;
- quelle doit être la durée du traitement bêtabloquant ?
- un facteur génétique est-il en cause ?

Références

[1] Dote K, Sato H, Tateishi H, Uchida T. Myocardial stunning due to simultaneous multivessel coronary spasms : a review of 5 cases. J Cardiol 1991 ; 21 : 203–14.

[2] Kurisu S, Sato H, Kawagoe T, Ishihara M et al. Tako-tsubo-like left ventricular dysfunction with ST-segment elevation : a novel cardiac syndrome mimicking acute myocardial infarction. Am Heart J 2002 ; 143 : 448–55.

[3] Abe Y, Kondo M, Matsuoka R, Araki M. Assessment of clinical features in transient left ventricular apical ballooning. J Am Coll Cardiol 2003 ; 41 : 737–42.

[4] Tsuchihashi K, Ueshima K, Uchida T, Ohmura H et al. Transient left ventricular apical ballooning without coronary artery stenosis : a novel heart syndrome mimicking acute myocardial infarction. Angina pectoris-myocardial infarction investigators. J Am Coll Cardiol 2001 ; 38 : 11–6.

[5] Seth PS, Aurigemma GP, Krasnow JM, Tighe DA. A syndrome of transient left ventricular apical wall motion abnormality in the absence of coronary disease : a perspective from the United States. Cardiology 2003 ; 100 : 61–6.

[6] Pavin D, Le Breton H, Daubert JC. Human stress cardiomyopathy mimicking acute myocardial infarction. Heart 1997 ; 78 : 509–12.

[7] Bybee KA, Kara T, Prasad A, Lerman A, Barsness GW. Systematic review : transient left ventricular apical ballooning : a syndrome that mimics ST-segment elevation myocardial infarction. Ann Intern Med 2004 ; 141 : 858–65.

[8] Lipiecki N, Durel N, Decalf V, Soubeyrand P et al. Ballonisation apicale du ventricule gauche ou syndrome du tako-tsubo. Arch Mal Cœur 2005 ; 98 : 275–80.

[9] Kawai S, Suzuki H, Yamagushi H et al. Ampulla cardiomyopathy tako-tsubo cardiomyopathy, reversible left ventricular dysfunction. Jpn Circ J 2000 ; 64 : 156–9.

[10] Gianni M, Dentali F, Grandi A, Summer G. Apical ballooning syndrome or takotsubo cardiomyopathy : a systematic review. Eur Heart J 2006 ; 27 1523 : 29–34.

[11] Kono T, Morita H, Kuroiwa T. Left ventricular wall motion abnormalities in patients with subarachnoid hemorrhage : neurogenic stunned myocardium. J Am Col Cardiol 1994 ; 24 : 636–9.

[12] Wittstein IS, Thiemann DR, Lima JA, Baughman KL et al. Neurohumoral features of myocardial stunning due to sudden emotional stress. N Engl J Med 2005 ; 352 : 39–48.

[13] Sharkey SW, Lesser JR, Zenovich AG, Maron MS. Acute and reversible cardiomyopathy provoked by stress in women from the United States. Circulation 2005 ; 111 : 472–9.

[14] Elesber A, Prasad A. Four years recurrence rate and prognosis of apical ventricular ballooning. J Am Coll Cardiol 2007 ; 50 : 448–52.

[15] Scott U, Gutterman DD. Pheochromocytoma with reversible left ventricular dysfunction. Am Heart J 1995 ; 130 : 909–11.

[16] White M, Wiechmann RJ, Roden RL, Hagan MB. Cardiac beta-adrenergic neuroeffector systems in acute myocardial dysfunction related to brain injury. Evidence for catecholamine-mediated myocardial damage. Circulation 1995 ; 92 : 2183–9.

[17] Ueyama T, Kasamatsu K, Hano T, Yamamoto K, Tsuruo Y, Nishio I. Emotional stress induces transient left ventricular hypocontraction in the rat via activation of cardiac adrenoceptors : a possible animal model of tako-tsubo cardiomyopathy. Circ J 2002 ; 66 : 712–4.

[18] Mori H, Ishikawa S, Kojima S, Hayashi J. Increased responsiveness of left ventricular apical myocardium to adrenergic stimuli. Cardiovasc Res 1993 ; 27 : 192–8.

[19] Rolt A, Nef H, Troidl C et al. Immunohistological basis of the late gadolinium enhancement phenomen in tako-tsubo cardiomyopathy. Eur Heart J 2009 ; 30 : 1635–42.

6 Stress et hypertension artérielle

La pression artérielle est une variable fondamentale de l'homéostasie cardiovasculaire même en l'absence de tout stimulus ou de toute contrainte extérieure. L'hypertension est une maladie plurifactorielle due à l'interaction de plusieurs facteurs dans sa genèse, une prédisposition génétique, la consommation sodée, un faible apport potassique, l'activité des systèmes sympathique et rénine–angiotensine, les influences environnementales.

Quelques faits méritent d'être soulignés en préambule :

- la variabilité de la pression artérielle à court et à long terme et la prévalence de l'hypertension augmentent avec l'âge, particulièrement dans le sexe masculin ;
- la variabilité, constatée par RivaRocci dès la fin du XIXe siècle, a été confirmée par l'apparition d'instruments de la mesure de la pression artérielle en continu (moniteurs ambulatoires montrant les conséquences des stress psychologiques sur le niveau tensionnel). Mancia, en 1983, a mis en évidence l'importance du facteur émotionnel, la présence d'un médecin entraînant une élévation transitoire de la pression avec sa baisse dès son départ [1]. Cette réaction est la conséquence du stress médical ;
- chez les individus particulièrement sensibles et réactifs, le stress cause une élévation transitoire de la pression artérielle, liée à la stimulation sympathique. Le rôle du stress aigu dans la pathogénie de l'hypertension permanente essentielle demeure le thème d'un débat. Cette hypothèse est plausible pour certains, reposant sur le fait qu'une stimulation sympathique prolongée ou répétée due à une hyperréactivité vasculaire est génératrice de lésions vasculaires, avec augmentation des résistances artérielles ;
- au plan du pronostic, le risque lié à la pression artérielle est un risque continu : toute augmentation de la pression artérielle est associée à une augmentation du risque de cardiopathie ischémique, d'accident vasculaire cérébral et d'insuffisance cardiaque.

L'hypertension artérielle essentielle a été longtemps considérée comme une maladie psychosomatique pour laquelle les contraintes psychologiques, les émotions de la vie quotidienne, une personnalité anxieuse et un environnement hostile jouent un rôle déterminant dans sa survenue et son évolution. Le stress sous ses différentes formes a été depuis longtemps reconnu comme une cause potentielle d'hypertension. Les résultats de l'étude INTERHEART, qui ont montré que le stress est un facteur étiologique indépendant de l'infarctus du myocarde, ont renouvelé l'intérêt accordé à son rôle [2]. Alors que des travaux anciens laissaient planer des doutes, des études récentes, basées sur les enregistrements ambulatoires répétés de la pression artérielle, comportant un suivi prolongé et des dosages hormonaux, tels les dosages salivaires répétés du cortisol, permettent de penser que le stress psychosocial représente un risque majeur de survenue d'une hypertension permanente.

Effets du stress

Le stress est une réaction qui permet à l'organisme de s'adapter aux variations de l'environnement, aux événements de la vie quotidienne, positifs ou négatifs. Il est bien démontré que les stress aigus, émotionnels ou physiques, sont responsables d'une élévation tensionnelle transitoire, quelquefois importante, mais leur impact dans la pathogénie de l'hypertension permanente demeure controversé [3].

Les agents stresseurs psychosociaux et les réponses adaptatives qui surviennent à titre individuel (une transaction entre le stresseur et la réponse) ont été étudiés au cours de divers travaux expérimentaux chez l'animal et d'enquêtes épidémiologiques prenant en compte les types de stress et les réponses tensionnelles chez l'homme. Des événements, les contraintes de la vie quotidienne (craintes à l'égard de la santé des proches, santé et éducation des enfants, conflits dans le couple), les conditions de la vie professionnelle (surmenage, promotions et échecs, chômage, difficultés relationnnelles), les soucis liés à l'environnement (habitat, transport, insécurité, précarité) représentent des facteurs de stress répétés, devenus permanents, participant par leur retentissement psychologique et émotif à la pathogénie de l'hypertension artérielle essentielle [3, 5]. Alors que la réaction au stress était un processus de défense à l'égard des agressions et des dangers vitaux, la répétition des émotions et des conditions stressantes dans la vie quotidienne, déviation de la vie moderne, exerce des effets neuro-endocriniens et cardiovasculaires délétères. Les fluctuations de la tension artérielle, en raison du comportement, des émotions, de l'activité physique et intellectuelle, ont été bien démontrées par les enregistrements artériels ambulatoires, prolongés pendant 24 ou 48 heures et confirment l'extrême variabilité de ce paramètre hémodynamique. Quoique ancienne, la théorie de la pathogénie de l'hypertension essentielle en mosaïque de Page souligne bien les inter-relations entre les liens socio-économiques, l'environnement, les facteurs individuels (liés à la personnalité de l'individu, à son mode de vie, à sa réactivité vasculaire) et les facteurs nutritionnels.

Rôle des facteurs psychosociaux et de l'environnement

L'impact des événements stressants est modulé par des facteurs individuels liés à la personnalité de l'individu, à sa réactivité vasculaire. Le mode de vie, les conditions de l'environnement, favorables ou hostiles, les contraintes physiques et psychosensorielles de la vie domestique et professionnelle, le support social et la précarité jouent un rôle anxiogène chez tout être vivant : ils modifient à court et long terme l'état neuro-endocrinien et l'équilibre cardiovasculaire de manière variable, d'un sujet à l'autre [6].

En effet, les individus exposés à des situations stressantes n'ont pas des réponses uniformes et stéréotypées. Les effets du stress psychosocial varient en fonction de la susceptibilité génétique, de la personnalité et du caractère de l'individu, du retentissement émotionnel du stress, des capacités d'adaptation personnelles pour le maîtriser, y faire face (coping des auteurs anglo-saxons). Certains sujets ont une hypersensibilité au stress, réagissent exagérément du fait d'une hyperactivité sympathique et d'une augmentation de la réactivité vasculaire. Celle-ci est définie comme l'ampleur de l'élévation tensionnelle et de l'accélération de la fréquence cardiaque survenue en réponse à un agent stresseur au cours d'une épreuve de stimulation psychique pratiquée au laboratoire.

Les tests qui induisent la plus grande réactivité sont ceux qui demandent une participation active des patients : calcul mental, allocution non préparée devant témoins. Il faut tenir compte aussi de la récupération qui correspond au temps mis par les paramètres hémodynamiques pour revenir au niveau qu'ils avaient avant le stress. L'allongement de cette période peut être considéré comme le témoin d'une sensibilité accrue à la stimulation intellectuelle et d'une élévation des résistances vasculaires.

Après une revue de la littérature, Treiber a conclu qu'une augmentation de la réactivité et l'allongement de la récupération sont les marqueurs d'un risque augmenté d'hypertension permanente. Une méta-analyse constate que cette hyper-réactivité à des stress mentaux, émotionnels, et après des tests psychologiques positifs au laboratoire, est corrélée à la survenue de l'hypertension dans des études longitudinales comportant des suivis de plus de 40 ans [7].

Dans la vie réelle, tous les facteurs psychososciaux liés au comportement, à l'activité physique, aux émotions, au mode de vie et au niveau socio-économique interviennent sur le niveau tensionnel (figure 6.1). Il est bien démontré que l'hypertension artérielle est fréquente dans les sociétés où les conditions de vie sont difficiles, les ressources précaires, la criminalité élevée et où des conflits, des agressions surviennent. Le substratum physiopathologique commun est une hyper-réactivité vasculaire immédiate, déterminée par de facteurs génétiques, impliquant l'évaluation émotionnelle du stress, dépendant de formations nerveuses : l'amygdale, le système limbique.

L'amygdale orchestre les réactions émotionnelles et son activation met en jeu des réactions par l'intermédiaire de circuits régulateurs corticolimbiques. L'imagerie fonctionnelle basée sur l'IRM pendant un stress psychologique intense, associée à l'enregistrement tensionnel en continu, a été utilisée par Gianeros *et al.* [8]. Les individus présentant une réponse tensionnelle importante ont une activation prononcée de l'amygdale, des modifications

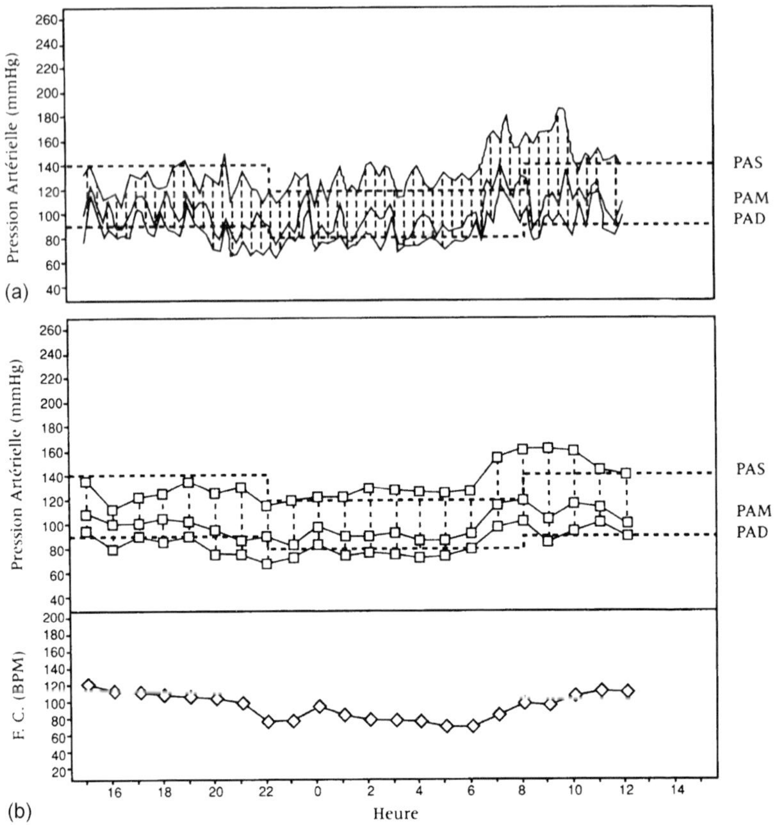

Figure 6.1
Variations de la pression artérielle en fonction de l'activité au réveil.
a. Données de pression artérielle ambulatoire.
b. Moyenne horaire de pression artérielle.
Tracés dus à l'obligeance du professeur J.-M. Maillon

du contraste, une réduction de la substance grise de cet organite, une forte connectivité fonctionnelle entre l'amygdale et les structures du diencéphale. Aux stades initiaux d'une hypertension, chez certains sujets, une stimulation neuro-hormonale plus ou moins importante, réactionnelle, met en jeu l'axe diencéphalo-hypophyso-surrénalien, le système sympathique et, à plus long terme, le système rénine–angiotensine. L'activation répétée et prolongée des systèmes de régulation entraîne à longue échéance des changements structuraux des vaisseaux de résistance artériels, un remodelage vasculaire, contribuant à pérenniser l'élévation tensionnelle.

Des stimulations utilisant des stress intellectuels ont permis de mettre en évidence le rôle de la dysfonction endothéliale avec activation des récepteurs A de l'endothéline. Dans la réponse tensionnelle au stress, les facteurs individuels prédominent et aucune personne exposée à une émotion forte ou à une situation stressante soudaine ne réagit de manière absolument identique. L'augmentation de la réactivité vasculaire serait fréquente chez les sujets jeunes, tachycardes, ayant une hypertension débutante où une importante stimulation sympathique et une augmentation des taux de rénine interviennent. Par la suite, on assiste à une normalisation du débit cardiaque, un ralentissement de la fréquence cardiaque, une augmentation des résistances artérielles.

Études expérimentales chez l'animal

Chez l'animal, de nombreux travaux expérimentaux ont démontré que la répétition de stress émotionnels induit des changements dans l'homéostasie cardiovasculaire, facilitant l'hypertension permanente quand il y a un cumul de facteurs favorisants. Les stimuli chez l'animal, perturbant le mode de vie, leur comportement, les relations à l'intérieur d'un groupe, déclenchent comme chez l'homme, deux réponses neuro-endocrines distinctes :

- l'activation du système pituitaire adrénocortical ;
- l'activation du système sympathique adrénomédullaire.

Le système sympathique entre particulièrement en jeu quand une situation conflictuelle implique une confrontation et, chez l'animal, provoque une attitude agressive, compétitive pour maintenir son rang, sa position lors d'un danger. Ces stimulations se produisent lors de conflits entre plusieurs membres d'un groupe, dans la lutte motivée par la recherche de nourriture, d'un partenaire, la défense d'une dominance ou d'un territoire.

Henry a constaté que des bouleversements dans le mode de vie de rats génétiquement prédisposés à l'hypertension favorisent l'apparition de ce trouble hémodynamique : des rats isolés depuis leur naissance, ne vivant pas en groupe, privés d'ordre social, introduits dans une colonie établie avec une hiérarchie déja organisée, développent une hypertension avec augmentation des résistances vasculaires [9]. Les mâles non dominants sont agressifs, combatifs, présentent une activation neuro-hormonale avec une augmentation des taux d'adrénaline, une rénine élevée. Le rôle du stress dû en particulier à la lutte pour la recherche de la nourriture paraît déterminant. Si cette situation est prolongée pendant 6 mois, l'élévation tensionnelle perdure et est retrouvée encore 2 mois après un nouvel isolement du rat. Un régime pauvre en sodium retarde l'apparition de l'hypertension. Placés dans la même situation, certains animaux demeurent apathiques, soumis, restent blottis les uns contre les autres : les dosages biologiques montrent une rénine basse et des taux de corticostérone élevés. Une stimulation prolongée ou de stimulations répétées influençant le mode de vie, une menace entraînant un comportement agressif, entraînent une excrétion accrue de catécholamines et augmentent la sécrétion de rénine.

Andrews a examiné les conséquences d'un stress socio-environnemental chez l'animal constatant l'apparition de modifications vasculaires avec dépôt de collagène artériel, hypertrophie et fibrose myocardique, et survenue de lésions rénales. Étudiant des rats Wistar-Kyoto, âgés de 4 semaines, il scinde les animaux en trois groupes : animaux témoins (groupe 1), animaux soumis à un stress territorial (groupe 2) et un groupe de rats isolés puis soumis à un stress socio-environnemental intense (groupe 3). Les animaux sont surveillés par deux contrôles tensionnels par semaine et des dosages bihebdomadaires de nor-adrénaline, de testostérone et de corticostérone. Dans les groupes 2 et 3, on constate l'apparition progressive d'une hypertension, d'une augmentation des dépôts collagènes artériels et d'une augmentation significative de la fibrose myocardique [10]. Toutefois, l'impact et la réaction prolongée à un stress psychosocial demeurent très individuels, dépendant des prédispositions génétiques, des possibilités d'adaptation, du conditionnement et de l'expérience, de l'environnement et de facteurs personnels, variables pour chaque animal.

Chez le rat SHR, génétiquement prédisposé à l'hypertension, Folkow constate que des stimulations répétées perturbant la quête de leur nourriture, associées à un régime riche en sel, facilitent l'apparition de l'HTA [11]. Ce trouble hémodynamique devient permanent et sévère en fonction de la prolongation du stress, de son intensité et de facteurs génétiques. Chez le rat normotendu, le stress n'entraîne pas de modification de la fonction rénale et de l'excrétion sodée, alors que chez le rat SHR, il diminue l'excrétion sodée sans modifier le flux plasmatique rénal et la filtration glomérulaire. L'hypertension artérielle rénale expérimentale est rapidement létale, quand ces animaux prédisposés à l'hypertension sont soumis de surcroît à des stimulations électriques répétées. Des expériences chez le babouin démontrent qu'un choc émotionnel (séparation du mâle et de la femelle, avec introduction dans le groupe d'un nouveau mâle) entraîne une agitation aiguë puis chronique avec hypertension permanente et constitution de lésions artérielles coronaires.

L'expérimentation animale démontre donc qu'une modification brutale de l'environnement, une situation d'adversité et de conflits génèrent des modifications délétères des paramètres hémodynamiques et de l'équilibre cardiovasculaire. Toutefois, la même expérience peut produire dans une population des effets différents indiquant que l'impact d'un stress mental et psychosocial varie en fonction de facteurs individuels. Pour qu'un événement devienne cause de stress et facilite une hypertension permanente, il faut tout l'amalgame de plusieurs variables, comprenant des facteurs génétiques, des facteurs liés à la réactivité vasculaire, au mode de vie habituel et à l'environnement.

Études expérimentales chez l'homme

Il est difficile d'établir des relations entre les résultats d'études expérimentales animales – même si elles sont de méthodologie remarquable – et les faits observés chez l'homme. Nous vivons dans une société qui expose à une stimulation nerveuse exagérée, à des stress récurrents liés à notre mode de vie, à l'accumulation de problèmes professionnels et relationnels. Une grande variabilité tensionnelle, induite par les circonstances éprouvantes et la réactivité personnelle de l'individu, est-elle capable d'induire une hypertension permanente ? C'est une hypothèse encore controversée.

De nombreuses études ont tenté de cerner la responsabilité du stress psychosocial, professionnel et environnemental dans la survenue d'une hypertension permanente. Le stress mental chronique fait intervenir des situations très diverses impliquant la durée, l'intensité, la soudaineté des événements stressants, le contrôle exercé par le sujet.

Steptoe a proposé un modèle général de la réaction en tenant compte des caractéristiques du stress, des capacités de contrôle de l'individu, de sa personnalité, des traits de son caractère et du soutien social [12]. Divers mécanismes, impliquant l'autorégulation de la vascularisation périphérique et l'action des barorécepteurs, interviennent dans la réponse pressive due à un stress aigu et sa correction plus ou moins rapide. Un environnement permanent hostile influence l'état psychologique, favorise l'anxiété permanente, contribue à faciliter le refuge dans des conduites addictives (alcoolisme, tabagisme, drogues, etc.).

Marmot a montré que la pression artérielle s'élève avec l'âge dans les pays industrialisés mais non dans les pays émergeants et que pour un petit nombre de sociétés primitives, à faible prévalence d'HTA, son augmentation avec l'acculturation [13]. L'adhésion au mode de vie trépidant de la société occidentale s'accompagne d'une élévation de la tension artérielle basale. Les immigrants, en Europe ou aux États-Unis, issus de contrées comme l'Afrique centrale, l'Asie, les îles du Pacifique ont une élévation rapide de leurs chiffres tensionnels quand ils adoptent le mode de vie occidental [14]. Les causes sont diverses et intriquées :

- faible niveau social comportant une vie non hygiénique ;
- modification totale de l'alimentation ;
- réduction de l'activité physique ;
- recherche angoissante d'un travail et s'il est trouvé, adaptation difficile à des exigences professionnelles qu'ils méconnaissaient [15].

La dangerosité des conditions de vie intervient aussi. Une relation entre les risques vitaux et la tension artérielle a été mise en évidence chez les femmes israéliennes : la tension s'élève en fonction des risques de guerre et d'attentat dans les zones de conflits et s'abaisse quand la paix est rétablie.

Chez des détenus, les conflits liés à la promiscuité lorsqu'ils séjournent à plusieurs dans des cellules entraînent plus fréquemment une hypertension systolique que chez les détenus isolés. Harburg *et al.* ont montré que les Afro-américains vivant dans des quartiers difficiles, à risque, avec une criminalité élevée et une forte densité population, ont des incidences d'HTA bien supérieures aux Afro-américains vivant dans des quartiers plus favorisés [16]. Gampel *et al.* ont constaté qu'il y a moins d'HTA dans les zones rurales zoulous que dans les zones urbaines, et que parmi les habitants de celles-ci, les sujets les plus difficilement intégrés sont le plus hypertendus [17]. Mais il est logique de penser qu'outre le stress mental permanent, des facteurs confondants interviennent dans l'élévation tensionnelle liée à l'acculturation, tels que les modifications du régime alimentaire, l'apport sodé, la disparition d'une activité physique importante [18]. Les populations soumises aux risques des bombardements, des attaques terroristes, vivant dans un milieu carcéral surpeuplé ont des niveaux tensionnels élevés, mais les études d'observation sont biaisées car elle ne tiennent pas compte du rôle possible de facteurs confondants. Au cours du siège de Leningrad, lors de la Seconde Guerre mondiale, les médecins ont constaté une augmentation des chiffres tensionnels qui s'est prolongée après la fin de la guerre entraînant une forte morbidité et mortalité cardiovasculaires, supérieure aux moyennes constatées dans des populations n'ayant pas été soumises à un siège.

Au-delà du rôle de l'environnement et des facteurs personnels stressants dus au mode de vie, il faut tenir compte aussi des facteurs génétiques individuels, des aspects psychologiques. Divers travaux ont étudié la personnalité de l'hypertendu qui semble être celle d'un sujet indécis, introverti qui évite d'exprimer ses émotions intimes, en particulier la colère. On a observé que les hypertendus soumis à un test psychologique, le *thematic apperception test* (TAT), sont peu réactifs à des tests presseurs comme s'ils avaient tendance à s'isoler des situations conflictuelles, à prévenir et à inhiber une hyperréactivité dangereuse. D'autres insistent sur certains traits psychologiques pouvant être décrits comme ceux d'un individu qui, soumis à une situation génératrice de conflit, de colère et de rage, se contient, ne l'extériorise pas. On a émis l'hypothèse que cette fureur contenue entretenait une stimulation prolongée du système nerveux autonome provoquant une libération de nor-adrénaline, de rénine, favorisant une hypertension aiguë et éventuellement chronique.

Le dérèglement de l'activité sympathique a un rôle important dans l'hypertension liée au stress. Une cascade pathogénique à été schématisée affectant le système nerveux autonome et mettant en jeu une hyperactivité sympathique prolongée, une inhibition du tonus vagal, une activation du système rénine–angiotensine, une augmentation de la sécrétion de rénine, de vasopressine, d'endothéline aboutissant à une hypertension permanente. Le stress outrepasse les possibilités des systèmes de contre-régulation.

Mais il faut faire intervenir une prédisposition, génétique ou acquise, pour la perpétuation de cette activation neuro-endocrine. Folkow insiste sur le rôle prédominant du cortex cérébral qui initie les réponses des centres sous-jacents diencéphaliques et bulbaires [19]. Il propose la séquence suivante :

- stress psychologique intense mettant en jeu le cortex et le système limbique ;
- réactivité et hyperactivité du système nerveux autonome génétiquement prédéterminée ;
- élévations intermittentes de la pression artérielle et du débit cardiaque ;
- changements structuraux de la paroi des vaisseaux de résistance ;
- hypertension chronique.

Julius a montré que deux tiers des hypertendus limites ont un débit cardiaque élevé, une activité rénine haute et une hyper-réactivité aux stimuli [20].

Intérêt de la mesure ambulatoire de la pression artérielle

Les progrès survenus dans les techniques de surveillance de la pression artérielle (MAPA : mesure ambulatoire de la pression artérielle) ont permis l'étude de l'impact des stress psychosensoriels sur la genèse et l'évolution de ces hypertensions associées à une stimulation sympathique.

La MAPA a confirmé :

- l'extrême variabilité de la tension artérielle à court, moyen et long terme ;
- les modifications tensionnelles induites par l'activité mentale, l'effort physique, l'activité intellectuelle, les émotions.

L'apport le plus connu est la description de l'effet blouse blanche, variable d'un patient à l'autre, qui correspond à l'élévation anormale de la pression artérielle liée à la seule présence d'un médecin ou à l'environnement (figures 6.2 et 6.3). Ce phénomène se rencontre chez 18 à 25 % des individus et peut correspondre à des élévations de pression > 50 mmHg. James *et al.* ont montré que les sentiments de colère, d'anxiété et les sensations de bien-être entraînent des fluctuations des pressions systoliques et diastoliques [21]. La valeur pronostique de l'hypertension blouse blanche a été discutée. Plusieurs études récentes soulignent qu'il s'agit d'un phénomène bénin dont le pronostic est associé à un faible taux de complications cardiovasculaires, dépendant surtout de la coexistence d'autres facteurs de risque cardiovasculaire [22]. Le phénomène inverse, celui d'une hypertension masquée, méconnue à la prise tensionnelle médicale détectée à la MAPA, est de pronostic beaucoup plus sévère. Une étude évaluant les risques chez plus de 2200 patients, après un suivi de 14 ans de l'hypertension blouse blanche, de l'hypertension masquée montre dans l'évolution de cette dernière un risque plus élevé de mortalité : RR 1,88 (1,8–3,27) *vs* 1,4 (0,42–2,51) [23].

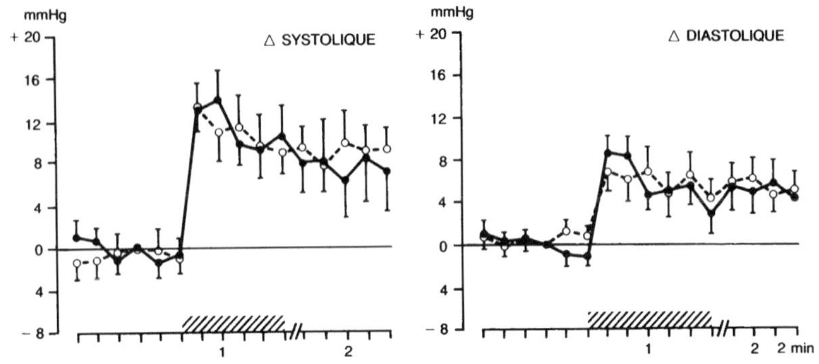

Figure 6.2
Variation de pression artérielle systolique et diastolique durant la première (•—•) et la (•----•) deuxième visite chez le médecin. 1 : consultation (10 minutes), 2 : phase hors présence médicale.
D'après Mancia G, Bertineri G, Gassi G et al. Effects on blood pressure measurement by the doctor on patient's blood pressure. Lancet 1983 ; 2 : 695-8

La MAPA a permis d'étudier le profil tensionnel sur 24 heures, de déceler la variabilité tensionnelle, d'évaluer les effets des événements de la vie courante (conversation, discussions, évocation de souvenirs pénibles, etc.). Elle permet de contrôler l'efficacité des traitements hypotenseurs, d'adapter les posologies. Le retentissement sur la fonction cardiaque et l'importance de l'hypertrophie ventriculaire gauche, mesurée à l'échocardiographie, sont bien corrélés à l'ampleur des variations tensionnelles.

HTA et stress professionnel

Facteurs déclenchants

Un des facteurs les plus déterminants chez l'homme, parmi les contraintes liées aux épreuves de la vie quotidienne, est le stress lié aux conditions de travail, au niveau de la rémunération et au pouvoir décisionnel laissé à l'individu dans l'exercice de sa profession. Les premiers travaux en médecine du travail ont constaté l'effet des nuisances prolongées, du bruit, de l'environnement thermique en particulier. Des travaux anciens, classiques, effectués chez les contrôleurs aériens ont objectivé le rôle du surmenage lors des épisodes intenses du trafic et de la stimulation psychologique qu'ils induisent, constatant l'incidence importante de l'hypertension dans cette profession. Par la suite, une étude longitudinale complémentaire, avec une meilleure méthodologie, menée chez 25 000 contrôleurs aériens est venue infirmer ce fait. La perception du stress professionnel n'est pas corrélée à l'apparition d'une hypertension permanente.

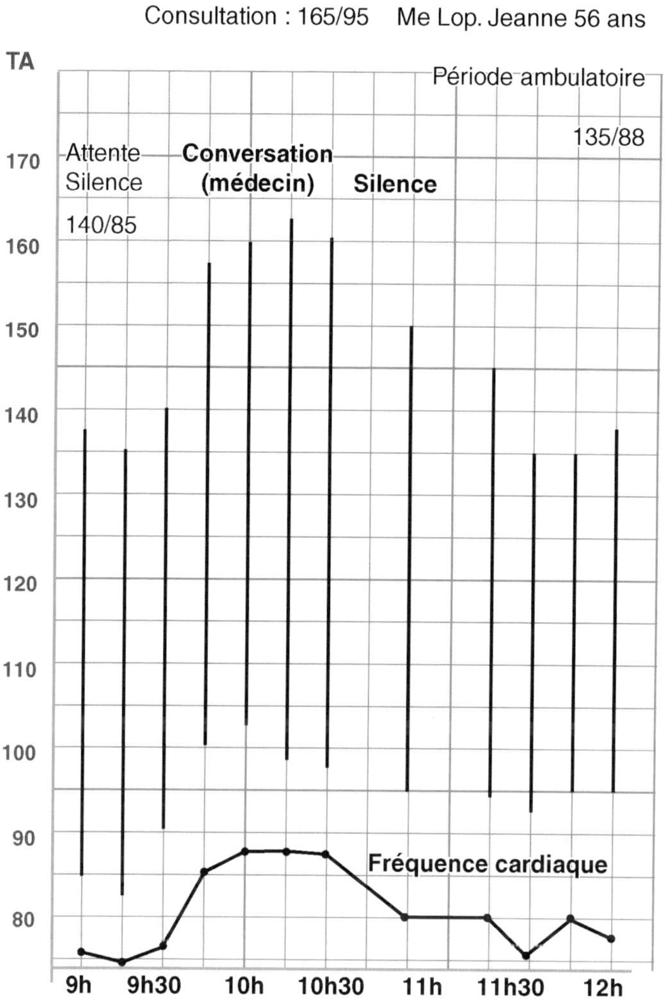

Figure 6.3
Effet blouse blanche.

Les effets pernicieux des stress liés à la vie professionnelle, aux soucis de la vie quotidienne ont été l'objet de très nombreux travaux avec des résultats divergents. Karasek a étudié la perception du stress résultant de l'interaction des contraintes psychologiques et physiques imposées au travailleur et de son pouvoir décisionnel, de la liberté de ses moyens d'adaptation. Les travaux demandant une forte contrainte intellectuelle et physique et un faible pouvoir décisionnel sont les plus stressants.

Plusieurs études transversales prospectives utilisant le modèle de Karasek ont montré une relation positive entre la pression artérielle ambulatoire des 24 heures et le stress professionnel, dans le sexe masculin mais non chez les femmes [24]. Le niveau et le profil tensionnel à la MAPA étaient élevés de manière permanente sur les 24 heures, validant les conséquences du stress professionnel comme facteur de risque indépendant à l'égard de l'hypertension pour le sexe masculin. Le *job strain* élève la charge tensionnelle des 24 heures et contribue à l'augmentation de la masse ventriculaire gauche détectée au cours d'un suivi prolongé.

Le modèle de Siegrest est fondé, pour sa part, sur d'autres évaluations du stress professionnel : d'une part, l'inadéquation entre les efforts consentis, la rémunération et l'estime accordée au travailleur, et d'autre part, sa situation matérielle, ses ressources et son endettement, l'obligation d'une activité professionnelle à long terme. À l'évidence, ces deux facteurs de stress, liés aux conditions du travail, influencent la santé autant que les facteurs pris en compte par Karasek, mais ils ont été peu étudiés dans des travaux prospectifs.

La première étude démonstrative concernant les effets néfastes d'un stress professionnel chronique est celle de Schnall [25]. Cette étude transversale réalisée chez 215 employés a évalué un stress selon le modèle de Karasek et comportait un enregistrement ambulatoire tensionnel sur les lieux du travail. La pression artérielle diastolique sur les lieux de travail est significativement corrélée de façon positive au niveau de stress ressenti et à la masse ventriculaire gauche déterminée à l'échographie. Cette relation persiste lorsque les résultats sont ajustés avec les autres facteurs de risque : consommation d'alcool, âge, ration sodée, obésité, activité physique, statut socio-économique, tabagisme et race. Fauvel *et al.* ont réalisé une étude chez 370 salariés d'une entreprise chimique. Un stress professionnel élevé est associé à une pression artérielle diastolique plus élevée de 4,5 mmHg, indépendamment de la consommation d'alcool ou de sel. Le niveau de la PA est relié au stress ressenti par chaque sujet et non à sa réactivité vasculaire à une contrainte calibrée [26].

Études cliniques

Plusieurs études récentes des effets du stress au travail, avec des résultats assez concluants ont été rapportées.

Vrijkotte sur un faible effectif d'employés de bureau a évalué les effets du stress sur le tonus vagal, la MAPA, la fréquence cardiaque et la variabilité sinusale [27]. Les facteurs retenus par Siegrest sont associés pour Vrijkotte à :

- une augmentation de la fréquence cardiaque pendant et après le travail ;
- une élévation tensionnelle permanente ;
- une diminution de la variabilité sinusale significative.

Les travaux impliquant une forte contrainte intellectuelle et physique, un investissement personnel prolongé et un faible pouvoir décisionnel sont les plus stressants.

Steptoe *et al.* ont évalué l'influence du stress lié aux problèmes financiers et aux soucis matériels par l'enregistrement tensionnel ambulatoire et des dosages salivaires, répétés dans la journée, du cortisol [28]. Une cohorte de 160 hommes et femmes, entre 45 et 60 ans, a été incluse avec de nouveaux enregistrements tensionnels, 3 ans plus tard. L'apparition de soucis financiers a été associée à des modifications de la tension systolique ambulatoire, pour s'abaisser plus tard quand les contraintes matérielles ont disparu. Les dosages salivaires du cortisol s'élèvent le matin après le réveil et diminuent l'après-midi et le soir. Le taux salivaire de cortisol entre 15 et 45 minutes après le réveil est un marqueur de stress particulièrement sensible. La survenue des problèmes financiers élève les concentrations salivaires au réveil et dans la journée, ces taux diminuant quand ces soucis disparaissent.

Ohlin a étudié le rôle des contraintes psychosociales dans un groupe de 448 sujets, âgés de 55 ans en moyenne à l'inclusion, pendant 5 ans [29]. Dans cette étude prospective, les hommes soumis à un stress professionnel conséquent, normotendus à l'entrée dans l'étude, ont une élévation significative de la TA systolique de 7,7 mmHg ($p=0,02$) et de 6 mmHg pour la diastolique, par rapport au groupe témoin, soumis à une faible demande et ayant un haut niveau décisionnel. Ces faits demeurent significatifs après correction tenant compte des facteurs confondants.

Barbini a évalué le stress lié à l'activité professionnelle dans une cohorte de 1100 ouvriers issus de diverses régions italiennes et répartis par tranches d'âge allant de 32 à 52 ans. Les facteurs d'hypertension et de complications vasculaires sont, électivement pour le sexe masculin, les conditions et le mode de travail, la charge de travail, le pouvoir décisionnel : travail en équipe, position de travail pénible, exposition à la chaleur, tâches complexes effectuées simultanément [30]. Un élément important est l'investissement personnel demandé aux travailleurs dans leurs activités. De fortes contraintes professionnelles et une tension psychologique soutenue répétées tout au long de la journée de travail et prolongées pendant des mois génèrent un stress à long terme, source d'hypertension permanente.

Une autre étude portant sur 2357 adultes américains suivis pendant 20 ans rapporte des faits analogues. Alors que ces patients avaient une TA normale, à l'inclusion en 1974, 637 étaient hypertendus, 20 ans plus tard en 1994 (27,9 % des hommes, 26,3 % des femmes). Les auteurs ont évalué l'impact du niveau social, du stress professionnel et des facteurs socio-économiques. L'origine afro-américaine, le faible niveau d'éducation, l'inquiétude sur la stabilité du travail, la sensation d'incapacité professionnelle, d'injustice, l'isolement social étaient les facteurs statistiquement associés à l'hypertension.

Des faits analogues ont été mis en évidence par Levenstein *et al.* [31]. En Californie, une étude incluant 2357 patients non hypertendus à l'inclusion ont été également suivis pendant plus de 20 ans : un faible niveau d'éducation, l'origine afro-américaine, un niveau social bas, la crainte du licenciement sont des facteurs associés à l'apparition d'une HTA permanente. En étude multivariée, le risque de licenciement, le chômage, une faible estimation des qualités professionnelles sont des facteurs prédictifs indépendants d'hypertension pour le sexe masculin [26]. Le travail physique n'est pas la seule source de stress comme l'indique une étude canadienne prospective réalisée chez 8395 employés de bureau *White Collar Workers*. Ce travail au cours d'un suivi de 7,5 ans a montré chez les individus stressés une élévation tensionnelle modérée mais significative chez les hommes, élévation particulièrement prononcée pour les hommes de bas niveau social et à faible salaire [32].

En fait, le stress induit par les aléas et contraintes de la vie professionnelle intervient soit :

- directement par les conditions même du travail, les relations et les conflits avec les supérieurs et l'entourage ;
- indirectement en favorisant l'absence de pratique régulière de sport, le refuge dans le tabagisme, l'alcoolisme et une mauvaise hygiène de vie, source d'obésité.

Lucini a étudié la variabilité sinusale, l'effet des conditions du travail et celui de diverses techniques de relaxation. Par rapport à des sujets témoins soumis à de faibles contraintes professionnelles, les sujets les plus stressés ont une faible variabilité sinusale et une réduction du tonus vagal [33].

Malgré les arguments apportés par ces études, de méthodologies variables, des interrogations demeurent sur la capacité des stress aigus à générer une hypertension artérielle chronique. Sparrenger a analysé les résultats de 14 études (dix études de cohortes et quatre études cas contrôle), sélectionnées sur des critères de qualité validés (qualité moyenne de 6,6 sur une échelle de 0 à 9). Ces études comportent un total de 52 049 individus avec un suivi moyen supérieur à 5 ans [34]. Cinq études seulement constatent une association positive et significative entre un stress psychosocial élevé chronique et l'hypertension, avec des *risks ratios* allant de 0,8 à 11,1. Le stress aigu n'est pas clairement reconnu comme un facteur de risque pour une hypertension permanente et c'est effectivement l'exposition à des stress répétés et prolongés avec une réponse désadaptée au stress qui est responsable de l'élévation tensionnelle [34]. Mais ce fait est discuté par d'autres auteurs dans l'étude prospective de Ducher comportant les relations entre le stress professionnel et l'apparition de l'hypertension : celle-ci n'apparaît que dans un sous-groupe d'hypertendus récents, soumis à un stress professionnel intense [35]. Les individus qui présentent dans des études expérimentales la réponse pressive la plus accusée ont une prédisposition familiale à l'hypertension [35]. La réponse de la réactivité vasculaire, avec un retour à la normale plus ou moins rapide après un stress aigu, dépend de l'interaction entre des facteurs génétiques et l'environnement. L'ampleur de la réponse hémodynamique paraît génétiquement déterminée, étant moins prononcée chez des sujets normotendus, sans antécédents familiaux d'hypertension, que chez ceux qui ont des ascendants hypertendus. La prédisposition génétique est un facteur reconnu. [36, 37] Le polymorphisme des récepteurs bêta-1-adrénergiques et les modalités des stress professionnels interviennent dans la physiopathologie de l'hypertension essentielle. Si les tests de contrainte, quels qu'ils soient, modifient immédiatement fréquence cardiaque et pression artérielle, dès que la contrainte cesse, il y a un retour à l'état basal. Mounier-Vehier conclut après un travail évaluant les variations de la pression artérielle et du rythme cardiaque par Finapress®, que l'exposition temporaire au stress psychologique a un retentissement immédiat, mais ne modifie pas de façon durable la pression artérielle. Un lien entre les modifications tensionnelles observées lors d'un stress aigu et le statut tensionnel permanent n'a pas été démontré. Par contre pour Shnall la pression diastolique mesurée sur les lieux de travail, mesurée par un holter tensionnel, est corrélé au niveau de stress ressenti. On observe, de plus, une correlation positive avec la masse ventriculaire gauche, mesurée par échocardiographie [38].

Possibilités thérapeutiques

La conduite à tenir devant ces hypertensions favorisées par le stress n'est pas clairement définie. Faut-il avant tout traitement pharmacologique de l'hypertension tenter de mettre en œuvre des prises en charge fondées sur la gestion du stress ? Celles-ci peuvent aider à contrôler les réactions émotionnelles et à faire face aux événements stressants de la vie quotidienne. Ces méthodes, multiples, généralement intégrées dans un programme complexe associant psychothérapie comportementale et modification du mode de vie, n'ont aucune contre-indication, ne sont pas nocives mais exigent du temps et des équipes spécialisées. Elles sont variées, incluant des thérapies cognitives et comportementales, comme la relaxation (contrôle respiratoire, relaxation musculaire, *biofeedback*, méditation transcendantale, etc.), la restructuration positive, l'affirmation de soi. Ces programmes ont donné des résultats divers dans la prise en charge de ces formes particulières d'hypertension. Une méta-analyse de Dickinson cumule les résultats de sept méta-analyses publiées prenant pour objectif l'efficacité de ces modalités de gestion du stress. Les auteurs concluent à une réduction de –4 mmHg pour la systolique dans les essais des diverses thérapies comportementales [39]. Rainforth *et al.* ont identifié 17 méta-analyses de méthodologie adéquate comportant les résultats observés chez 940 patients [40]. Les baisses tensionnelles survenues après la mise en œuvre des techniques de *biofeedback* ne sont pas significatives, la relaxation musculaire progressive donne des baisses non significatives de –2,3 mmHg pour la systolique. Par contre, la méditation transcendentale semble efficace et donne le meilleur résultat –5 mmHg pour la systolique, –2,5 mmHg pour la diastolique.

Ces techniques ne peuvent avoir un effet conséquent que si elles sont associées à la prise en charge globale des facteurs de risque et le plus souvent, la prescription d'un traitement pharmacologique par des anti-hypertenseurs d'efficacité validée. Rappelons que l'objectif du traitement est d'obtenir des valeurs de tension artérielle < 140/90 mmHg (< 130/80 mmHG en cas de diabète de type 2). Le choix de l'antihypertenseur est basé sur la connaissance des effets pharmacologiques des diverses classes thérapeutiques, sur les comorbidités, l'âge des patients, le retentissement viscéral de l'hypertension. En monothérapie on peut utiliser un diurétique, un bétabloquant, un anticalcique, un inhibiteur de l'enzyme de conversion ou un antagoniste des récepteurs de l'angiotensine. Les choix sont guidés par les atteintes des organes cibles, le contexte clinique et métabolique. Chez des sujets actifs une seule prise médicamenteuse quotidienne avec des préparations combinées et à longue durée d'action, améliore la compliance. Il est important de pratiquer une surveillance de la MAPA, de prendre le temps pour trouver le traitement adéquat et de convaincre le patient de son utilité, de sa poursuite à long terme.

Références

[1] Mancia G, Bertineri G, Gassi G et al. Effects on blood pressure measurement by the doctor on patient's blood pressure. Lancet 1983 ; 2 : 695–8.

[2] Rosengren A, Hawken S, Sliva K et al. Association of psychosocial risks factors with risks of acute myocardial infarction. The INTERHEART study. Lancet 2004 ; 364 : 953–62.

[3] Heine H, Weiss M. Life stress and hypertension. Eur Heart J 1987 ; 8 Sup B : 45–55.

[4] Unger T, Parati G. Acute stress and long lasting blood pressure elevation : a possible cause of established hypertension ? J Hypertension 2005 ; 23 : 261–3.

[5] Tennant C. Life stress and hypertension. Journal of Cardiovasc Risk 2001 ; 8 : 51–6.

[6] Freeman S. Stress and hypertension : a critical review. Med J Aust 1990 ; 153 : 61–8.

[7] Gasperini G, Netveli G, Soares J. Effects of psychosocal stress on blood pressure. A meta analysis of cohort studies. Cuaderno Saude Public 2009 ; 25 : 710–8.

[8] Gianeros PJ, Sheu LK, Mattews K et al. Individual differences in stressor evoked blood pressure reactivity vary with excitation, functional reactivity of the amygdale. J Neurosci 2008 ; 28 : 990–9.

[9] Henry J. Psychosocial stress induces high blood pressure in a population of mammals on a low salt diet. J Hypertension 1988 ; 6 : 139–44.

[10] Andrews E, Jenkins C, Seachrist D, Dunphy G, Ely D. Social stress increases blood pressure and cardiovascular pathology in a normotensive rat model. Clin Exptl Hypertension 2003 ; 25 : 85–101.

[11] Folkow B. Importance of adaptative changes in vascular design for establishment of primary hypertension in SHR rats. Circ Reserch 1973 ; 32 : 219–24.

[12] Steptoe A. Stress mechanisms in hypertension. Postgraduate Med J 1986 ; 62 : 696–9.

[13] Marmot M. Stress and the Heart. London : BMJ Books ; 2002.

[14] Pickering TG, Devereux RB, Lames GD et al. Enviromental influences on blood pressure and the role of job strain. J Hypertension 1996 ; 14 (5) : S179–85.

[15] Friedman R, Schwartz JS, Schnall PL et al. Psychological variables in hypertension Relationship to casual or ambulatory blood pressure. Psychosom Med 2001 ; 69 : 19–31.

[16] Harbug E, Erfert JC, Chape C et al. Socioecologic stress, hostility, skin color and blood pressure. Psychosom Med 1973 ; 35 : 276–94.

[17] Gampel B, Stone C, Scotch N. Urbanization and hypertension among zulu adults. J Chronic Dis 1967 ; 15 : 70–7.

[18] Steffen PR, Smith TB, Larson M. Acculturation to Western Society, a risk factor for high blood pressure. A meta-analytic review. Psychosom Med 2006 ; 68 : 386–97.

[19] Folkow B. Structural factors in primary hypertension. Hypertension 1990 ; 16 : 89–101.

[20] Julius Sympathetic hyperactivity in early stages of hypertension. J Cardiovasc Pharmacology 1986 ; 12, suppl. 3 : S121-9.

[21] James GD, Yee RS, Harshfield G. The influence of happiness, anger, anxiety on the blood pressure. Psychosom Med 1986 ; 48 : 502–9.

[22] Messerli FH. Masked hypertension and white coat hypertension : therapeutic navigation between Scilla and Charybdis. J Am Coll Cardiol 2005 ; 46 : 516–7.

[23] Ohkubo T, Kikuya M, Asayama K et al. Prognosis of masked hypertension and whitecoat hypertension by 24 h ambulatory monitoring. J Am Coll cardiol 2005 ; 8 : 508–15.

[24] Karasek R. Theorell healthy work : stress productivity and reconstruction of working life. New York : Basic Books ; 1990.

[25] Schnall PL, Piepper C, Scwartz J et al. The relationship between job strain, workplace diastolic pressure, and lef ventricular mass. JAMA 1990 ; 263 : 1929–35.

[26] Fauvel JP, Quelin P, Ducher M et al. Perceived job strain but no cardiovascular reactivity to stress is related to higher work pressure at work. Hypertension 2001 ; 38 : 71–5.

[27] Vrijkotte T, Lorenz V, de Geis P. Effect of work stress on ambulatory blood pressure. Hypertension 2000 ; 35 : 880–6.

[28] Steptoe A, Phil D, Brydon L. Changes in financial strain over 3 years, ambulatory blood pressure, and cortisol responses to awakening. Psychosom Med 2005 ; 67 : 281–7.

[29] Ohlin B, Berglund G, Nilson P. Job strain job demand and hypertension. J Hypertension 2008 ; 26 : 1583–9.

[30] Barbini N, Gorini G, Ferruci L. Role of professional activity in hypertension. G It Med Lavoro 2007 ; 29 : 174–8.

[31] Levenstein S, Smith M, Kaplan J. Psychosocial predictors of hypertension in men and women. Arch Int Med 2001 ; 161 : 1341–6.

[32] Guimont C, Brisson C, Dagenais G et al. Effects of job strain on blood pressure. Am J Public Health 2006 ; 96 : 1438–42.
[33] Lucini D, Riva S. Stress management at the work site cardiovascular dysregulation. Hypertension 2007 ; 49 : 268–9.
[34] Sparrenger F, Cichelero F, Ascoli A et al. Does psychosocial stress cause hypertension ? J human Hypertension 2008 ; 23 : 12–9.
[35] Ducher M, Cerruti C, Chatelier G. Is high job strain associated with hypertension genesis ? Am J Hypertens 2006 ; 97 : 694–700.
[36] Light KC. Hypertension and the reactivity hypothesis : the next generation. Psychosom Med 2003 ; 63 : 744–6.
[37] Radi S, Lang T, Lauwers Cances V et al. Job constraints and arterial hypertension. The IPAF II case control. Study Occup Environ Med 2005 ; 62 : 711–7.
[38] Schnall PL, Schwartz JE. A longitudinal study of job strain and ambulatory blood pressure. Psychosomatic Med 1998 ; 60 : 697–706.
[39] Dickinson HO, Mason JM, Nicolson DJ. Life time intervention for reducing raised blood pressure. J Hypertension 2006 ; 24 : 215–23.
[40] Rainforth MV, Schneider R, Nidich SI et al. Stress reduction programs in patients with elevated blood pressure. A systematic review. Curr Hypertens Rep 2007 ; 9 : 520–8.

7 Dépression et cardiopathies

La dépression nerveuse, les cardiopathies ischémiques et l'insuffisance cardiaque sont des affections ayant une incidence et une prévalence croissante avec le vieillissement de la population. Ces atteintes pathologiques altèrent et réduisent la qualité de vie, augmentent la morbidité et la mortalité, justifient des soins prolongés et onéreux et représentent une lourde charge financière pour la société. Leurs relations suscitent aujourd'hui beaucoup d'intérêt et sont la source d'une abondante littérature. Les maladies cardiovasculaires dans leur ensemble et les syndromes dépressifs paraissent intimement liées : la prise de conscience par un patient de la gravité d'une atteinte cardiaque mettant en jeu le pronostic vital, son impact sur l'état thymique, son retentissement émotionnel, l'anxiété générée par les risques de l'atteinte cardiaque, les difficultés et la complexité des traitements prolongés, et les hospitalisations répétées facilitent l'apparition d'un syndrome dépressif.

Une dépression est un stress, un facteur de risque primaire à l'égard de la maladie coronaire : une méta-analyse récente comportant l'étude prospective de 11 cohortes indique que la dépression confère un risque relatif de 1,65 à l'égard de l'infarctus du myocarde et de la mort d'origine cardiaque [1]. De plus, la prévalence d'un syndrome dépressif, qui peut dépasser 20 % chez les patients atteints d'infarctus du myocarde ou au cours d'une insuffisance cardiaque, est largement supérieure à celle constatée dans la population générale, de même âge, non cardiaque qui est de l'ordre de 2 à 5 % [2,3].

La survenue d'une dépression au cours d'une cardiopathie est toujours un facteur de mauvais pronostic, favorisant la mauvaise observance du traitement, accélérant l'évolution de la cardiopathie, facilitant les complications et causant une surmortalité. Compte tenu de la forte prévalence de cette comorbidité au-delà de 60 ans, le problème est de savoir s'il s'agit d'une relation purement fortuite ou si des interactions délétères s'établissent entre les deux syndromes [4,5]. Les liens entre les deux pathologies semblent reposer sur des points communs dans leur pathogénie :

- activation neuro-hormonale délétère ;
- hyperactivité sympathique ;
- dysrégulation immunologique ;
- tendance accrue à la thrombose vasculaire.

Comme une cardiopathie grave, une dépression a un impact négatif sur la psychologie, le mode et la qualité de vie, le comportement social, l'équilibre

Stress, dépression et pathologie cardiovasculaire

émotionnel d'un patient, altérant l'observance thérapeutique. L'évaluation du pronostic de ces associations pathologiques a donné lieu à des conclusions différentes en fonction des modalités du diagnostic de la dépression, du type et de la gravité de l'atteinte cardiaque, de la longueur du suivi et des modalités des traitements. Il semble qu'une dépression soit un facteur de gravité doublant le risque de complications après un événement coronarien, une chirurgie de revascularisation myocardique ou une insuffisance cardiaque. Il nous paraît intéressant d'analyser la littérature publiée sur ce thème en ne retenant que des études comportant des délais d'observation prolongés.

Diagnostic et prévalence des syndromes dépressifs chez les cardiaques

En pratique médicale courante et en cardiologie, les syndromes dépressifs comme l'athérosclérose coronaire, en particulier chez les sujets âgés, sont trop souvent méconnus et insuffisamment traités. Une dépression surtout chez un sujet âgé est très souvent atypique, masquée par des signes somatiques très courants chez les insuffisants cardiaques ou les patients coronariens. Selon l'ICD-10 et le DSM-IV, les symptômes fondamentaux de la dépression sont :

- des troubles de l'humeur avec une tristesse permanente, évoluant depuis au moins 2 semaines ;
- une perte d'intérêt et une absence de plaisir pour les activités courantes et particulièrement les plus attractives de la vie quotidienne ;
- une indifférence à l'égard des gens et des événements ;
- une asthénie persistante et une sensation d'épuisement présentes dès le réveil ;
- une prostration, le patient ne prend plus de décision : on constate une diminution de sa confiance en lui, une sensation de culpabilité permanente sans raison valable ;
- le patient rumine inlassablement des idées négatives et une autodépréciation avec bradypsychie ;
- le patient exprime des idées de mort et de suicide ;
- l'insomnie et la perte d'appétit sont habituelles dans ce contexte.

Un syndrome dépressif peut être détecté par des examens psychiatriques systématiques ou fortuits, et un interrogatoire à l'aide de techniques spécialisées, telles des échelles psychométriques validées : échelle de Hamilton, *Beck depression inventory* (BDI). Chez le sujet âgé, on utilise le *geriatric depression scale* et le *mini mental state examination*, en cas de troubles cognitifs associés. Le clinicien doit bien connaître les critères diagnostics du DSM-IV (encadrés 7.1 à 7.3) : le *composite international diagnostic interview*.

Encadré 7.1

DSM-IV : critères diagnostiques d'un épisode dépressif majeur

A. Au moins cinq des symptômes suivants doivent avoir été présents pendant une même période d'une durée de 2 semaines et avoir représenté un changement par rapport au fonctionnement antérieur :
1. humeur dépressive présente toute la journée, presque tous les jours, signalée par le sujet ou observée par les autres (pleurs) ;
2. diminution marquée de l'intérêt ou du plaisir pour toutes les activités pratiquement toute la journée, presque tous les jours (signalée par le sujet ou observée par les autres) ;
3. perte ou gain de poids significatif en l'absence de régime (modification du poids > 5 %) ou diminution ou augmentation de l'appétit presque tous les jours ;
4. insomnie ou hypersomnie, presque tous les jours ;
5. agitation ou ralentissement psychomoteur, presque tous les jours ;
6. fatigue ou perte d'énergie, presque tous les jours ;
7. sentiment de dévalorisation ou de culpabilité excessive ou inappropriée (qui peut être délirante), presque tous les jours ;
8. diminution de l'aptitude à penser ou à se concentre ou indécision, presque tous les jours ;
9. pensées de mort récurrentes, idées suicidaires récurrentes sans plan précis ou tentative de suicide ou plan précis pour se suicider.
B. Les symptômes induisent une souffrance cliniquement significative ou une altération du fonctionnement social ou professionnel.
C. Les symptômes ne sont pas imputables aux effets physiologiques directs d'une substance ou d'une affection médicale générale.

La dépression passe trop souvent inaperçue parce qu'une anxiété importante, une tristesse réactionnelle, après une maladie aussi grave qu'un syndrome coronarien aigu, sont trop souvent considérées comme des réactions normales, justifiées après un événement douloureux et angoissant. Les aspects cliniques les plus courants sont représentés par des formes mineures souvent masquées par des symptômes somatiques (fatigabilité croissante, précordialgies atypiques, malaises, palpitations). Quelquefois, il apparaît une indifférence à l'égard des symptômes ou au contraire une véritable souffrance psychologique à l'égard des moindres manifestations de la pathologie cardiaque sous-jacente et de son traitement. L'anxiété peut être au premier plan, les moindres symptômes faisant craindre une complication cardiaque ou une mort imminente, entraînant des appels et des hospitalisations quelquefois injustifiés. L'apparition de signes dépressifs n'est pas corrélée à la gravité de l'atteinte cardiaque, dépendant de la personnalité du

Encadré 7.2

Mécanismes possibles par lesquels une dépression peut conduire à des événements cardiaques*

Mécanismes biologiques potentiels :
- altérations du système nerveux autonome, réduction du tonus vagal ;
- hyperactivité du système sympathique et de l'axe hypothalamo-hypophyso-surrénal ;
- activation, hyperagrégabilité plaquettaire, tendance thrombogène ;
- augmentation des taux de catécholamines et de sérotonine ;
- inflammation chronique, dysimmunité ;
- ischémie induite par les stress mentaux ;
- réduction des contenus membranaires en acides gras poly-insaturés ;
- effets cardiotoxiques des antidépresseurs tricycliques.

Mécanismes comportementaux :
- absence d'exercice ;
- écarts alimentaires ;
- inobservance médicamenteuse ;
- isolement social ;
- tabagisme, alcoolisme, addictions diverses.

*D'après M. Whooley. *JAMA* 2006 ; 295 : 2874-8.

Encadré 7.3

Dépistage d'une dépression chez un patient cardiaque*

Patient ayant une cardiopathie :
- durant le mois passé, avez-vous ressenti une tendance à perdre le moral, des signes de dépression ou de désespoir ?
- durant le mois passé avez-vous ressenti une perte d'intérêt ou de plaisir dans votre vie quotidienne ?

OUI à au moins à une question : se rapporter pour faire le diagnostic de dépression aux critères du DCM-IV (revenir à l'encadré 7.1)
NON à ces deux questions : patient non déprimé.

†D'après M. Whooley. *JAMA* 2006 ; 295 : 2874-8

patient et de son degré de vulnérabilité. Quelquefois des patients ont un refus plus ou moins conscient de voir la réalité, n'expriment pas leur angoisse à l'égard de leur état cardiaque mais ont une indifférence, une perte d'intérêt pour leur état qui peut être une forme particulière de dépression. La prévalence des formes mineures ou graves de dépression dans l'insuffisance coronaire varie, selon les modalités de son dépistage, de 5 à 25 %, pouvant atteindre 40 % des cas au cours des dysfonctions ventriculaires après infarctus du myocarde [3,5]. Ces syndromes dépressifs impliquent, dès qu'ils sont détectés ou même suspectés, l'intervention d'un psychiatre et une coopération étroite entre celui-ci, le cardiologue et le généraliste pour des décisions thérapeutiques et un suivi appropriés.

Dépression, facteur de risque de la maladie coronaire

Plusieurs travaux ont analysé l'impact d'un syndrome dépressif sur l'incidence d'une insuffisance coronaire après avoir fait intervenir des facteurs de correction tenant compte de la présence des facteurs de risque classiques : hypertension artérielle, tabagisme, dyslipidémie, diabète, obésité. Des études d'observation montrent que les dépressions sont des facteurs de risque primaire coronaire dans la population générale [4,6].

L'étude la plus convaincante dans la relation entre dépression et apparition d'une insuffisance coronaire est un travail fondé sur l'analyse de plusieurs travaux prospectifs de très grande échelle, longitudinaux, sur des cohortes importantes, menés entre 1986 et 2001. Elle fait état des résultats du cumul de sept publications portant sur des cohortes de 780 à 8000 patients suivis en moyenne pendant 11,3 ans (de 4 à 37 ans). Le diagnostic de dépression repose soit sur des examens psychiatriques systématiques, soit sur des questionnaires spécifiques validés par des psychiatres. Les objectifs étaient :

- la mortalité globale ;
- la mortalité cardiovasculaire ;
- les infarctus du myocarde mortels ou non ;
- les diverses formes d'insuffisance coronaire.

Malgré l'hétérogénéité de ces études, leurs conclusions sont claires : une tendance dépressive et une dépression caractérisée sont des facteurs de risque indépendants de cardiopathie ischémique. L'interaction entre une dépression et une maladie coronaire persiste après des corrections faisant intervenir des facteurs démographiques et des facteurs de risque reconnus [6]. Le risque relatif (RR) d'infarctus du myocarde chez des patients atteints de syndromes dépressifs varie de 1,6 (IC 95 %, RR 1,03–2,3) à 4,5 (IC 95 %, RR 1,7–12,4). Ce danger accru d'infarctus est constaté dans toutes les formes de dépression même dans les formes mineures. Dans une cohorte de 2832 sujets sans antécédent coronarien ou atteints d'une pathologique grave connue, qui ont participé à la *National Health examination follow up study*, 11 % avaient une tendance dépressive, 2 % une dépression sévère, 10,8 % une dépression modérée. Ces troubles sont plus fréquents dans le sexe féminin, les sujets de faible niveau social, les fumeurs et les célibataires et sédentaires. Après correction statistique, le risque de décès par atteinte coronaire était pour chacun de ces sous groupes respectivement, de 1,6, de 2,1 et d'1, 9 (IC 95 %, RR1,2–3,9). Des études prospectives récentes confirment ces données.

Aux États-Unis, la *John Hopkins Precursors study* a permis la surveillance au plan cardiaque de 1190 étudiants en médecine de sexe masculin suivis, avec un questionnaire spécifique annuel, pendant près de 40 ans. L'incidence cumulée des syndromes dépressifs atteint 12 %, multipliant par deux chez les hommes le risque d'événement coronarien [8]. La *Cardiovascular Health study* étudiant le devenir de 5201 patients au cours d'un suivi de 6 ans, a abouti à des conclusions identiques [9]. Une étude cas témoin très récente, incluse dans la *Prospective Epidemiological study of Myocardial Infarction*, réalisée chez des hommes en bonne santé recrutés à Belfast et en France, confirme que la présence d'un état dépressif est corrélée statistiquement au développement d'une maladie coronaire [10]. La récente étude INTERHEART, déjà citée, incluant 25 000 patients issus de 52 pays a identifié les facteurs de risque essentiels et modifiables à l'égard de l'infarctus du myocarde. Comme on le prévoyait, les dyslipidémies, le diabète, l'hypertension, le tabagisme et l'obésité sont les facteurs prédictifs majeurs mais, en étude multivariée, les facteurs psychosociaux et la tendance dépressive sont des facteurs de risque de première importance (*cf.* encadré 7.2).

Dépression et infarctus du myocarde

Cas clinique 1

Madame D., âgée de 42 ans, est hospitalisée dans le service de soins intensifs de cardiologie pour un syndrome douloureux thoracique intense survenu le matin, peu après son lever. La patiente a considéré cette douleur comme un épisode digestif, a appelé son médecin traitant qui n'est intervenu que deux heures après le début des douleurs. Mme D. cumule plusieurs facteurs de risque avec une importante consommation tabagique, plus d'un paquet de cigarettes par jour, une dyslipidémie avec un LDC à 2,40 g/L et une hypertension modérée négligée. À son entrée aux soins intensifs coronariens, on constate une tachycardie sinusale à 110 b/min, une TA à 100–70 mmHg. Le tracé électrique montre un sus-décalage majeur de ST/T et de petites ondes Q de V2 à V6 dans le territoire de l'artère interventriculaire antérieure (IVA). La patiente est dirigée vers la salle de coronarographie, l'examen montrant une thrombose occlusive de l'artère interventriculaire antérieure. Mme D. est traitée par angioplastie et pose d'une endoprothèse active sur l'IVA. L'intervention est réussie mais la patiente conserve une dyskinésie antérieure avec une altération de la fraction d'éjection à 42 %. Traitée par héparine, aspirine, clopidogrel, statine et inhibiteurs de l'enzyme de conversion, son état s'améliore au plan clinique, électrique et on constate à l'échocardiographie une amélioration de la fonction ventriculaire. Toutefois Mme D. demeure bouleversée, très anxieuse, inquiète sur son état, sur les risques éventuels d'une thrombose de l'endoprothèse et la menace de récidive.

Elle quitte le service de cardiologie et est hospitalisée dans un service de réadaptation cardiaque. Là, soumise au traitement classique (bêtabloquants, inhibiteurs de l'enzyme de conversion, clopidogrel–aspirine), on lui propose une épreuve d'effort et un programme de réadaptation. Mme D. est de plus en plus anxieuse, refuse tout effort, pense qu'une récidive est inévitable. Cette patiente, célibataire, avec un faible environnement familial, avec des soucis professionnels, a une tendance dépressive depuis plusieurs années. Progressivement, elle fait part de son désir de ne plus lutter, exprime auprès de l'entourage médical et infirmier ses angoisses, son désir de disparaître. L'état cardiologique est excellent, mais de jour en jour, s'installe et s'accroît, malgré les injonctions de l'équipe soignante, une indifférence à l'égard du traitement qu'elle ne suit que partiellement. Mme D. n'a pas d'intérêt pour les activités qu'on lui propose, refuse en quelques jours tout contact avec l'entourage des autres patients en rééducation, ne parle plus au personnel soignant. Elle ne dort plus, n'a aucun appétit et parle seulement de sa fin prochaine. La patiente exprime auprès de sa sœur, sa seule visite, son dégoût de l'existence et une tendance suicidaire. Elle réclame l'arrêt des soins médicaux, demeure prostrée dans sa chambre, refuse tout contact avec divers membres de sa famille ou de son entourage.

Mme D. est traitée par benzodiazépines, confiée à un psychiatre qui la voit matin et soir tous les jours, entreprend une psychothérapie, prescrit un traitement par fluoxétine, deux comprimés par jour. Malgré une psychothérapie de soutien importante, les encouragements, l'attention de toute l'équipe médicale, le traitement antidépresseur a peu d'effets positifs. La patiente demeure abattue, indifférente, coopère mal, fait part de ses idées suicidaires qui impliquent son hospitalisation dans une clinique psychiatrique.

Plusieurs antidépresseurs seront utilisés, la patiente ne sera bien améliorée qu'après plusieurs semaines de traitement combiné associant thérapie cognitive, anxiolytiques et antidépresseurs. La convalescence de cet infarctus, après une revascularisation efficace a été très prolongée, l'évolution étant compliquée par ce syndrome dépressif. La malade demeure très anxieuse et son état demande une surveillance médicale, cardiologique et psychiatrique très régulière et prolongée.

Cas clinique 2

Monsieur S., âgé de 65 ans, est traité pour une insuffisance coronaire depuis 1995. Il s'agit d'un patient tabagique, hypertendu, avec une hypercholestérolémie rebelle malgré un traitement par statines. Il présente un angor d'effort depuis cette date. L'examen clinique est normal, il n'y a pas de lésion valvulaire ou d'insuffisance cardiaque. Le tracé électrique de repos est normal, mais l'épreuve d'effort est positive pour une fréquence cardiaque de 122 battements/minute et une TA de 170–95 mmHg. Il lui est conseillé une hospitalisation en cardiologie pour un bilan plus approfondi. Une scintigraphie montre une ischémie sous-endocardique antérieure confirmée par la coronarographie qui met en évidence une sténose > 80 % du segment proximal de l'interventriculaire antérieure. M. S. est traité par angioplastie et mise en place d'un stent qui rétablit un calibre normal de l'artère interventriculaire avec un flux coronarien antérograde normal. Le patient poursuit le traitement médical classique : aspirine, clopidogrel, statines, bêtabloquants et antagonistes des récepteurs de l'angiotensine. Il perd du poids, est normotendu, asymptomatique et pratique régulièrement l'exercice. Il se traite le mieux possible et se plie à une surveillance médicale régulière. Brutalement un matin, il ressent une douleur thoracique intense, des lipothymies, des sueurs associées à des troubles respiratoires. Transporté en soins intensifs coronariens, on constate un infarctus postérolatéral récent. Le patient est en insuffisance cardiaque avec une insuffisance mitrale par dysfonctionnement d'un pilier.

Traité par héparine et dérivés nitrés, il subit une nouvelle angioplastie avec pose d'une endoprothèse pour une thrombose de la coronaire droite. On constate une altération majeure de la fonction ventriculaire. Les suites sont difficiles, mais le patient s'améliore lentement sur le plan cardiaque. Par contre, complètement découragé par ce nouvel accident coronarien qu'il juge immérité, il sombre dans une dépression sévère. On constate une prostration, une tristesse invincible, le patient s'isole, demeure indifférent aux encouragements, au soutien des médecins et de sa famille. Il est persuadé de l'inutilité de tout traitement, exprime le désir d'en finir et souhaite sa mort prochaine. Mr S., prostré ne communique plus avec le personnel, désire l'arrêt des soins, demeure dans son lit. Il refuse toute cure de réadaptation, ne veut pas poursuivre son traitement médical. Le patient fait connaître à sa famille, bouleversée, des idées suicidaires. Il est traité par des benzodiazépines, des anxiolytiques, subit une psychothérapie par l'intermédiaire d'un psychologue attaché au service de cardiologie. Mais son état dépressif persistant et devenant inquiétant Mr S., est confié à un psychiatre qui l'hospitalise pour initier un traitement par antidépresseurs. Le patient est traité par inhibiteurs de la recapture de la sérotonine (paroxétine) sans bénéfice apparent pendant plusieurs semaines. Ce n'est qu'au terme d'une hospitalisation et des soins psychiatriques prolongés que son état psychologique s'améliorera.

Comportement à l'égard de l'accident coronarien

Bien que de remarquables progrès thérapeutiques soient survenus depuis 20 ans dans le traitement de l'infarctus avec la revascularisation coronaire immédiate, cet accident coronarien constitue chez tout individu un signe d'alarme majeur, lui faisant prendre conscience du danger de mort subite, de la nécessité de transformer sinon de bouleverser son mode de vie.

Malgré la vulgarisation croissante du risque coronarien chez l'adulte, dès la cinquantaine, tout individu pense qu'un événement cardiaque, même mineur ne peut arriver qu'aux autres. La survenue soudaine, imprévisible d'un accident coronarien, surtout s'il est inaugural, en l'absence d'angor prémonitoire, est un traumatisme majeur qui a un important retentissement émotionnel et est un facteur favorisant de dépression. Le sujet est confronté à la réalité d'une menace permanente à l'égard de son espérance de vie. Le séjour en soins intensifs, les examens angiographiques, les gestes de cardiologie interventionnelle, l'angoisse à l'égard du devenir des endoprothèses sont des facteurs de stress majeur et de dépression.

Les réactions des patients sont variables en fonction de leur personnalité, de leur aptitude à faire face, et selon l'environnement familial, l'attitude et le comportement de l'entourage médical plus ou moins rassurant. Certains patients ont une réfutation plus ou moins consciente de l'événement générateur d'angoisse. Ils peuvent mettent en œuvre une attitude de déni, semblent posséder des capacités d'adaptation leur permettant de supporter avec calme, de refuser la réalité de la situation, les risques de cet événement brutal et leur incidence sur leur mode de vie. Cette attitude de non-réaction apparente à l'égard d'une pathologie grave peut être un moyen de défense psychologique efficace. D'autres ont immédiatement une sensation de peur incontrôlable, d'angoisse permanente, facteur de stress et de complications secondaires.

Havick *et al.* ont tenté d'établir une typologie des coronariens en fonction de leurs réactions émotionnelles. En classant les sujets en groupes homogènes de malades selon leurs réactions émotionnelles (dépression, anxiété, irritabilité), ils ont évalué les particularités cliniques et pronostiques des différents groupes. En synthèse, certains ont un excellent ajustement, immédiat ou à long terme, avec un déni des risques de l'événement et une bonne adaptation aux risques et aux contraintes du traitement. Ces sujets, ayant dans l'ensemble un bon entourage familial, ont une bonne réinsertion professionnelle et un pronostic favorable avec peu de complications et de réhospitalisations. D'autres patients s'adaptent mal à cette situation stressante, immédiatement ou secondairement, et demeurent angoissés, anxieux sur leur devenir. Ce sont le plus souvent des sujets qui ont un passé médical, des difficultés familiales et conjugales, une mauvaise réinsertion professionnelle. Ces patients sont des sujets à risque de complications et de réhospitalisations [11].

Impact sur le pronostic

Il est évident que pour certains patients, l'angoisse d'une menace imprévisible, la conscience de cette pathologie à haut risque et la reviviscence des circonstances de l'accident peuvent avoir un important retentissement psychologique et faciliter l'apparition d'un syndrome dépressif. Celui-ci est souvent méconnu et il est trop fréquemment considéré comme normal, banal, par le médecin et l'entourage familial, qu'un sujet, dont la vie est menacée par une affection grave, sombre dans le découragement, une tristesse invincible. En fait, une tendance dépressive ne doit pas être considérée comme une réaction normale à un accident coronarien aigu.

Chez les patients atteints d'un syndrome coronarien aigu ST ±, la prévalence d'un syndrome dépressif est très variable, atteint 20 à 25 % des sujets, et des signes de dépression mineure sont retrouvés chez 30 à 40 % des patients [12]. Les femmes ne sont pas épargnées et bien que les infarctus soient plus rares dans le sexe féminin, celles âgées de moins de 60 ans pourraient être un terrain particulièrement fragile et à risque de survenue de syndromes dépressifs. Dans l'année qui suit un accident coronarien, une dépression multiplie par deux les risques relatifs de complication, de rechute ou de décès [13,14]. De même après un pontage coronarien, un syndrome dépressif favorise les réhospitalisations, les récurrences angineuses et une surmortalité. En synthèse, il apparaît que tous les malades coronariens déprimés doivent être considérés comme des sujets à haut risque de complications avec un surcroît de récidives douloureuses, d'arythmies, d'insuffisance cardiaque. Cette conclusion est étayée par divers travaux.

Dans deux études canadiennes comportant des effectifs importants et un suivi de plusieurs années, l'apparition d'une dépression dans les suites d'un infarctus est corrélée de manière significative à une morbidité augmentée et à une surmortalité [13,14]. Frasure Smith *et al.* rapportent qu'après ajustement tenant compte de la gravité de l'infarctus, du contexte clinique et des antécédents du patient, le risque de décès au cours des 6 mois qui suivent l'accident coronarien est quatre fois plus grand chez les déprimés que chez les non-déprimés. La valeur pronostique du trouble psychiatrique est égale à celle d'une dysfontion ventriculaire gauche ou d'un antécédent d'infarctus. Les autres facteurs du pronostic considérés sont la classe Killip à l'hospitalisation, le type d'infarctus avec ou sans onde Q, la fraction d'éjection et la présence d'un tabagisme. Une méta-analyse récente comportant plus de 20 études rapporte qu'une dépression majeure double le risque de décès après un infarctus aigu. On ne retrouve que peu de travaux à propos de la valeur pronostique de la dépression après un angor instable mais l'étude de Lesperance constate que cette association augmente le risque d'infarctus non fatal ou de décès. Dans notre expérience sur 350 syndromes coronariens aigus, traités et dirigés vers des centres de réadaptation, le taux de syndrome dépressif est évalué à 12 %. Les patients dépressifs sont âgés (72,6 ans en moyenne), ont une co-morbidité importante, une dysfonction ventriculaire et sont hospitalisés pour des récidives de syndrome coronarien aigu.

L'impact sur le pronostic est-il dû à l'interaction des deux syndromes pathologiques ou est-il un épiphénomène ? Dickens *et al.* apportent des informations intéressantes [15]. Leur travail a eu pour but de rechercher rétrospectivement les marqueurs de mauvais pronostic et les risques de décès d'origine cardiaque dans 587 observations. Les marqueurs les plus significatifs sont l'âge, des antécédents d'infarctus, la présence de signes d'une dysfonction ventriculaire établie selon la classification de Killip. Une dépression précédant un infarctus n'a pas de valeur péjorative et n'est pas associée à une surmortalité. Par contre, une dépression survenue après l'infarctus est un facteur statistiquement significatif de mauvais pronostic (HR : 2,33, p=0,38). Apparaissant dans les semaines qui suivent l'événement coronarien, un état dépressif compromet la réhabilitation, l'observance du traitement, le suivi d'un mode de vie approprié, la pratique d'une activité physique régulière. Au cours du *MINDT-IT trial* effectué chez 2177 patients, âgés en moyenne de 63 ans, comportant 23 % de femmes, on a constaté 18 % de dépressions survenant chez les patients les moins âgés mais présentant des signes d'atteinte myocardique sévère avec des signes de dysfonction ventriculaire gauche [16]. Au cours des enregistrements électrocardiographiques de longue durée réalisés dans les suites de l'infarctus, on a constaté de nombreuses tachycardies ventriculaires chez les patients déprimés.

Physiopathologie de cette association délétère

Plusieurs facteurs démographiques, biologiques et comportementaux ont été évoqués pour expliquer les conséquences délétères de cette association.

Il est évident qu'un syndrome dépressif, surtout chez un sujet âgé, facilite le désintérêt des patients à l'égard de leur état de santé, joue un rôle favorisant dans la genèse et l'évolution d'une cardiopathie ischémique ou d'une dysfonction ventriculaire. Le découragement à l'égard de l'avenir et le désintérêt pour son état sont associés chez un patient cardiaque et dépressif à un mépris non dissimulé de l'hygiène de vie et des traitements. Cet état psychologique conduit le déprimé à une mauvaise observance des mesures hygiénodiététiques ou thérapeutiques recommandées pour la prévention primaire ou secondaire de la maladie coronaire et des récidives d'infarctus. Le mauvais suivi des prescriptions, la médiocre observance thérapeutique, l'absence d'entraînement physique peuvent faciliter l'aggravation de l'athérosclérose, de nouveaux accidents coronariens et l'évolution rapide de la dysfonction ventriculaire. La mauvaise adhésion des cardiaques déprimés aux prescriptions a été constatée chez 14 % des patients déprimés inclus dans la *Heart and Soul study* [17]. L'arrêt définitif du tabac et une bonne compliance au traitement d'un diabète, d'une hypertension artérielle ou d'une dyslipidémie sont des mesures mal acceptées et rarement suivies par les patients souffrant d'un syndrome dépressif, même mineur [2,3]. L'observance médiocre des stratégies thérapeutiques comportant des traitements complexes, des prises médicamenteuses répétées et un suivi médical régulier sont les facteurs indirects pouvant rendre compte de la gravité de ces associations pathologiques.

Mais chez les coronariens, une résistance au traitement médical habituel de la dépression peut être en cause et expliquer le mauvais pronostic. Seulement 50 % des patients coronariens déprimés ont un réponse satisfaisante aux traitements antidépresseurs, 35 % sont résistants et 15 % répondent faiblement. Les causes de cette résistance sont méconnues, certains avançant des facteurs biologiques, la présence d'un syndrome inflammatoire important. Il est aussi possible que des facteurs liés à la personnalité des patients, à la présence d'un comportement d'un profil psychologique de type A ou D interviennent dans l'acceptation des traitements de la cardiopathie et du trouble de l'humeur. Une mauvaise observance et adhésion du patient à la psychothérapie et au suivi thérapeutique pourrait être en cause dans cette faible efficacité des mesures thérapeutiques, facilitant la survenue de complications. On peut aussi suspecter une comorbidité cérébrovasculaire, avec des anomalies fonctionnelles et structurales cérébrales qui expliqueraient la résistance aux antidépresseurs et l'augmentation de la morbidité et la surmortalité. Pour certains, c'est l'intrication de plusieurs anomalies cardiocirculatoires et biologiques qui semble jouer un rôle dans la résistance au traitement et à la survenue de complications [2,3].

Dans les dépressions sévères, on note une dysfonction du système nerveux autonome une réduction de la variabilité sinusale, une stimulation sympathique exagérée cause de vasoconstriction, de tachycardie, d'arythmies et de mort subite [17]. Une faible variabilité sinusale est un facteur prédicteur de mortalité chez les coronariens. Elle traduit une modulation inadéquate par le vague de la fréquence sinusale, une exagération de l'activité sympathique, une diminution du tonus vagal, ce qui est un facteur arythmogène. D'autres indicateurs de la dysrégulation du système nerveux autonome sont chez les patients déprimés après un infarctus, une accélération de la fréquence cardiaque basale, évaluée sur 24 heures, une augmentation de la variabilité de l'espace QT reflétant des altérations de la repolarisation et des réponses anormales à la stimulation ventriculaire programmée (turbulence) [18,19]. Tous ces facteurs sont des circonstantes favorisantes aux arythmies ventriculaires et à la mort subite.

Des altérations de la fonction plaquettaire, une hypercoagulabilité, des augmentations de la thromboglobuline et du facteur plaquettaire 4 ont été mises en évidence chez les patients déprimés. Non traités, ceux-ci ont une activation, une hyperagrégabilité plaquettaire facilitant les accidents thrombotiques [20]. Ces marqueurs d'une activité thrombogène, identifiés comme des facteurs de risque de complications cardiaques, sont élevés chez les coronariens déprimés [21]. La dysfonction endothéliale apparaît quand survient la sensibilité aux effets vasodilatateurs du NO. Elle est a été mise en évidence chez les patients déprimés par Sherwood *et al.* qui ont constaté une réduction due à la vasodilatation flux dépendante particulièrement

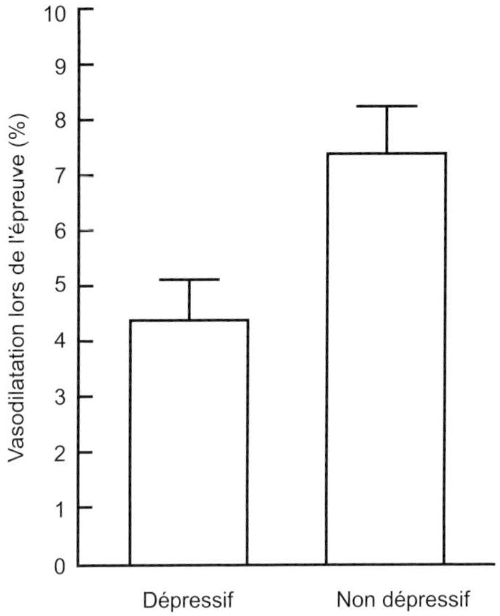

Figure 7.1
Fonction endothéliale et dépression.
D'après Sherwood *et al.* JACC 2005 ; 46 : 636-40

prononcée après infarctus chez les patients déprimés [22] (figure 7.1). Pour ces auteurs, sa présence est associée à un taux élevé d'événements cardio-vasculaires, récidives douloureuses, re-infarctus, décès.

Un état inflammatoire chronique évolue chez les déprimés après un événement coronarien. Des concentrations élevées de marqueurs de l'inflammation – particulièrement la CRP, l'interleukine 6 et le TNF-alpha – ont été constatées chez les patients déprimés et chez ceux qui associent dépression et infarctus du myocarde [23]. Empana *et al.* ont confirméchez les déprimés l'augmentation des marqueurs sériques de l'inflammation : élévation des taux plasmatiques moyens de C-réactive protéine, d'interleukine 6 et de molécule 1 d'adhésion intercellulaire. Chacun des marqueurs de l'inflammation a contribué de manière significative à augmenter le risque d'événement coronaire [10].

D'autres auteurs ont évoqué les effets délétères de taux élevés d'homocystéine et une hypercortisolémie latente [23]. Nakatani et col ont souligné l'importance du polymorphisme des genes transporteurs de la sérotonine et ses relations avec les syndromes dépressifs après infarctus. [24]. Ces auteurs évoquent une prédisposition génétique à l'association des deux pathologies.

Le génotype 5HTLL et l'allèle court, allèle S du transporteur de la sérotonine, sont considérés comme un déterminant des syndromes dépressifs et de cardiopathie ischémique . De nouvelles études sur des populations importantes de patients cardiaques et déprimés sont nécessaires pour mieux saisir les relations entre les troubles dépressifs et tenter d'expliquer les raisons de la surmortalité.

Possibilités thérapeutiques

Après un infarctus du myocarde ou un épisode d'angor instable, la prévention secondaire est, à l'heure actuelle, clairement définie. Elle comporte, après la revascularisation myocardique, l'emploi d'anti-agrégants plaquettaires ou d'antithrombotiques, la prescription de bêtabloquants pour réduire le risque ischémique, d'inhibiteurs de l'enzyme de conversion ou d'antagonistes des récepteurs de l'angiotensine pour limiter le remodelage ventriculaire.

Il est aujourd'hui démontré que la prescription au long cours de bêtabloquants n'a pas d'incidence sur l'apparition de syndromes dépressifs. La démonstration du bénéfice du traitement par bêtabloquants au long cours après un infarctus a été faite par des études anciennes, alors que les procédures de revascularisation en phase aiguë n'étaient pas employées. Leur efficacité sur la réduction de morbidité et de mortalité a été plus récemment mise en évidence pour les infarctus avec dysfonction ventriculaire gauche et pour les patients atteints de lésions coronaires pluritronculaires. Les effets secondaires sont bien connus, mais il apparaît après des méta-analyses récentes que le risque de syndrome dépressif n'est pas confirmé.

La prise en charge des facteurs de risque, les modifications du comportement et du mode de vie, l'arrêt du tabagisme, la pratique de l'exercice physique sont des compléments indispensables du traitement pharmacologique. Placé en maison de réadaptation, le patient est dans un environnement médical favorable pour subir un ré-entraînement à l'effort et avoir le soutien psychologique nécessaire. La survenue d'une dépression après un infarctus est un événement lourd de conséquences qui ne doit pas être négligé et qui demande l'intervention d'un spécialiste psychiatre. Les anxiolytiques de la famille des benzodiazépines peuvent réduire les troubles anxieux, mais ils sont insuffisants pour traiter un syndrome dépressif caractérisé même mineur. Parmi les médicaments cardiologiques prescrits, soulignons l'intérêt des bêtabloquants. Ils s'opposent aux effets délétères de la stimulation adrénergique : plus le tonus bêta-adrénergique est marqué, plus leur action est importante. Comme il y a une stimulation sympathique exagérée dans les dépressions, leur prescription est recommandée. Ils sont particulièrement adaptés à la prévention de l'ischémie et aux conséquences cardiovasculaires du stress émotionnel. Quand l'infarctus entraine une altération de la fonction ventriculaire il est largement démontré que la prescription d'un inhibiteur de l'enzyme de conversion, ou d'un antagoniste des récepteurs de l'angiotensine 2 est recommandée en surveillant la fonction rénale. La prescription d'un antithrombotique est systématique.

Les antidépresseurs tricycliques sont actifs mais ils ont une toxicité cardiovasculaire et un risque d'effets secondaires cardiaques qui justifient leur remplacement par les inhibiteurs sélectifs de la recapture de la sérotonine (cialopram, fluoxétine, paroxétine, sertraline, fluvoxamine) ou des inhibiteurs mixtes de la recapture de l'adrénaline et/ou de la sérotonine. Des molécules nouvelles sont régulièrement commercialisées (*cf.* p. 196). Plusieurs études randomisées ont comparé la tolérance et l'efficacité des divers antidépresseurs après infarctus du myocarde, en particulier les effets de la nortriptyline (tricyclique) et de la paroxétine après infarctus. L'effet antidépresseur des deux médicaments a été similaire, mais la paroxétine a été mieux tolérée avec moins d'effets secondaires cardiovasculaires. La paroxétine entraîne une augmentation de l'activité vagale, préservant le baroréflexe. Chez des patients convalescents d'infarctus myocardique ou d'angor instable, la sertraline a semblé être bien tolérée et efficace dans le traitement de la dépression. Elle paraît restaurer la variabilité du rythme sinusal.

Pour évaluer les risques coronariens des antidépresseurs, 2249 patients recevant au moins un antidépresseur ont été comparés à 52 750 sujets qui n'en prenaient pas. Les antidépresseurs évalués, à l'égard du risque coronarien, ont été encore la nortryptiline et la paroxétine. Après un suivi de 4,5 ans, les patients traités par antidépresseurs avaient un risque d'infarctus du myocarde multiplié par deux (RR : 2,2, IC 95 % : 1,2 à 3,8) par rapport aux sujets n'en prenant pas. Ce risque a été démontré chez les patients traités par nortriptyline (RR 2,2, IC : 1,2 à 3,8) et n'a pas été significatif pour les patients traités par paroxétine (RR 0,8, IC 95 % : 0,2 à 2,5) [26].

En résumé, diverses études cas contrôle suggèrent, sans le prouver, que les antidépresseurs tricycliques peuvent augmenter le risque cardiovasculaire, alors que celui-ci est faible, ou peuvent être atténués par les inhibiteurs sélectifs de la recapture de la sérotonine, à cause de leur effet positif sur le tonus vagal et le baroréflexe.

Trois grandes études randomisées prospectives ont été entreprises pour évaluer l'efficacité de diverses modalités thérapeutiques chez des cardiaques déprimés.

L'étude ENRICHD *(Enhancing Recovery in Coronary Heart Disease)* a évalué l'impact d'une psychothérapie cognitivocomportementale *versus* le traitement habituel chez 2481 patients ayant été hospitalisés pour un infarctus dans les 30 jours précédant l'entrée dans l'essai : 958 avaient une dépression considérée comme majeure, depuis au moins 2 semaines ; 811 présentaient une dépression mineure ; 647 avaient un faible soutien psychosocial.

L'étude ne montre aucune différence dans la survie entre le groupe témoin et le groupe intervention, quoique la psychothérapie cognitivocomportementale a semblé améliorer le syndrome dépressif, la qualité de vie sans bénéfice sur la mortalité. Dans cet essai, la prescription autorisée par le protocole d'un antidépresseur inhibant la recapture de sérotonine dans un petit groupe de patients déprimés s'est accompagnée d'une réduction de la mortalité. Toutefois, il s'agit d'une étude de sous-groupe *a posteriori*, qui demande confirmation [27].

Les résultats de cet essai peuvent laisser penser que la psychothérapie seule n'améliore pas, chez un coronarien déprimé, le pronostic cardiovasculaire. Cependant, il apparaît que le groupe contrôle a eu un taux élevé surprenant de récupérations, suggérant qu'un pourcentage notable de patients n'a qu'une tendance dépressive dans les suites de l'infarctus et que le délai retenu pour évaluer la dépression est trop court. Il est probable que le résultat de l'essai aurait été plus démonstratif si on n'avait inclus et tenu compte que des dépressions évoluant depuis 2 à 3 mois après l'accident coronarien.

Le *Sertraline Antidepressant Heart Attack Randomized Trial* (SADHART) est le plus grand essai randomisé évaluant l'emploi de médicaments antidépresseurs pour des cardiaques déprimés [28]. Un total de 369 patients hospitalisés pour un syndrome coronarien aigu et une dépression a été soumis après randomisation soit à la sertraline, soit à un placebo ; 260 ont accompli l'essai jusqu'à la date fixée pendant16 semaines. Les investigateurs n'ont trouvé aucun effet délétère cardiovasculaire sur la fraction d'éjection, les arythmies ventriculaires et l'espace QT entre le groupe traité et le groupe placebo. Quoique SADHART a été une étude conçue comme un essai évaluant la tolérance et la sécurité de la sertraline et non comme l'évaluation de l'effet sur l'état cardiaque, les investigateurs ont trouvé un impact positif non significatif à l'égard de l'objectif composite, infarctus du myocarde et décès dans le groupe traité (RR 0,77 ; IC 95 % 0,50–1,16). Les effets de la sertraline sont nets chez les patients les plus déprimés. Ces résultats peuvent laisser penser que la sertraline a des effets cardioprotecteurs du fait de ces effets anti-agrégants plaquettaires.

Van Melle *et al.* ont conçu l'essai MIND-IT, essai contrôlé multicentrique, chez des patients atteints d'infarctus et d'un syndrome dépressif (évalué selon le *Beck depression inventory*) 3, 6 et 9 mois après l'infarctus. Les patients ayant un score BDI > 10 ont eu une évaluation psychiatrique 3 mois après l'infarctus. L'antidépresseur choisi pour le groupe traité a été en premier un inhibiteur sélectif de la recapture de la nor-adrénaline, la mirtazapine : 209 patients sont entrés dans le groupe traité et 122 dans le groupe placebo. Les deux bras ont été évalués 18 mois après l'infarctus à l'égard des événements cardiaques et de l'évolution de la dépression. L'incidence des événements cardiovasculaires a été la même dans les deux bras de l'étude (13 % dans le groupe contrôle et 14 % dans le groupe traité), les analyses de régression selon le modèle de Cox ne révélant aucune différence entre les deux groupes. Sur l'état dépressif évalué selon le BDI et l'ICD (*composite international diagnostic*), aucune différence n'apparaît entre le groupe soumis à la mirtazapine et le groupe contrôle.

Pour ces auteurs, un traitement antidépresseur ne modifie pas l'état des patients déprimés après un infarctus et n'améliore pas le pronostic cardiaque. Après 18 mois de suivi, un tiers des patients du groupe traité et du groupe contrôle continue à présenter une dépression. À l'égard du pronostic cardiovasculaire, l'essai est négatif.

Le fait à souligner est donc la difficulté du traitement des syndromes dépressifs chez les cardiaques, les coronariens en particulier. Trente pour cent des patients ne répondent pas à la thérapeutique antidépressive et il faut souvent associer plusieurs molécules [29]. Le traitement doit être conduit par des psychiatres chevronnés collaborant avec les cardiologues ou les internes. Les éléments majeurs de la prise en charge sont l'apport d'une psychothérapie cognitivocomportementale, à faire assurer par un spécialiste, et un suivi régulier de ces patients avec, chaque fois qu'elle est possible, une réadaptation à l'effort. Le traitement classique de la prévention secondaire de l'infarctus ne doit pas être modifié : anti-agrégants plaquettaires, bêtabloquants et IEC, si nécessaire, apportent de tels bénéfices sur les risques de récidive qu'il serait irrationnel de les interrompre.

Les effets bénéfiques de l'exercice physique après infarctus sont bien démontrés et il apparaît que cette pratique aurait des effets favorables chez les patients déprimés. Un travail de la Duke University propose chez 200 patients l'étude après randomisation des effets de l'exercice associé à la sertraline *versus* cet antidépresseur et un placebo. Les objectifs sont la survie, la qualité de vie, les marqueurs biologiques de l'inflammation, les facteurs de thrombose et l'effet sur la variabilité sinusale. Les résultats seront connus en 2011.

En conclusion, la dépression apparaît comme un important facteur de risque après un infarctus, mais aucun consensus n'apparaît actuellement sur les modalités du traitement optimal. La conjonction des thérapies comportementales, de la relaxation et de la réadaptation à l'effort associée à un traitement pharmacologique de la dépression semble nécessaire. La mise sur le marché de nouvelles molécules permettra peut-être d'améliorer les possibilités thérapeutiques pharmacologiques étant donné les résultats modérés des molécules disponibles, mais des essais contrôlés sur de larges effectifs et un suivi prolongé seront nécessaires.

Dépression et insuffisance cardiaque

En dépit des progrès survenus dans le traitement des cardiopathies ischémiques, de l'hypertension artérielle et des lésions valvulaires, l'insuffisance cardiaque est une maladie de plus en plus répandue, justifiant les expressions consacrées : « l'épidémie de l'insuffisance cardiaque, problème majeur de santé publique ».

Avec le vieillissement de la population, les syndromes dépressifs et l'insuffisance cardiaque (IC) ont une incidence et une prévalence croissante. L'insuffisance cardiaque atteint plus de 500 000 personnes en France et près de 5 millions aux États-Unis, toutefois malgré les progrès thérapeutiques actuels, son pronostic demeure médiocre, grevé d'une lourde mortalité (près de 20 % par an) et des taux de réadmissions hospitalières voisins de 30 % dans les 6 mois qui suivent la première hospitalisation.

Cette affection n'apparaît plus comme une simple atteinte du cœur, mais comme le résultat d'interactions complexes entre des anomalies structurales et fonctionnelles myocardiques, une dégradation de la fonction ventriculaire, des troubles circulatoires périphériques favorisés par une neuro-hormonale délétère et évolutive. Les symptômes de l'IC ne sont pas directement en rapport avec la pathologie myocardique mais résultent de l'élévation des pressions pulmonaires, des altérations de la perfusion tissulaire et des muscles squelettiques, de l'état rénal, endocrinien, immunologique du patient.

De nombreux travaux expérimentaux et cliniques ont démontré la place de l'activation sympathique et du système rénine–angiotensine–aldostérone dans l'homéostasie circulatoire et dans la physiopathologie d'un syndrome qui n'est pas qu'une maladie du cœur, mais une pathologie de toute la circulation. La dépression est fréquente chez les insuffisants cardiaques âgés cumulant plusieurs pathologies, ayant une qualité de vie précaire, soumis à des traitements médicamenteux complexes et subissant de nombreuses hospitalisations. La stimulation adrénergique, l'activation du système rénine–angiotensine et l'inflammation chronique jouent un rôle clé dans le développement de la dysfonction ventriculaire, le remodelage cardiaque et les anomalies de la réactivité vasculaire. Dans les dépressions, l'hyperfonctionnement de l'axe hypothalamus–hypophyse–surrénales et la présence d'un syndrome inflammatoire ont été précocement identifiés. L'activation sympathique, l'excès de nor-adrénaline et de sérotonine ont été constatés dans les dépressions graves et évoluées [30]. En effet, diverses études ont mis en évidence la stimulation de l'axe hypothalamus–hypophyse–surrénales dans les dépressions sévères. Finalement, les deux entités pathologiques partagent des processus physiopathologiques communs, tels que :

- une dysrégulation des systèmes hormonaux permettant l'adaptation de l'organisme au stress ;
- une activation sympathique intense et prolongée ;
- la dysrégulation du système immunitaire ;
- la présence d'une dysfonction endothéliale.

Alors que le rôle néfaste des syndromes dépressifs est connu comme facteur de risque indépendant dans le développement et le pronostic de la maladie coronaire, ce n'est que plus tardivement que les effets aggravants de ces troubles psychiatriques dans l'insuffisance cardiaque ont été rapportés.

Prévalence et incidence

Les syndromes dépressifs sont beaucoup plus fréquents au cours de l'insuffisance cardiaque que dans la population générale puisqu'ils sont détectés chez 11 à 25 % des insuffisants cardiaques ambulatoires, en classe II de la NYHA, et chez 33 à 70 % des patients hospitalisés pour une insuffisance cardiaque chronique, classe III-IV de la NYHA [31] (encadré 7.4). Les larges variations publiées de la prévalence résultent de la diversité des moyens diagnostiques utilisés pour détecter une dépression : questionnaires validés, remplis par le patient ou consultations de psychologues ou de psychiatres.

Rutledge *et al.* ont effectué une méta-analyse ayant trois objectifs : évaluer la prévalence de la dépression chez les insuffisants cardiaques, apprécier son impact sur l'évolution et examiner l'effet de l'association d'un traitement combiné des deux pathologies [32]. Ces auteurs, comme on pouvait s'y attendre, ont constaté, d'une étude à l'autre, des taux de prévalence

Encadré 7.4

Signes devant faire évoquer une dépression chez un cardiaque

- Symptômes du patient :
  - découragement, diminution de l'intérêt et du plaisir dans des activités quotidiennes, familiales ou relationnelles autrefois agréables, isolement, irritabilité ;
  - insomnie rebelle, anorexie ;
  - fatigue persistante, perte d'énergie ;
  - idées d'en finir, souhaits de disparition ;
  - signes fonctionnels persistants, plaintes injustifiées, malgré l'amélioration objective clinique.
- Problèmes avec les traitements :
  - mauvaise observance thérapeutique ;
  - accusation des traitements ;
  - refus de tout effort, mauvaise insertion dans le programme de réadaptation.
- Contexte :
  - antécédents familiaux ou personnels de dépression ;
  - co-morbidités importantes ;
  - échec des gestes chirurgicaux ou des techniques de revascularisation.

s'échelonnant entre 11 et 42 %. Un syndrome dépressif a été détecté par des enquêtes utilisant des questionnaires chez 19,3 % des patients *versus* 33 % après examen par un psychiatre. Les auteurs rapportent 11 % de dépression chez les patients au stade initial de l'IC et 42 % chez les patients aux stades les plus avancés, en classe IV de la NYHA. Les pourcentages sont supérieurs pour le sexe féminin, avec une estimation en moyenne, en cumulant les résultats de 16 études analysées, de 32 % chez les femmes et de 26 % chez les hommes. Les facteurs prédictifs d'une dépression dans l'année qui suit l'apparition d'une insuffisance cardiaque sont l'âge, l'isolement social, la précarité de la situation matérielle, la nécessité d'hospitalisations fréquentes, l'alcoolisme. En outre, plusieurs travaux laissent apparaître l'effet nocif d'un trouble de l'humeur sur l'évolution d'une cardiopathie.

Les études d'Abramson et de Willams montrent que la survenue d'un syndrome dépressif est un facteur de risque prédisposant significatif, chez un vasculaire hypertendu, à l'apparition d'une dysfonction ventriculaire [33,34]. Après un travail prospectif, prolongé pendant 4,5 ans, mené chez 4538 sujets hypertendus âgés de plus de 60 ans, inclus dans le *Systolic Hypertension Elderly Trial*, ces auteurs ont identifié la dépression comme un risque indépendant d'insuffisance cardiaque chez des patients atteints d'une hypertension modérée ou sévère. Ils ont constaté que les sujets déprimés ont, par rapport aux non déprimés, un risque majeur d'insuffisance cardiaque (RR : 2,82, IC 95 % : 1,71–4,67). Ce risque relatif demeure significatif après avoir fait intervenir des facteurs de correction tenant compte de l'âge, du sexe, des antécédents coronariens et médicaux, du diabète, du niveau tensionnel. Il est évident qu'une tendance dépressive est extrêmement fréquente chez les sujets âgés, découragés par la présence de symptômes angoissants limitant leur qualité de vie, tels que l'incapacité à l'effort, l'oppression permanente et la répétition d'hospitalisations pénibles, sans effet bénéfique net sur leur état. De même, Koenig a évalué la prévalence d'un syndrome dépressif chez des patients âgés hospitalisés pour une dépression associée ou non à une insuffisance cardiaque : 542 patients d'âge supérieur à 60 ans servent de base à son étude. Parmi 342 patients déprimés, il a constaté chez 36,5 % d'entre eux une insuffisance cardiaque, taux largement supérieur à celui constaté chez les non-déprimés : 16 % [35].

Incidence sur le pronostic

On souligne actuellement, à la lecture de plusieurs études comportant un suivi suffisant, qu'une tendance dépressive est, dès son apparition, un facteur de mauvais pronostic chez un insuffisant cardiaque, avec une interaction néfaste des deux pathologies. Plusieurs enquêtes épidémiologiques confirment qu'un syndrome dépressif, même fruste, augmente la gravité et le risque de décès de l'insuffisance cardiaque de manière significative, par rapport aux insuffisants cardiaques non déprimés. Chez les cardiaques déprimés, le risque de décès est en moyenne multiplié par deux [35,36]. Cette augmentation du risque, quand ces deux pathologies sont intriquées, est confirmée par Jiang *et al.* qui constatent la fréquence des réhospitalisations dues à la succession de complications cardiaques et à l'évolutivité de la dysfonction ventriculaire, aboutissant à la multiplication par 2,5 du risque de décès chez les cardiaques déprimés par rapport aux non déprimés. Le syndrome dépressif aggrave directement et indirectement l'évolution, puisque les taux de réhospitalisation sont en moyenne de 31, 54,8 et 25 % à respectivement 3, 6 et 12 mois [37]. L'impact de la dépression sur la morbidité et la mortalité semble en rapport avec la durée du trouble psychiatrique.

Pour Koenig, l'effet d'un syndrome dépressif sur la mortalité chez les insuffisants cardiaques n'apparaît qu'à moyen et long terme : si l'évaluation est faite au cours d'une période d'observation brève, inférieure à 12 mois, un syndrome dépressif ne modifie pas significativement le pronostic. Jünger étudiant les effets de cette comorbidité sur le pronostic, au cours d'un suivi prolongé supérieur à 2 ans, constate en effet l'influence délétère de la dépression : le trouble psychiatrique multiplie par deux les risques de décès et par trois ceux de rechute et de réhospitalisations. En étude multivariée, le score de la dépression prédit le pronostic indépendamment de la classe fonctionnelle NYHA, du niveau de la fraction d'éjection, du pic VO_2 et de l'étiologie ischémique ou non de la dysfonction ventriculaire [37]. Évaluant l'évolution et le pronostic de syndromes dépressifs mineurs et de l'insuffisance cardiaque chez 587 patients, Koenig a pu constater les effets du traitement simultané des deux syndromes. Après 6 semaines d'un traitement des deux affections, 39 % de patients ont été améliorés sur le plan cardiaque et psychiatrique, alors que 27,3 % d'entre eux n'ont bénéficié d'aucun des deux traitements, pourcentage qui témoigne d'une résistance ou d'une insuffisance des traitements. Les réponses thérapeutiques sont uniformes, rarement dissociées, la régression d'une pathologie entraînant l'amélioration de l'autre [36].

Même chez un insuffisant cardiaque stable, amélioré par le traitement cardiologique, la dépression est un facteur reconnu de surmortalité, de complications graves et d'hospitalisations itératives [38]. Au cours d'une étude prospective menée chez 390 patients insuffisants cardiaques, Vaccarino *et al.* ont détecté chez quatre-vingt-cinq d'entre eux un syndrome dépressif et ont constaté une relation linéaire entre la gravité de la dépression et la mortalité au cours d'un suivi de plus de 2 ans. Pour cet auteur, le trouble psychiatrique multiplie par quatre la mortalité chez les insuffisants cardiaques déprimés [39].

L'étude récente de Sherwood *et al.* repose sur le suivi, pendant en moyenne 3 ans, d'une cohorte de 204 insuffisants cardiaques stables (58 % étaient en classe II NYHA et 38 % en classe III) : 94 patients étaient déprimés avec un score de *Beck depression inventory* > 10 [40]. Ces auteurs confirment la valeur pronostique, à l'égard de l'IC, des marqueurs biologiques hormonaux de dysfonction ventriculaire, ce qui était un des objectifs primaires de l'étude : les concentrations de NT-pro-BNP sont bien corrélées à la mortalité. Dans leur étude, la présence de signes dépressifs et d'un traitement antidépresseur est associée de manière significative à une augmentation de risque de décès et de réhospitalisation d'origine cardiaque. La présence d'une dépression est aujourd'hui reconnue comme un facteur de risque significatif, quels que soient la gravité et le stade évolutif de l'insuffisance cardiaque. Au plan statistique, les effets néfastes de la dépression sur le pronostic persistent après correction tenant compte du taux de NT-pro-BNP et de la fraction d'éjection. Sherwood ne considère pas que la dépression soit seulement la conséquence de la gravité de l'insuffisance cardiaque, mais le trouble de l'humeur doit être considéré comme un facteur, en lui-même, d'évolution défavorable et de complications. Il apparaît comme un marqueur du pronostic, aussi fiable que les taux de facteurs natriurétiques et que la fraction d'éjection ventriculaire, et un facteur accélérant la dysfonction ventriculaire [40]. Mais pour ces auteurs, comme pour d'autres, le syndrome psychiatrique peut agir soit :

- indirectement, en favorisant une mauvaise hygiène de vie, des écarts de régime, une mauvaise observance thérapeutique ;
- directement, en aggravant la stimulation sympathique et l'ensemble du syndrome inflammatoire.

Par contre pour cette équipe, la constatation des effets négatifs d'un traitement antidépresseur est un fait inattendu, surprenant mais discutable, qui mérite des travaux prospectifs complémentaires spécifiques sur de plus larges effectifs. L'étude n'était pas conçue pour évaluer les diverses thérapeutiques.

Albert *et al.* ont récemment étudié l'incidence des syndromes dépressifs dans une très importante population d'insuffisants cardiaques, de classe NYHA variable de II à IV, traités dans 249 hôpitaux et inclus dans l'essai multicentrique OPTIMIZE-HF. Plus de 10 % des patients étaient déprimés, ce trouble psychiatrique survenant chez des patients associant plusieurs pathologies en plus de l'insuffisance cardiaque : diabète, insuffisance respiratoire, anémie, polyarthrite, insuffisance rénale. Dans cette étude, la dépression est un facteur de très mauvais pronostic, cause de séjour hospitalier prolongé, de réhospitalisation et d'une surmortalité à court terme : 60–90 jours ; 9,8 % *versus* 6,4 % [41].

Diagnostic

Le diagnostic de la dépression chez un insuffisant cardiaque est souvent difficile et implique dans la majorité des cas une coopération étroite entre psychiatres, médecins généralistes et cardiologues. Si le diagnostic des formes débutantes d'insuffisance cardiaque est aujourd'hui facilité par le dosage et la surveillance des marqueurs biologiques (BNP, pro-BNP) et l'échocardiographie, capable de détecter une dysfonction ventriculaire systolique ou diastolique débutante, le diagnostic d'un syndrome dépressif fruste ou atypique, fondé sur l'interrogatoire et les données cliniques, impose le plus souvent l'intervention d'un psychiatre. On estime qu'un quart seulement des syndromes dépressifs est diagnostiqué. L'avis du médecin généraliste qui suit régulièrement le patient et connaît son tempérament, son mode de vie, son comportement et ses réactions dans les épreuves de la vie quotidienne est essentiel. Le découragement du patient, son désintérêt pour son avenir, la mauvaise observance des traitements sont des signes précurseurs qui n'échappent que rarement à l'entourage et au médecin praticien. Ce sont des signes d'alarme essentiels qui ne doivent pas être négligés. Toutefois les signes habituels d'une dépression peuvent être masqués ou minimisés par les signes cardiaques et peuvent échapper à l'utilisation de simples autoquestionnaires validés (*depression in the medically ill*, DMI ou *Hamilton anxiety depression scale*, 14 questions simples) qui s'avèrent souvent insuffisants, peu sensibles pour détecter les formes frustes, justifiant un avis psychiatrique spécialisé. La dépression est souvent cachée par les signes somatiques, oppression permanente, justifiée ou non, fatigabilité, malaises divers, précordialgies atypiques, insomnie rebelle, anorexie. C'est la détection d'un désintérêt du patient pour son état, son avenir, pour l'efficacité du traitement, son repli sur lui-même, son désir répété de ne plus lutter, qui doit attirer l'attention. Le dépistage peut-être fait par les deux questions déjà citées dans l'encadré 7.3 :

- durant le mois passé avez-vous ressenti une baisse du moral, des sentiments de dépression ou de désespoir ?
- avez-vous ressenti une perte d'intérêt pour vos activités quotidiennes ?

Une réponse négative à ces deux questions est-elle suffisante pour éliminer une dépression ? Pour Whooley, la valeur prédictive négative d'un non à ces deux interrogations est de 98 %. Une réponse positive doit inciter à prendre l'avis d'un psychiatre [42].

Chez les patients ambulatoires, dont la surveillance est plus malaisée que celle des cardiaques hospitalisés, la prévalence des formes frustes, souvent atypiques de syndromes dépressifs, peut atteindre 30 % et l'avis d'un psychiatre s'avère très fructueux pour détecter et traiter des formes masquées, mineures ou atypiques. Le contexte clinique est important : les comorbidités, les résultats des interventions et les antécédents familiaux de dépression doivent attirer l'attention (*cf.* encadré 7.4). Dans une série personnelle de 125 insuffisants cardiaques, classe NYHA II-III, soumis à une réadaptation dans un établissement spécialisé, 24,4 % ont présenté un syndrome dépressif après avis d'un spécialiste [43]. C'est la collaboration des différents médecins et infirmières et l'avis de la famille qui permettent dans la plupart des cas d'affirmer l'intrication d'une IC et d'un syndrome dépressif, et d'envisager des mesures thérapeutiques.

Physiopathologie

Les mécanismes reliant les deux pathologies ne sont pas clairement élucidés. Un sujet déprimé, ayant perdu l'intérêt pour son avenir, conscient de l'évolution inexorable de son atteinte cardiaque, se plie difficilement aux exigences de la thérapeutique très complexe d'une affection chronique. Le traitement de l'IC est lourd, justifiant des mesures hygiénodiététiques constantes et la prise quotidienne de nombreuses molécules : diurétiques, inhibiteurs de l'enzyme de conversion ou antagonistes des récepteurs de l'angiotensine II, bêtabloquants, tonicardiaques, antithrombotiques. L'ordonnance est complexe, le patient doit surveiller son poids, l'apport sodé, sa diurèse, sa dyspnée, noter ses malaises. Un patient déprimé suit mal les recommandations de son médecin concernant son hygiène alimentaire, son mode de vie. Les exigences du traitement pharmacologique comportant l'association de plusieurs molécules, ayant des effets secondaires et un coût élevé, sont un obstacle à un suivi régulier. La mauvaise observance thérapeutique est donc courante, facilitée par l'âge avancé des patients, l'isolement social, le découragement. Ce point est un des facteurs majeurs de l'évolutivité chez un sujet dépressif de l'insuffisance cardiaque.

Les études actuelles laissent penser qu'une base commune d'altérations neuro-hormonales, comme dans les dépressions après infarctus du myocarde, participent à l'évolution des deux pathologies. L'activation de l'axe hypothalamo-hypophyso-surrénalien et une inflammation chronique jouent un rôle clé dans la progression des deux syndromes. Il s'y associe :

- une intense stimulation sympathique produisant un excès de catécholamines ;
- une réduction du tonus vagal et de la variabilité sinusale ;
- une accélération de la fréquence cardiaque au repos ;
- l'élévation de la consommation en oxygène myocardique.

Il est clairement démontré que la stimulation sympathique chronique affecte le pronostic de l'insuffisance cardiaque facilitant l'activation du système rénine–angiotensine–aldostérone, le remodelage ventriculaire, la fibrose myocardique, l'apoptose et les arythmies ventriculaires. La dysfonction endothéliale réduit le débit coronarien, favorise l'ischémie, les altérations de la fonction ventriculaire et la thrombose coronaire. Chez les patients déprimés comme chez les insuffisants cardiaques, on constate une augmentation des facteurs de l'inflammation et des perturbations immunitaires :

- élévation des taux de CRP, du TNF-alpha ;
- libération de cytokines pro-inflammatoires, IL-1 et 6 ;
- diminution des cytokines protectrices anti-inflammatoires IL-10.

Cette cascade inflammatoire peut être induite par les neuro-hormones et le stress oxydatif. De telles altérations biologiques, courantes dans les dysfonctions ventriculaires graves, ont aussi été mises en évidence au cours des syndromes dépressifs. Maes *et al.* ont constaté chez des patients déprimés une augmentation significative des concentrations de CRP et d'IL-1 et 6 [44]. Des élévations prolongées des taux d'interleukines et d'autres cytokines sont des facteurs de dégradation progressive de la fonction ventriculaire et des facteurs facilitant la survenue d'une dépression.

On retrouve dans les deux pathologies, des altérations de la fonction plaquettaire, facilitant leur activation et agrégation, des augmentations de la bêtathromboglobuline et du facteur plaquettaire 4, une réactivité augmentée à l'adénosine diphosphate. Les taux élevés de fibrinogène sont une constante dans l'insuffisance cardiaque associée à une dépression. Ces anomalies qui peuvent résulter de l'hyperactivité sympathique et de l'inflammation augmentent le risque thrombogène déjà élevé dans l'insuffisance cardiaque. La réduction du tonus vagal, de la sensibilité du baroréflexe et la stimulation sympathique facilitent les arythmies ventriculaires malignes et accroissent les risques de mort subite. Les arythmies sont courantes chez les insuffisants cardiaques et les déprimés. Suivant 674 patients en insuffisance cardiaque ischémique, Carney constate une réduction de la variabilité de la fréquence cardiaque, une diminution de 30 % du baroréflexe [45]. D'autres auteurs ont constaté une augmentation de la dispersion de l'espace QT et une alternance de l'onde T. Ces constatations sont importantes parce que le cumul dans les deux affections prédispose aux arythmies ventriculaires malignes. La réduction de la variabilité sinusale et les altérations de la repolarisation témoignent d'une désynchronisation de la repolarisation, la présence d'une instabilité électrique peut expliquer la surmortalité constatée avec cette association courante.

Traitement

Chez un insuffisant cardiaque, quand un syndrome dépressif est décelé, le choix de la thérapeutique s'avère difficile, beaucoup de médicaments antidépresseurs ayant des effets cardiovasculaires délétères. De même, des médicaments prescrits pour traiter l'insuffisance cardiaque peuvent avoir des répercussions sur l'état thymique ou neurologique des patients.

Traitement de l'insuffisance cardiaque

Le traitement de l'insuffisance cardiaque est clairement précisé par les recommandations des sociétés savantes. Il débute par des règles hygiénodiététiques strictes qui doivent être expliquées et commentées au patient. Le régime désodé doit être détaillé, il est plus ou moins sévère en fonction de la gravité de la situation. Comme il favorise l'inappétence, chez un sujet âgé et déprimé, on évite sa prolongation en utilisant des diurétiques plus facilement que chez un insuffisant cardiaque, jeune et non déprimé. Par contre, la surveillance du poids quotidienne au début, hebdomadaire par la suite est un élément important du suivi permettant de déceler rapidement les récidives. On conseille l'arrêt des boissons alcoolisés si nécessaire, mais du vin à doses modérées doit être toléré.

En phase aiguë, les diurétiques par voie veineuse sont indispensables, par la suite, les diurétiques par voie orale sont utiles (diurétiques de l'anse, thiazidiques ou aldactone) dont les doses sont fixées par le degré de la rétention hydrosodée et la classe NYHA de l'insuffisance cardiaque.

Les inhibiteurs de l'enzyme de conversion sont la pierre angulaire du traitement de l'IC. Leur emploi a transformé le pronostic et réduit la mortalité. Débutés à doses faibles, les IEC sont poursuivis en surveillant la TA et la fonction rénale. Quand des antidépresseurs sont associés, on surveille tout particulièrement la TA en position debout, surtout chez les sujets âgés.

Les antagonistes des récepteurs de l'angiotensine peuvent être utilisés, ils ont une bonne tolérance tensionnelle et rénale. La règle actuelle est de prescrire chez un insuffisant cardiaque un bêtabloquant dès que le patient est stabilisé et quel que soit son âge dès que la fraction d'éjection est < 40 %. Quatre molécules sont recommandées : carvédilol, bisoprolol, métoprolol, nébivilol. Leur efficacité et leur tolérance sont similaires. La dose utilisée est régulièrement croissante, en surveillant la TA et la fréquence cardiaque. La posologie est adaptée en fonction de la réponse thérapeutique, de l'état clinique, de la fréquence cardiaque surtout quand des antidépresseurs sont associés. Ces médicaments peuvent exercer des effets anxiolytiques. La digoxine est conseillée, en association aux autres classes thérapeutiques, en cas de fibrillation auriculaire : son emploi améliore la tolérance à l'effort, fait régresser les symptômes, mais n'a pas d'impact sur la survie.

Quand ce traitement lourd est insuffisant pour stabiliser le patient et enrayer la progression de la dysfonction ventriculaire, on propose, en fonction des données échographiques, de la présence de signes de désynchronisation ventriculaire, une stimulation biventriculaire. Cette technique dans 60 % des cas améliore les symptômes et la fonction ventriculaire, et réduit la mortalité. Mais chez un sujet déprimé, il est souvent difficile de faire accepter ce mode de traitement impliquant une hospitalisation, une exploration radiologique et électrique endocavitaire prolongée. Il faut être persuasif en expliquant qu'une amélioration fonctionnelle et un effet favorable sur l'évolution peut en découler. Mais c'est une épreuve souvent longue et difficile.

Prise en charge psychologique

Les programmes de réhabilitation chez l'insuffisant cardiaque sont, à l'heure actuelle, régulièrement conseillés, quand la dysfonction ventriculaire a régressé ou est stabilisée, et quand l'état du malade est équilibré par le traitement médical pharmacologique. Leur efficacité sur les symptômes et l'amélioration de la qualité de vie sont des faits acquis dans les travaux publiés. Cette réadaptation à l'effort, pratiquée par des cardiologues spécialisés, est une avancée majeure dans la prise en charge des insuffisants cardiaques. Les programmes de réadaptation sont devenus la base de la prévention secondaire : il est démontré qu'ils améliorent la tolérance à l'effort, l'état psychologique du patient, suppriment le déconditionnement, la sensation d'épuisement rapide à l'exercice. Ils permettent une meilleure prise en charge des facteurs de risque, réduisent la morbidité, permettent une bonne information du patient sur sa maladie et facilitent l'éducation thérapeutique, base d'un meilleure observance. Malgré la réticence des patients les plus atteints et surtout les plus déprimés, il est possible de les persuader à accepter un séjour en maison de réadaptation où ils sont pris en charge, traités, encouragés et surveillés par une équipe multidisciplinaire. La coopération entre kinésithérapeutes, cardiologues, psychiatres permet dans de nombreux cas d'améliorer les patients au plan somatique et psychologique.

L'approche non pharmacologique de la dépression, par des thérapies psychologiques, n'est pas sans intérêt, mais ces pratiques sont peu familières au cardiologue et demandent un suivi prolongé du malade par un spécialiste confirmé (*cf.* chapitre 8). Différents types de psychothérapie sont envisageables (psychothérapie de soutien, de groupe, familiale, psychanalytique) mais c'est la thérapie cognitive comportementale qui a été la plus étudiée et qui est devenue le modèle de référence. Elle améliore la qualité de vie, mais n'a pas d'impact sur le pronostic cardiaque et n'influence pas l'histoire naturelle de la cardiopathie. Ce qui importe, c'est la qualité de la relation entre le patient et son thérapeute, ainsi qu'avec l'équipe soignante. La relation établie est importante, implique un suivi régulier et doit être empathique. L'anxiété du patient peut être accrue par une attitude médicale trop directive, répétant à l'égard des facteurs de risque des interdictions péremptoires qui accablent un sujet découragé, conscient de la menace constituée par son atteinte cardiaque.

Il faut souligner que la psychothérapie effectuée chez ces patients démoralisés et réentraînés à l'effort devient un point important de la prise en charge. L'attitude du médecin au cours du suivi, dans un établissement où le malade est régulièrement surveillé, mis en confiance par l'équipe soignante, est un fait important : le contact avec l'équipe médicale réduit l'anxiété et permet de convaincre le malade de la nécessité d'une bonne observance thérapeutique. Elle peut lui redonner confiance en ses moyens et réduire la tendance dépressive mais la psychothérapie est insuffisante pour traiter une dépression caractérisée.

Traitement pharmacologique des syndromes dépressifs chez le sujet cardiaque

Les benzodiazépines sont en premier les drogues les plus facilement prescrites chez le cardiaque déprimé, permettant de diminuer légèrement l'angoisse et de réduire partiellement les effets de la stimulation sympathique. Pendant des années, le traitement pharmacologique des syndromes dépressifs chez les cardiaques a été basé sur la prescription d'agents antidépresseurs tricycliques, tels que amitriptyline, imipranine, nortriptyline, désipramine et doxépine. Ces antidépresseurs tricycliques ont des effets secondaires nocifs, pouvant causer une hypotension orthostatique, une instabilité hémodynamique particulièrement dangereuse chez les insuffisants cardiaques. Cette classe thérapeutique est dotée de propriétés arythmogènes et d'effets anticholinergiques qui ont un haut risque d'interactions médicamenteuses délétères lors de leur association à des médicaments cardiologiques. Ils favorisent les troubles cognitifs, et hélas, les chutes par hypotension orthostatique. Aujourd'hui, ils doivent être évités. Les inhibiteurs de la recapture de la sérotonine semblent avoir des effets cardiovasculaires moins accusés, une bonne tolérance et une bonne maniabilité. Nous les avons cités dans le traitement des dépressions après infarctus. La fluoxétine, la paroxétine et la sertraline sont très utilisées. Le citalopram (Seropram®), l'escitalopram (Seroplex®) possèdent un effet plutôt bradycardisant sans effet significatif sur les espaces PR et QT au cours de traitements brefs : ils n'ont pas d'action sur le tissu conductif. Ces médicaments peuvent être prescrits, mais c'est l'avis du psychiatre qui est prépondérant, c'est lui qui choisit la molécule appropriée. La paroxétine, la sertraline entraînent une augmentation de l'activité vagale, préservant le baroréflexe, restaurant la variabilité du rythme sinusal, ce qui est un élément favorable chez l'insuffisant cardiaque.

En résumé diverses études cas contrôle suggèrent, sans le prouver, que les antidépresseurs et les inhibiteurs sélectifs de la recapture de la sérotonine seraient utilisables et bénéfiques à cause de leur effet positif sur le tonus vagal et le baroréflexe. Les dosages de warfarine et d'acénocoumarol et leurs effets sur l'INR doivent être régulièrement surveillées, des variations brutales de l'INR pouvant apparaître chez les patients sous inhibiteurs sélectifs de recapture de la sérotonine.

Le traitement de malades gravement atteints sur le plan cardiaque, fragiles, âgés, avec des comorbidités fréquentes est une épreuve difficile, la dépression altérant encore le pronostic.

Il faut une collaboration étroite entre les médecins praticiens, les cardiologues et les psychiatres pour obtenir un succès thérapeutique qui sera perçu par le patient quand son état somatique et psychologique est amélioré. Cette intrication insuffisance cardiaque–dépression exige une intervention multidisciplinaire, nécessite un suivi rigoureux, impliquant la prescription de nombreuses molécules, certes efficaces mais d'un maniement souvent difficile.

Références

[1] Carney R, Freedland K. Depression in patients with coronary disease. Am J Med 2008 ; 121 : S20–7.

[2] Zellweger M, Osterwalder R, langewitz W. Coronary disease and depression. European Heart J 2004 ; 25 : 3–9.

[3] Blumenthal JA. Depression and coronary heart disease Cleveland Clinic. J Med 2008 ; 75 (suppl. 2) : S48–58.

[4] Jiang W, Glassmann A. Depression and ischemic heart disease. What have we learned and what must we do in the future. Am Heart J 2005 ; 150 : 54–61.

[5] Regulies R. Depression as a predictor of coronary artery disease : a meta analysis. Am J Pev Med 2002 ; 23 : 51.

[6] Wulsin LR, Singal B. Do depressive symptoms increase the risk for the onset of coronary heart disease. Psychosom Med 2003 ; 65 : 201–10.

[7] Barefoot JC, Schroll M. Symptoms of depression, acute myocardial infarction and total mortality in a community sample. Circulation 1996 ; 93 : 1976–80.

[8] Ford DE, Mead LA, Chang P et al. Depression is a risk factor for coronary heart disease in men : the precursors study. Arch Int Med 1998 ; 158 : 1422–6.

[9] Schultz R, Beach C, Ives DG. Association between depression and mortality in older adults : the cardiovascular study. Arch Int Med 2000 ; 160 : 1761–8.

[10] Empana JP, Skyes DH, Luc G et al. Effects of depression and plasmatic markers of inflammation on the development of coronary disease in healthy european men. Circulation 2005 ; 111 : 2299–305.

[11] Havick OE, Maelands HG. Patterns of emotional reactions after myocardial infarction. J Psychosomatic Research 1990 ; 34 : 271–85.

[12] Bush DE, Zilgestein RC, Taybac M et al. Even minimal symptoms of depression increase the mortality risk after myocardial infarction. Am J Cardiol 2001 ; 88 : 337–41.

[13] Frasure Smith N, Lesperance M, Talejic M. Depression following myocardial infarction impact on 6 month survival. JAMA 1993 ; 270 : 1819–25.

[14] Van Melle JP, Dejong P, Ormel J et al. Relationship between left ventricular dysfunction, depression following myocardial infarction. Eur Heart J 2005 ; 26 : 2650–6.

[15] Dickens C. New onset depression following acute myocardial infarction predicts mortality. Psychosom Med 2008 ; 70 : 450–5.

[16] Van Melle JP, de Jonge Honig A. Effects of antidepressant treatment following myocardial infarction. Br J Psychiatry 2007 ; 190 : 460–6.

[17] Gehi A, Haas D. Depression and medication adherence in out patients with coronary disease. Arch Int Med 2005 ; 165 : 2509–13.

[18] Carney RM, Blumenthal JA, Stein PK. Depression heart rate variability and myocardial infarction. Circulation 2001 ; 104 : 2024–8.

[19] Gorman JM. Heart rate variability in depressive and anxiety disorders. Am Heart J 2000 ; 140 : 77–83.
[20] Musselman DL, Tomer A. Exagerated platelet reactivity in major depression. Am J Psychiatry 1996 ; 153 : 1313–7.
[21] Lagrissy F, Wagner WR, Pollock B et al. Elevated factor 4 and beta thromboglobulin plasma levels in depressed patients with ischemic heart disease. Biol Psychiatry 1997 ; 42 : 290–4.
[22] Sherwood A, Watkins LL, Waugh RA et al. Impaired endothelial function in coronary heart disease with depressive symptons. J Am Coll Cardiol 2005 ; 46 : 656–9.
[23] Shimbo D, Chaplin W, Crossman D et al. Role of depression and inflammation in incident coronary disease events. Am J Cardiol 2005 ; 96 : 10016–9.
[24] Severus WE, Litman B, Stoll A et al. Homocysteine, cortisol and the increased risk of cardiac mortality in patients with depressive disorders. Harv Rev Psychiatry 2001 ; 9 : 280–93.
[25] Nakatani D, Sato H, Sakata Y et al. Influence of serotonin transporters gene polymorphism on depressive symptoms and new cardiac events after myocardial infarction. Am Heart J 2005 ; 150 : 653–9.
[26] Cohen HW, Gibson G, Alderman MH. Excess risk of myocardial infarction in patients treated with antidepressant medications. Am J Med 2000 ; 108 : 2–8.
[27] Berkman LF, Blumenthal J, Burg M et al. The ENRICHD Trial. JAMA 2003 ; 289 : 3016–116.
[28] Glassman JO, Connor CM, Califf RM et al. Sertraline treatment of major depression in patients with myocardial infarction. JAMA 2002 ; 288 : 701–9.
[29] Carney R, Freedland KE. Treatment resistant depression and mortality after acute coronary syndrome. Am J Psychiatry 2009 ; 166 : 410–7.
[30] Raynaud JP, Schmitt L. Troubles de l'humeur et affections endocriniennes. In : Bailly D. Les aspects endocriniens des troubles de l'humeur. Paris : Doin ; 1995.
[31] Joynt K, Whellan D, O'Connor C. Why is depression bad for the failing heart ? J Cardiac Failure 2004 ; 10 : 258–63.
[32] Rutledge T, Reis V, Linke C et al. Depression in heart failure - a meta analysis of prognostic and outcomes. J Am Coll Cardiol 2006 ; 48 : 1527–37.
[33] Abramson J, Berger AC, Krumholtz HM et al. Depression and heart failure among older persons with isolated hypertension. Arch Int Med 2001 ; 161 : 1125–30.
[34] Willams S, Kasl SV, Heiat A et al. Depression and risk of heart failure in elderly. Psychosom Med 2002 ; 64 : 6–12.
[35] Koenig HG. Depression and heart failure. Gen Hosp Psychiatry 1998 ; 20 : 29–43.
[36] Koenig HG. Depression outcomes in patients with congestive heart failure. Arch Int Med 2006 ; 166 : 991–6.
[37] Jiang W, Cuffe MS, Cristopher FI. Prognostic value of anxiety and depression in patients with heart failure. Circulation 2004 ; 110 : 342–6.
[38] Junger J, Schellberg D, Raupp G et al. Depression predicts mortality in the course of heart failure. Eur J of Heart Failure 2005 : 261–7.
[39] Vaccarino V, Kasl S, Abramson J et al. Depression and risk of functional decline and death in patients with heart Failure. J Am Coll Cardiol 2001 ; 38 : 199–205.
[40] Scherwood A, Blumenthalk J, Truedi R et al. Relationship of depression to death and hospitalizations in patients with heart failure. Arch Int Med 2007 ; 167 : 362–72.

[41] Albert N, Fonarov G, Abraham WT et al. Depression and clinical outcomes in patients with heart failure : the OPTIMIZE-HF analyse. Arch Int Med 2008 ; 168 : 847–54.
[42] Whooley M. Depression and cardiovascular disease. JAMA 2006 ; 295 : 2874–8.
[43] Bounhoure JP, Galinier M, Bousquet M. Dépression, infarctus du myocarde et insuffisance cardiaque. Bul Acad Ntle Med 2006 ; 190 : 1226–36.
[44] Maes M. Increased plasma concentrations of IM6, soluble IL2 and cytokines in patients with major depressions. J Affect disord 1995 ; 34 : 301–6.
[45] Carney RM, Freedland K. Depression in patients with coronary disease. AM J Med 2008 ; 121 : S20–7.

8 Stratégies thérapeutiques et gestion du stress

Des études récentes ont montré l'influence directe du stress comme facteur de risque cardiovasculaire et facteur de pronostic des maladies coronariennes [1]. Le stress chronique réduit le calibre des artères coronaires par des mécanismes hormonaux, inflammatoires et immunitaires. Dans l'exercice clinique, deux groupes de patients existent. Certains signalent d'emblée le stress, aigu ou chronique, comme un facteur important de leur maladie. Ils décrivent des événements difficiles de leur vie, des situations conflictuelles, des enjeux professionnels majeurs. D'autres patients, eux, semblent banaliser, ne pas ressentir ou avoir du mal à exprimer les facteurs de stress dont ils sont victimes. On les a décrits sous le terme de personnalité de type A [2] ; il s'agit de sujets compétitifs, exigeants, pressés, dynamiques. Ces sujets méconnaissent le sentiment de stress ou bien ne le perçoivent qu'après de graves incidents cardiaques.

La reconnaissance clinique du stress et de l'anxiété passe par quelques questions s'intéressant à des événements de vie importants, à des facteurs de contexte ou des difficultés professionnelles. Au-delà de la reconnaissance du diagnostic, l'entretien clinique s'attache à préciser si les éléments de stress ou d'anxiété sont aigus, chroniques, durent plusieurs mois ou s'ils appartiennent à la personnalité, voire même s'ils relèvent d'un héritage parental. La plupart des patients au fil des conversations avec leur entourage, par les médias, par Internet, possèdent une information sur le stress ; elle est fournie, disparate et nécessite une éducation pour la santé et une éducation thérapeutique :

- l'éducation pour la santé fournit une série de conseils autour de l'hygiène de vie : activités physiques régulières, règles diététiques, sommeil en quantité suffisante avec un rythme défini, moments de relaxation à plusieurs reprises dans la journée ;
- l'éducation thérapeutique oriente les renseignements sur les différentes formes de psychothérapie et de relaxation utiles dans les maladies cardiovasculaires. Ces approches sont intitulées approches psychocorporelles, elles s'allient aux traitements médicamenteux.

Approches corporelles et psychiques du stress

Plusieurs thérapies utilisent le corps comme une médiation ; elles permettent au patient de prendre conscience de ses sensations corporelles et de relâcher son tonus musculaire.

Relaxation

L'idée générale est d'apprendre à accepter une détente et une passivité, à s'entraîner au calme, à focaliser son attention sur les sensations corporelles. Les séances de relaxation durent 30 minutes. Elles sont plus efficaces quand elles sont enseignées par un thérapeute puis accompagnées ; un relais peut être pris au bout de 7 à 8 séances par une cassetteque l'on écoute. Les exercices de relaxation se focalisent sur des parties du corps, sur la respiration ou la fréquence cardiaque. Parmi les variantes de la relaxation, certaines font appel à des images visuelles, où l'on demande à un sujet de penser à une scène ou à un paysage qui le détend. On le prie d'imaginer qu'il s'y trouve et d'analyser des perceptions. D'autres instaurent un dialogue avec le thérapeute comme dans la relaxation psychosomatique [3].

Biofeedback ou *neurofeedback* : une variante de relaxation

Le sujet contrôle son niveau de relaxation soit au travers de l'existence d'ondes alpha sur l'électro-encéphalogramme, soit sur sa tension musculaire, soit grâce à l'évaluation de la réaction électrodermale de la peau. Des capteurs mesurent un de ces paramètres ; il s'affiche sous la forme de voyant ou de bip sonore. Le patient apprend à contrôler des niveaux de tension interne. Ces techniques auraient une efficacité sur les troubles anxieux [4]. Une application du *biofeedback* plus récente adaptée à la cardiologie est représentée par le travail sur la cohérence cardiaque. L'expiration stimule le parasympathique et ralentit le cœur. Par exemple, des logiciels d'images permettent de voir des animaux se regrouper autour d'une mare en bonne harmonie lorsque la fréquence cardiaque ralentit ; ils se séparent quand le cœur s'accélère.

Massage

Les massages doux par effleurage léger du corps, les vibrations modérées, les étirements ou l'utilisation de certains massages réflexogènes stimulant des points précis provoquent une sensation de relaxation et de bien-être. Dans ces séances de massage, on repère les zones ou groupes musculaires contractés. Au début, des séances rapprochées (2 à 3 fois par semaine) sont nécessaires. La détente musculaire produite par les massages fait appel au lien entre la peau, le système musculaire superficiel et le système limbique. Massages et relaxation sont souvent utilisés dans des programmes de thalassothérapie et de cure thermale.

Cure thermale

Elles utilisent les bains, statiques ou dynamiques, et les douches, sédatives ou en immersion. Les massages sous l'eau et les temps de repos font généralement partie de la cure. En matière de stress et d'anxiété, plusieurs villes thermales offrent des programmes de soins sur 3 semaines, faisant alterner bains, douches, séances de massage et séances de repos ou de relaxation. Parmi les villes recommandées, on peut mentionner Saujon, Divonne, Lamalou-les-Bains… Les données récentes de la littérature suggèrent une efficacité sur les troubles anxieux [5].

Tai-chi

Cet art martial « interne », appelé également « boxe de l'éternelle jeunesse », est apparu en Chine à la fin du premier millénaire de la dynastie Song. Il vise à harmoniser les mouvements, détendre et faciliter la coordination. Les exercices lents du tai-chi facilitent la circulation d'énergies, améliorent la respiration et aboutissent à une détente corporelle. L'utilisation du tai-chi dans plusieurs maladies coronariennes est bien connue [6].

Ces différentes méthodes utilisent surtout le corps comme médiateur. La transition avec les méthodes plus psychothérapeutiques se fait au travers de la *sophrologie*.

Sophrologie

Cette méthode inspirée de l'hypnose, du yoga et du zen a été développée par Alfonso Caycedo, psychiatre colombien. Il s'agit d'une méthode combinant la relaxation et des niveaux d'étapes dans la vigilance et la conscience psychique appelées sophronisations pouvant aller jusqu'à un état pré-hypnotique. L'indication majeure de la sophrologie est l'anxiété et le stress [7]. On considère qu'il existe trois cycles de relaxation : réductif, radical et existentiel. La sophrologie par son action sur les niveaux de conscience fait la transition avec l'hypnose.

Hypnose

Le principe de l'hypnose consiste à induire un état de détente, de détachement pouvant aller, chez certains patients, jusqu'à une transe hypnotique. Dans la plupart des cas, cet état cérébral particulier est utilisé pour réduire la formation de douleurs, pour diminuer la tension musculaire et pour autoriser des échanges verbaux marqués par moins de résistance et de contrôle. L'hypnose induit un état de régression avec un sentiment de détente corporelle, de flottaison dans l'espace. Cet état de détente est particulièrement utile à la fois pour faire percevoir à un sujet un autre état corporel mais aussi pour l'interroger sur des raisons moins apparentes à l'origine de son stress. Là aussi, une dizaine de séances sont souvent nécessaires. L'hypnose représente un des précurseurs de la psychothérapie en ce sens qu'elle autorise le patient à relater des événements conflictuels ou traumatiques que son état conscient ne lui permet pas de livrer.

Thérapies cognitives et comportementales (TCC)

Il s'agit de thérapies brèves comprises entre 3 et 6 mois en matière de stress ou d'anxiété. Ces thérapies cognitives réalisent d'abord une analyse des symptômes de stress et d'anxiété. Elles essaient de trouver des situations déclenchantes, elles apprécient les pensées à l'origine du stress ou de l'anxiété, elles reprennent des éléments inconscients comme de fausses croyances ou des attentes exagérées. Souvent une grille d'analyse est réalisée, définissant les symptômes, les situations, les comportements et les émotions. Dans les TCC, le thérapeute explique l'origine des symptômes, les mécanismes psychiques et propose soit des exercices, soit de nouvelles façons de penser ou de réagir. Les TCC nécessitent une participation active du patient et du thérapeute. Le thérapeute formule des hypothèses sur l'origine du stress ou de l'angoisse puis propose une phase d'expérimentation pour modifier les schémas de pensée et les causalités établies. Les TCC cherchent à reconstruire un certain nombre de systèmes de pensée ou de modes de réaction. Un des intérêts des TCC est de donner au patient le sentiment qu'il peut contrôler une partie ou la totalité de ses troubles, ou qu'il peut réduire leur intensité. L'idée que certaines situations professionnelles, familiales, sources de stress et d'angoisse, peuvent être abordées différemment, est souvent un soutien puissant pour ces patients. Les TCC ont évolué vers une seconde génération de thérapie où le niveau émotionnel a pris une part considérable.

Thérapies de pleine conscience ou *mindfulness training*

Elles ont des racines dans le bouddhisme. Elles visent à entraîner les patients à obtenir un détachement vis-à-vis de leurs émotions négatives par la méditation. Le patient se centre sur les sensations présentes sans porter de jugement ni se laisser submerger par de l'anxiété, de l'angoisse ou de la colère. Cette présence détachée vis-à-vis de soi et du monde extérieur permet de réduire fortement le niveau d'anxiété. Les données récentes de la littérature suggèrent une efficacité de ces techniques sur la réduction du stress [8].

Thérapies d'acceptation et d'engagement (ACT : *acceptance and commitment therapy* de Steve Hayes)

Elles recentrent le sujet sur ses valeurs personnelles [9]. La thérapie consiste à aider le sujet à se dégager de ses pensées néfastes pour avoir un contact direct avec ses émotions. Elles cherchent à aider le patient à obtenir une manière d'être en cohérence avec ses propres valeurs. Ces thérapies tentent de ramener le sujet vers ses valeurs spécifiques, son projet personnel et se rapprochent des thérapies existentielles de Yalom [10] ou des thérapies centrées sur le sens de Wong ou la logothérapie de Frankl [11]. Dans la plupart des cas, ces thérapies dérivées des techniques cognitives cherchent à réduire l'impact ou l'emprise du stress et de l'anxiété, en amenant les sujets à focaliser leurs pensées sur des enjeux personnels ou des projets existentiels qui leur sont propres.

Psychothérapie interprétative et psychanalyse

Pour Freud, es névroses d'angoisse ou les névroses actuelles sont peu accessibles à la psychanalyse, ceci d'autant plus que leurs troubles peuvent s'accompagner de manifestations corporelles : oppression, hypersudation… Mais les états anxieux chroniques représentent une bonne indication de psychothérapie interprétative.

Pour la psychanalyse, deux théories de l'angoisse existent selon Freud. La première explique l'angoisse par une sexualité réduite, insuffisante, avec une absence de décharge sexuelle. Cette tension sexuelle qui s'accumule donne naissance à des crises d'angoisse. La deuxième théorie de l'angoisse fait intervenir des menaces potentielles contre le Moi de l'individu. Ces menaces potentielles peuvent être une séparation, la crainte d'une castration symbolique, des angoisses devant des personnes étrangères ou des angoisses devant la mort. Les entretiens psychothérapeutiques cherchent à relier ces menaces avec l'histoire parentale ou avec des traumatismes psychiques précoces.

Prise en charge médicamenteuse

Phytothérapie

Des traitements à base d'extraits végétaux ont été proposés dans la prise en charge des manifestations anxieuses légères. Les extraits les plus souvent utilisés sont ceux d'aubépine et de valériane. Les données récentes de la littérature médicale ne retrouvent pas une efficacité supérieure de ces produits par rapport au placebo dans les troubles anxieux [12].

Anxiolytique conventionnel

Différentes classes

Les médicaments les plus utilisés dans l'anxiété restent les benzodiazépines. Ceci peut s'expliquer par une prescription initiale « facile » voire abusive ou inadaptée (anxiété normale, dépression…) et un risque de dépendance important induit par les benzodiazépines, qui est à l'origine de nombreux renouvellements « de complaisance ». Selon un large consensus, ces médicaments sont sur-prescrits en France. Les molécules commercialisées sont nombreuses et ne diffèrent que très peu les unes des autres, si ce n'est par leur demi-vie. Elles présentent toutes les mêmes propriétés anxiolytiques, sédatives, anticonvulsivantes, myorelaxantes et amnésiantes. Leur efficacité sur l'anxiété est rapide et importante, mais elles sont à l'origine d'un phénomène de dépendance et de tolérance ainsi que d'un retentissement cognitif certain (amnésie, désinhibition). L'une des molécules les plus utilisées est le bromazépam (Lexomil®).

Les carbamates ont des propriétés anxiolytiques, sédatives et myorelaxantes. Le seul représentant de la classe commercialisé en France est le méprobamate (Équanil®*). Du fait des risques cardiaques lors de surdosages, cette molécule doit être proscrite dans le traitement des états anxieux.

Les anti-histaminiques sont à l'origine de peu d'altération des fonctions cognitives, mais leur effet anxiolytique est faible. Par ailleurs, ils sont à l'origine de sédation et d'augmentation de l'appétit (hydroxyzine : Atarax®*).

De nombreuses molécules neuroleptiques ont des propriétés sédatives et anxiolytiques mais plusieurs effets indésirables potentiellement dangereux en limitent l'utilisation : dyskinésies précoces et tardives, syndrome extrapyramidal… (cyamémazine : Tercian®). Un grand nombre de neuroleptiques présentent des risques de troubles du rythme cardiaque, notamment par allongement de l'espace QT.

Indications

Les anti-histaminiques ont une efficacité peu documentée sur l'anxiété. Les benzodiazépines et carbamates présentent une bonne efficacité mais un risque élevé de dépendance physique et psychique. Un phénomène de rebond des manifestations anxieuses à l'arrêt peut aussi se rencontrer. À ce titre, ils peuvent être utilisés lors d'état anxieux sévères mais leur emploi ne devrait être que de courte durée, quelques jours à quelques semaines. Les neuroleptiques sédatifs ne devraient être utilisés qu'en cas d'échec des autres anxiolytiques ou chez des sujets susceptibles de développer une dépendance.

Dans tous les cas, les anxiolytiques ne sont qu'un traitement symptomatique et ne doivent être utilisés que de manière transitoire et ponctuelle. L'anxiété et les troubles anxieux méritent qu'un traitement de fond plus spécifique (médicamenteux ou non) soit instauré.

Antidépresseurs

Différentes classes

Les antidépresseurs peuvent être décrits par leur mécanisme d'action ou par leur structure moléculaire (tableau 8.1). Les classifications habituelles utilisent les deux types de dénomination. On distingue d'une part, les classes dites anciennes, rarement utilisées de nos jours du fait de leurs effets indésirables (inhibiteurs de la mono-amine oxydase et antidépresseurs tricycliques) et d'autre part, les classes plus récentes ayant un profil de tolérance amélioré (inhibiteurs sélectifs de la recapture de la sérotonine, inhibiteurs de la recapture de la sérotonine et de la nor-adrénaline et antidépresseurs nor-adrénergiques sérotoninergique spécifique).

Bien que les inhibiteurs de la mono-amine oxydase (IMAO) sélectifs posent moins de problème de tolérance que des IMAO plus anciens, ils sont habituellement réservés au traitement des épisodes dépressifs majeurs sévères résistants.

Les antidépresseurs tricycliques (ADT) présentent trois contre-indications majeures (glaucome à angle fermé, adénome de la prostate et insuffisance cardiaque) et plusieurs effets indésirables sévères dus notamment aux effets anticholinergiques (trouble de l'accommodation, sédation, confusion...) qui en limitent l'usage (clomipramine : Anafranil®).

Les inhibiteurs sélectifs de la recapture de la sérotonine (ISRS) représentent la classe thérapeutique qui a le meilleur profil de tolérance. Malgré tout, troubles sexuels (diminution de la libido, troubles de l'érection, troubles de l'orgasme), troubles digestifs (nausées, diarrhée, parfois constipation) et troubles neuropsychiques (insomnie, tremblements, irritabilité...) peuvent être retrouvés.

En ce qui concerne les inhibiteurs de la recapture de la sérotonine et de la nor-adrénaline (IRSNa), en plus des effets indésirables communs avec les ISRS, ils présentent aussi un risque d'hypertension artérielle, en particulier à des doses élevées.

Enfin, les antidépresseurs nor-adrénergiques sérotoninergique spécifiques (NaSSA) par leurs effets anti-histaminiques peuvent entraîner prise de poids et sédation.

Il est enfin à noter qu'aucun antidépresseur ne donne lieu à un abus ou à une dépendance mais que tous présentent un risque de virage maniaque (l'humeur est élevée de façon anormale et persistante : euphorie, enthousiasme ou irritabilité).

Indications

En France, les antidépresseurs ne sont pas indiqués dans le traitement du stress sous ce terme précis. Ils ont cependant des indications dans les troubles dépressifs et les troubles anxieux.

Les troubles dépressifs sont actuellement inclus dans la description de l'épisode dépressif majeur (EDM). Celui ci est caractérisé par l'association d'une tristesse de l'humeur, d'une anhédonie (perte de plaisir), de perturbations de l'alimentation, du sommeil, d'altérations cognitives (concentration et

Tableau 8.1
Principaux antidépresseurs, indications et effets indésirables

Classe	Molécules	Indications	Éffets indésirables
Inhibiteurs spécifiques de la recapture de la sérotonine (ISRS)	Paroxetine – Deroxat® (20-60 mg/) Citalopram – Seropram® (20-60 mg/j) Escitalopram – Seroplex® (10-30 mg/j) Fluoxetine – Prozac® (20-60 mg/j) Sertraline – Zoloft® (50-200 mg/j)	Épisode dépressif majeur Troubles anxieux	- Troubles sexuels de tous ordres : diminution de la libido, troubles de l'érection, troubles de l'orgasme. Très fréquents (plus de 2 patients sur 3) touchant les hommes comme les femmes - Troubles digestifs : nausées, diarrhée, parfois constipation. Fréquents (un patient sur 3) mais réversibles en quelques jours ou semaines - Troubles neuropsychiques : insomnie, irritabilité, tremblements, sentiment de tension musculaire etc. Fréquents mais souvent réversibles en quelques semaines - Syndrome sérotoninergique associant des troubles psychiatriques, neurologiques et végétatifs (confusion, hypersudation, hypotension, fièvre...) - Hyponatrémie (notamment chez le sujet agé) - Virage maniaque
Inhibiteur de la recapture de la sérotonine et de la noradrénaline (IRSNa)	Venlafaxine – Effexor® (75-375 mg/j) Duloxetine – Cymbalta® (60-120 mg/j) Milnacipran – Ixel® (100 mg/j)	Épisode dépressif majeur Troubles anxieux	- Troubles sexuels de tous ordres : diminution de la libido, troubles de l'érection, troubles de l'orgasme. Très fréquents (plus de 2 patients sur 3) touchant les hommes comme les femmes. - Troubles digestifs : nausées, diarrhée, parfois constipation. Fréquents (un patient sur 3) mais réversibles en quelques jours ou semaines - Troubles neuropsychiques : insomnie, irritabilité, tremblements, sentiment de tension musculaire, etc. Fréquents mais souvent réversibles en quelques semaines - Syndrome sérotoninergique associant des troubles psychiatriques, neurologiques et végétatifs (confusion, hypersudation, hypotension, fièvre…) - Hyponatrémie (notamment chez le sujet agé) - Hypertension artérielle (surtout fortes doses) - Virage maniaque

Classe	Molécules	Indications	Éffets indésirables
Antidépresseurs noradrénergiques sérotoninergiques spécifiques (NaSSA)	Mirtazapine – Norset® (15-45 mg/j) Mianserine – Athymil® (60-120 mg/j)	Épisode dépressif majeur	- Prise de poids - Sédation - Virage maniaque
Antidépresseurs tricycliques (ADT)	Clomipramine – Anafranil® Amitriptyline – Laroxyl® Dosulépine – Prothiaden® doxépine – Quitaxon®	Épisode dépressif majeur Troubles anxieux	- Troubles de l'accommodation - Sécheresse buccale - Troubles digestifs (constipation) - Confusion - Troubles urinaires (dysurie) - Hypotension - Virage maniaque

attention), de troubles du fonctionnement psychomoteur (ralentissement ou agitation), d'idées noires ou suicidaires, de dévalorisation ou culpabilisation excessive. Les signes ne doivent pas forcément tous être présents, mais il en faut au moins cinq dont la tristesse ou l'anhédonie.

Le traitement médicamenteux de l'EDM repose sur un antidépresseur. La prescription se fait après information du patient sur les effets secondaires et le taux de réponse (environ 60 %) est globalement équivalent quelle que soit la classe thérapeutique. Les premiers effets ne sont souvent perceptibles qu'après 2 à 3 semaines de traitement et celui-ci doit durer plusieurs mois, parfois plusieurs années du fait de risques de rechute ou de récidive.

Les troubles anxieux sont un ensemble de pathologies comportant une symptomatologie anxieuse au premier plan. Nous pouvons distinguer :

- les phobies simples qui se définissent par la crainte de situations ou d'objets spécifiques (notamment, arachnophobie qui est une peur des araignées) ;
- la phobie sociale qui est une crainte des situations où le sujet est exposé au regard et jugement d'autrui ;
- le trouble panique qui correspond à une succession de crises d'angoisse (attaques de panique) avec une anxiété entre les crises ;
- le trouble de stress post-traumatique qui associe un trépied symptomatique d'hypervigilance (sursauts…), de détachement des affects/conduites d'évitement (ne plus conduire après un accident de la voie publique…) et de reviviscences (cauchemars, flash-back…) ;
- le trouble d'anxiété généralisé qui se manifeste par la crainte incontrôlable d'événements négatifs mais réalistes (hypervigilance) ;
- le trouble obsessionnel compulsif associant une anxiété liée à des obsessions et des compulsions à visée anxiolytique.

La physiopathologie de ces troubles implique en règle générale une dysrégulation des systèmes de neuromédiation sérotoninergiques et GABAergiques. À ce titre, les antidépresseurs de type IRS, IRSNa et ADT ont une indication thérapeutique. Les modalités de prescription diffèrent peu de celles des épisodes dépressifs. Il est à noter que les doses atteintes sont souvent plus élevées et que l'augmentation se fait de manière plus progressive.

Des utilisations « hors AMM » des antidépresseurs ont aussi été proposées : dysthymie [13] ou impulsivité (pathologie démentielle, boulimie…) [14, 15].

Antidépresseurs et maladies cardiovasculaires

La dépression et les maladies cardiovasculaires sont fréquemment associées, avec des liens de causalité encore flous. D'un côté, la dépression est à l'origine de maladies cardiovasculaires, de l'autre, ces dernières sont facteurs de risque de dépression. Le médiateur de cette association semble être l'augmentation de l'activité plaquettaire. La question du traitement de la dépression chez les sujets coronariens ou à risque de coronaropathie se pose donc.

Les antidépresseurs tricycliques semblent augmenter le risque de décès par arythmie, tandis que la littérature suggère que les ISRS et les NaSSA réduisent la mortalité après infarctus du myocarde, cet effet étant lié par la réponse thérapeutique sur l'humeur. En pratique, il est conseillé de proscrire les tricycliques chez les patients à risque d'arythmie ou à risque coronarien élevé (plusieurs facteurs de risque). L'utilisation des IRSNa doit aussi être limitée chez les sujets hypertendus ou à risque d'arythmie. Finalement, les ISRS semblent être les molécules de choix (en particulier citalopram, paroxétine et sertraline) chez les individus présentant une pathologie cardiovasculaire [16].

Quelques orientations thérapeutiques

Différentes études ont montré l'efficacité aussi bien des psychothérapies que des traitements médicamenteux dans les états anxieux et dépressifs. Dans le choix des indications, il existe des situations simples et d'autres plus complexes.

Dans les situations simples

Si le stress et l'anxiété ne sont pas à l'origine d'un handicap fonctionnel important

Si le patient a un choix personnel d'une aide non médicamenteuse, une technique de soins particulière ou une psychothérapie, cette demande est à respecter. On le conseille alors pour le choix thérapeutique le plus adapté concernant son état et sa demande.

Pour les individus hyperactifs, une véritable réflexion doit s'instaurer entre la nécessité de leur apporter une forme de détente, de repos et leurs exigences internes qui les poussent vers une activité soutenue. Dans ce dialogue activité–passivité, on tente de faire la part de ce qui revient au sport, à l'activité physique et le bénéfice que peut ressentir un patient au travers de séances de relaxation.

Un autre contexte simple est représenté par l'existence d'interactions médicamenteuses ou d'associations médicamenteuses très abondantes rendant les prescriptions des psychotropes complexes ou aléatoires. Plusieurs traitements cardiovasculaires induisent parfois des effets secondaires psychiatriques : anti-arythmiques, bêtabloquants, inhibiteurs calciques, inhibiteurs de l'enzyme de conversion. Par ailleurs, les contre-indications, telles que syndrome d'apnée du sommeil ou myasthénie, n'autorisent pas les benzodiazépines.

Toujours dans les arbitrages simples, lorsqu'un sujet met en avant une situation ou un événement de vie traumatique auquel il attribue ses difficultés, une approche psychothérapeutique peut lui être proposée. Son but cherche à réduire l'anxiété et la souffrance liées à cette situation.

Si le stress et l'anxiété sont à l'origine d'un handicap fonctionnel important ou en présence d'un trouble psychiatrique avéré (épisodes dépressifs majeurs ou troubles anxieux caractérisés selon les critères diagnostic)

Lorsque les symptômes font poser le diagnostic d'un trouble psychiatrique avéré, un traitement selon les recommandations médicales est essentiel. Il peut s'agir d'un antidépresseur (ISRS en particulier) ou d'une psychothérapie reconnue comme efficace dans les troubles psychiatriques d'intensité légère à modérée (principalement thérapie cognitive et comportementale). Enfin, pour les troubles psychiatriques dont l'intensité est sévère, il faut d'emblée s'orienter vers une prescription médicamenteuse.

Situations plus complexes

Elles relèvent souvent d'étapes préliminaires ou préparatoires. Il existe des patients véritablement étrangers au fait psychique dont le fonctionnement ou bien le caractère aboutissent à un rejet d'une forme d'aide psychothérapeutique. Ils nécessitent d'être conseillés et préparés à l'idée d'un soutien. Ce sont ces contextes qui justifient d'une collaboration étroite entre cardiologue et psychiatre. Elle vise un aménagement des domaines respectifs d'intervention thérapeutique. Le cardiologue ou le médecin de famille peuvent expliquer la nécessité et le bénéfice potentiel d'un traitement médicamenteux ou d'une thérapie psychocorporelle. Les contextes d'addiction au tabac, d'alcoolisme, de polytoxicomanie cumulent des facteurs de risque ; l'amélioration de l'état psychique permet la mise en place d'un sevrage et l'abord du pourquoi des conduites addictives.

Dans certaines dépressions anxieuses, la compliance thérapeutique devient le problème. Le patient du fait de son état moral interrompt tout traitement cardiologique et renonce aux conseils diététiques concernant le tabac ou l'alcool. Un sentiment d'inutilité ou de fatalité devient envahissant. Le traitement d'un état anxieux ou d'une dépression devient nécessaire pour améliorer l'observance générale du patient.

Conclusion

Le stress et l'anxiété représentent une des associations les plus répandues en matière d'affection cardiovasculaire et un paradigme simple de l'interaction du corps et de l'esprit. Leur expression se manifeste de manière différente selon les individus. Un simple vécu d'appréhension peut se compliquer d'un réel sentiment de détresse psychique et d'une tension physique inexprimable. Parallèlement à la grande variété de manifestations anxieuses, les origines sont aussi très hétérogènes. Elles vont de l'anxiété aiguë se manifestant lors de circonstances pénibles, qui répond à un traitement anxiolytique de courte durée, au trait de personnalité qui ne peut être modifié qu'au cours d'un long travail psychothérapeutique. Il faut enfin rappeler que les traitements médicamenteux anxiolytiques ne sont pas des traitements étiologiques et n'ont donc leur place qu'en aigu. Ainsi, les cliniciens savent que le stress et les affections cardiovasculaires ont partie liée et se majorent l'un l'autre. Cette interaction joue sur le pronostic et qu'elle soit circonstancielle ou constitutive, elle est recherchée de façon systématique.

Références

[1] Stewart IM. Coronary disease and modern stress. Int J Epidemiol 2002 ; 31 (6) : 1103–7 disscussion 1108-16.

[2] Friedman M, Rosenman RH. Type A behavior and your heart. New York : Knopf ; 1974.

[3] Blumenfield M, Tiamson-Kassab M. Psychosomatic Medicine, practical guides. Philadelphia : Lippincott Williams &Wilkins ; 2009.

[4] Hammond DC. Neurofeedback with anxiety and affective disorders. Child Adolesc Psychiatr Clin N Am 2005 ; 14 (1) : 105–23.

[5] Dubois O, Salamon R, Poirier MF, Olié JP. Le thermalisme psychiatrique dans les troubles anxieux. Annales Médico-psychologiques 2008 ; 166 (2) : 109–14.

[6] Yeh GY, Wang C, Wayne PM, Phillips R. Tai-chi exercise for patients with cardiovascular conditions and risk factors : a systematic review. J Cardiopulm Rehabil Prev 2009 ; 29 (3) : 152–60.

[7] Chéné PA, Caycedo A. Sophrologie. Tome 1 : Fondements et méthodologie. Paris : Elleborc Livrc ; 1998.

[8] Grossman P, Niemann L, Schmidt S, Walach H. Mindfulness-based stress reduction and health benefits. A meta-analysis. J Psychosom Res 2004 ; 57 (1) : 35–43.

[9] Smith S, Hayes SK. Get out of your mind & into your life : the new acceptance & commitment therapy. New Harbinger Publications ; 2005.

[10] Yalom ID. Thérapie existentielle. Éditions Galaade ; 2008.

[11] Frankl V. Découvrir un sens à sa vie : avec la logothérapie. Éditions De L'homme ; 2006.

[12] Miyasaka LS, Atallah AN, Soares BG. Valerian for anxiety disorders. Cochrane Database Syst Rev 2006 ; (4) CD004515.

[13] Lima MS, Moncrieff J. Drugs versus placebo for dysthymia. Cochrane Database Syst Rev 2000 ; (4) CD001130.

[14] Leombruni P, Piero A, Lavagnino L, Brustolin A, Campisi S, Fassino S. A randomized, double-blind trial comparing sertraline and fluoxetine 6-month treatment

in obese patients with binge eating disorder. Prog Neuropsychopharmacol Biol Psychiatry 2008 ; 32 (6) : 1599–605.

[15] Siddique H, Hynan LS, Weiner MF. Effect of a serotonin reuptake inhibitor on irritability, apathy, and psychotic symptoms in patients with Alzheimer's disease. J Clin Psychiatry 2009 ; 70 (6) : 915–8.

[16] Taylor D. Antidepressant drugs and cardiovascular pathology : a clinical overview of effectiveness and safety. Acta Psychiatr Scand 2008 ; 118 (6) : 434–42.

9 Traitement des complications cardiovasculaires du stress

En 1991, Dzau et Brauwald ont émis le concept d'un « continuum cardiovasculaire » pour décrire un nouveau paradigme concernant les atteintes cardiaques et les complications de l'athérosclérose [1]. Ce concept d'un continuum est basé sur le fait qu'initiés et favorisés par les facteurs de risque, l'athérosclérose, l'ischémie myocardique, la thrombose coronaire, les myocardiopathies ischémiques, l'insuffisance cardiaque sont les aboutissants d'un processus pathogénique lentement évolutif. Les conséquences du continuum sont dans la société actuelle une des causes les plus importantes de morbidité et de mortalité, mais sa progression n'est pas inexorable.

Avec les progrès pharmacologiques de ces vingt dernières années, il est possible d'intervenir efficacement à chaque étape du continuum, d'interrompre le processus aussi bien chez des patients asymptomatiques ayant des facteurs de risque d'athérosclérose que chez les patients au stade le plus avancé d'une insuffisance cardiaque ischémique (figure 9.1). Un large éventail d'interventions thérapeutiques est offert allant de la modification du mode de vie, de la pratique de l'exercice physique jusqu'à la prescription de plusieurs classes de médicaments dont les effets bénéfiques sont validés par de grands essais contrôlés. Les stress de la vie quotidienne, tous les événements représentant un choc émotif ou bouleversant, peuvent intervenir comme facteur aggravant ou déclenchant de complications aiguës ou d'évolutivité, à l'égard du continuum cardiovasculaire. La mise en jeu du système orthosympathique, et à long terme d'autres systèmes neuro-hormonaux, est un facteur déclenchant de manifestations cardiovasculaires aiguës : ischémie myocardique symptomatique ou silencieuse, thrombose coronaire, arythmies, cardiomyopathies de stress, hypertension artérielle et mort subite. À long terme, les stress répétés ou le stress permanent de la vie courante sont des facteurs de dysfonction endothéliale, d'activation de facteurs de thrombose, de remodelage artériel et cardiaque. De nombreuses classes thérapeutiques peuvent avoir de l'intérêt et parmi les médicaments prescrits, nous citons les bêtabloquants, qui occupent une place majeure, les antagonistes de l'angiotensine, les inhibiteurs calciques. Mais les modifications des comportements à risque, l'exercice physique, l'arrêt du tabagisme et les thérapeutiques de gestion du stress jouent un rôle essentiel et ne doivent pas être négligés.

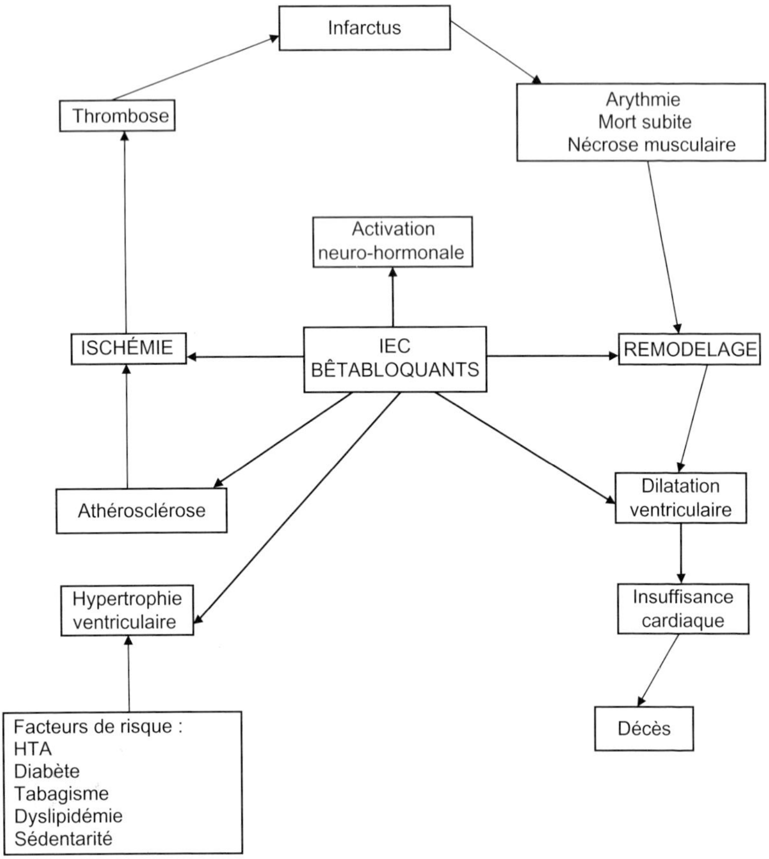

Figure 9.1
Continuum cardiovasculaire et effets des IEC et bêtabloquants.
Adapté de V. Dzau. Am Heart J 1991 ; 121 : 1244-63

Bêtabloquants

Effets délétères de la stimulation sympathique

L'activation du système sympathique et l'action d'une sécrétion accrue des catécholamines sont au cours des stress des facteurs importants de la progression du continuum cardiovasculaire. L'augmentation de l'activité du sympathique accélère la fréquence cardiaque, la pression systolique à l'effort, la contractilité myocardique et finalement la consommation d'oxygène. Elle réduit la perfusion coronaire en diminuant le temps de la perfusion myocardique diastolique. Contribuant à l'activation du système rénine–angiotensine, elle accélère le remodelage ventriculaire, facilitant l'hypertrophie et la fibrose myocardique, accroît la rigidité artérielle, facilite la rupture de plaques d'athérosclérose fragiles, quiescentes. La stimulation sympathique contribue à la dysfonction endothéliale, réduisant la biodisponibilité du NO. La dysfonction endothéliale joue un rôle, non seulement aux stades précoces de l'athérogenèse mais aussi au cours de son évolution, accélérant la constitution des plaques et facilitant leur rupture. Le NO est un médiateur important des fonctions endothéliales en régulant l'inflammation, l'activation plaquettaire, la vasomotricité. Les bêtabloquants et les inhibiteurs de l'enzyme de conversion sont deux classes thérapeutiques améliorant la fonction endothéliale.

Effets des bêtabloquants

Antagonistes compétitifs et spécifiques des effets bêta-adrénergiques des catécholamines, ils occupent une position clé dans l'inhibition des effets cardiovasculaires du stress : plus le tonus orthosympathique est marqué, plus leur action est importante. Ils diminuent la fréquence cardiaque au repos et au cours des stress, la contractilité myocardique, et s'opposent aux effets pro-arythmogènes de la stimulation bêta-adrénergique. Ils réduisent le travail cardiaque et la consommation myocardique en oxygène. Leurs effets anti-ischémiques sont majorés par la redistribution du débit coronaire vers les couches sous-endocardiques, les plus sensibles à l'ischémie. À l'échelle moléculaire, les bêtabloquants diminuent les facteurs du remodelage myocardique, de l'hypertrophie myocytaire et de la fibrose. L'effet anti-hypertenseur dépend de plusieurs actions : baisse de la production de rénine par l'appareil juxtaglomérulaire, réduction des taux d'angiotensine II, diminution de la contractilité, baisse du débit cardiaque et enfin action centrale directe sur les centres de l'activation sympathique. Certains ont un effet bénéfique sur la dysfonction endothéliale, réduisant la rigidité artérielle qui prédispose aux conséquences délétères de l'hypertension sur les organes cibles : cœur, cerveau, rein [2].

Au plan pharmacologique, les bêtabloquants sont caractérisés par trois propriétés :

- la spécificité bêtabloquante vis-à-vis des récepteurs bêta-adrénergiques ;
- l'activité agoniste partielle ou sympathomimétique intrinsèque ;
- l'effet stabilisant de membrane qui n'apparaît pas aux doses utilisées en thérapeutique.

La sélectivité et le blocage préférentiel des récepteurs bêta-1-adrénergique ont pour avantage théorique de préserver la stimulation des récepteurs bêta-2, par les catécholamines endogènes. Ceci permet de compenser l'effet bronchoconstricteur et vasoconstricteur de la stimulation alpha-adrénergique. Mais cette sélectivité est relative et disparaît à l'augmentation de doses. Certains bêtabloquants ont une activité alphabloquante supplémentaire, leur conférant un effet vasodilatateur (carvédilol, nébivolol).

La classe thérapeutique dans son ensemble est particulièrement adaptée au traitement des effets cardiovasculaires du stress, d'autant plus qu'un effet anxiolytique a été démontré électivement pour les molécules lipophiles par un mécanisme d'action centrale [3].

Place des bêtabloquants dans la prévention et le traitement de l'ischémie myocardique

Tous les stress physiques ou psychiques génèrent chez un patient atteint d'athérosclérose coronaire de l'ischémie myocardique douloureuse ou silencieuse. On sait que deux tiers des épisodes ischémiques chez l'angineux stable sont silencieux. Plusieurs études contrôlées ont montré que les bêtabloquants – en particulier l'aténolol (50 à 100 mg/j), le bisoprolol (10 à 20 mg/j) – suppriment l'ischémie soit totalement, soit partiellement lors des enregistrements électriques ambulatoires. Dans l'angor stable, ils méritent d'être prescrits en première intention et sont le traitement de référence car ils augmentent la capacité à l'effort, élèvent le seuil ischémique, exercent un effet cardioprotecteur. La fréquence cardiaque est un déterminant majeur de l'ischémie myocardique et influence le pronostic des patients coronariens. On sait que la réduction de la fréquence cardiaque peut réduire l'ischémie, ce qui donne à cette classe thérapeutique une position clé dans le traitement de l'angor stable.

Dans l'angor instable, ils soulagent les symptômes et s'opposent aux effets myocardiques et coronariens des catécholamines, diminuant les signes électriques d'ischémie, facilitant en réduisant la fréquence cardiaque la stabilisation de l'épisode aigu. Dans la méta-analyse de Yusuf, on constate avec ces molécules une diminution de 13 % de l'incidence des infarctus. À la phase aiguë de la nécrose myocardique, dans l'étude ISIS I, l'introduction de l'aténolol par voie veineuse (5 à 10 mg/j) suivie d'une prise orale pendant une semaine a réduit la mortalité cardiovasculaire à 7 jours et après un suivi d'un an.

Un autre essai avec le métoprolol (15 mg par voie IV immédiatement et 200 mg/j par voie orale) mené chez plus de 25 000 patients a été associé à une réduction de 23 % du risque de récidive d'infarctus sans diminution significative de la mortalité totale [4].

Leur bénéfice paraît indiscutable en prévention secondaire dans les suites des infarctus compliqués de dysfonction ventriculaire gauche. Les recommandations de la Société européenne de cardiologie recommandent leur prescription à long terme chez tous les patients ayant survécu à un premier infarctus, en l'absence de contre-indications. Normalement, ils doivent être prescrits avant la sortie de l'hôpital et doivent être poursuivis indéfiniment si leur tolérance est satisfaisante.

Bêtabloquants et stress chirurgical

Les indications des bêtabloquants ont été récemment étendues à la prévention du risque ischémique à l'occasion des interventions chirurgicales. Quarante millions d'interventions chirurgicales non cardiaques sont réalisées en Europe chaque année, le stress généré par l'intervention étant responsable chez des patients coronariens, connus ou méconnus, de syndromes coronariens aigus, d'accidents vasculaires cérébraux causant plus de 100 000 décès chaque année. La haute prévalence d'événements cardiaques, pendant ou après chirurgie non cardiaque, reflète la large diffusion de l'athérosclérose coronaire dans la population. La physiopathologie des accidents ischémiques est complexe incluant l'hypertension, la tachycardie induites par le stress psychologique, la douleur et les conséquences thrombogènes du choc opératoire. L'inflammation et l'instabilité de la plaque sont accrues après le stress chirurgical. Une récente méta-analyse de 15 études regroupant 1077 patients à haut risque soumis à un acte chirurgical indique que le traitement bêtabloquant réduit de manière significative le risque chirurgical de décès d'origine cardiaque et d'infarctus de 67 % [5]. Les traitements doivent être débutés 30 jours avant la chirurgie, à faible dose, avec une augmentation progressive de la posologie.

Bêtabloquants et hypertension artérielle

L'hypertension artérielle est une cause majeure de mortalité, de complications cardiaques et cérébrales. Sa prévalence est énorme, elle concerne plus d'un milliard de sujets, avec un nombre de décès estimé à 7 millions par an. Le traitement médical de l'hypertension doit être adapté aux caractéristiques des patients, au retentissement sur les organes cibles. Le système sympathique joue un rôle majeur dans sa physiopathologie et sa suractivation au cours du stress aigu ou permanent : la dysfonction endothéliale, l'augmentation de la rigidité artérielle sont des facteurs pathogéniques reconnus de l'hypertension. Il y a eu une certaine désaffection à l'égard des bêtabloquants considérés comme inférieurs aux diurétiques, aux inhibiteurs calciques et aux antagonistes du système rénine–angiotensine, il y a quelques années. Les recommandations en 2007 des Sociétés européennes de l'hypertension et de la Société européenne de cardiologie les maintiennent comme une classe recommandée pour l'initiation du traitement soit en prescription isolée, soit en association aux diurétiques ou aux médicaments bloquant la formation d'angiotensine II. Leur prescription doit être adaptée aux caractéristiques du patient.

Ils sont prescrits en première intention :

- chez les hypertendus ayant une maladie coronaire, des antécédents d'infarctus ou d'arythmie ;
- dans les cas d'hypertension avec une forte activité rénine, hypertension rénovasculaire ou maligne ;
- les patients avec un état circulatoire hyperkinétique, une tachycardie, des manifestations cardiocirculatoires d'anxiété.

La plus récente méta-analyse, la *Blood Pressure Lowering Treatment Trialists Collaboration*, n'a montré aucune différence entre les diverses classes d'antihypertenseurs (IEC, calcium antagoniste, diurétique ou bêtabloqueur) sur la survenue des principaux événements cardiovasculaires [6]. Par contre, outre les contre-indications classiques, les bêtabloquants associés à un diurétique, doivent être évités chez les patients présentant un syndrome métabolique ou une intolérance au glucose. Une augmentation de la résistance à l'insuline et une plus haute incidence du diabète ont été rapportées au cours des essais anciens avec les bêtabloqueurs. Les molécules les plus récentes (bisoprolol, carvédilol, nébivolol) qui ont peu d'effets métaboliques ont une meilleure tolérance et ne favorisent pas l'apparition de nouveaux cas de diabète.

Bêtabloquants cardiomyopathies et insuffisance cardiaque

Quand les bêtabloquants ont été introduits, il y a plus de 30 ans dans la thérapeutique cardiologique, l'insuffisance cardiaque représentait une contre-indication formelle à leur prescription. On pensait que la stimulation sympathique apportait un soutien important pour le cœur défaillant et que la réduction brutale de l'activation de ce système aggravait la dysfonction ventriculaire. En fait, la stimulation sympathique crée une situation délétère, facilitant l'activation du système rénine–angiotensine et une vasoconstriction qui devient nuisible et aggrave à son tour l'insuffisance cardiaque. Le traitement bêtabloquant à doses progressivement croissantes chez les patients insuffisants cardiaques à fonction systolique altérée a été testé au cours de nombreux essais cliniques randomisés *versus* placebo. L'étiologie de l'insuffisance cardiaque était représentée par trois causes principales : insuffisance coronaire, cardiomyopathies dilatées, hypertension artérielle. Tous les patients ont été traités par l'association diurétique–inhibiteurs d'enzyme de conversion, la prescription de digitalique étant laissée à l'appréciation des cliniciens. Une méta-analyse indique une réduction de 22 % de la mortalité et une réduction de 24 % des hospitalisations. Les recommandations actuelles précisent que tous les patients symptomatiques avec une fraction d'éjection < 40 % doivent pouvoir bénéficier du traitement bêtabloquant qui doit être débuté le plus tôt possible au cours de l'évolution de la maladie, le patient étant stabilisé par un traitement diurétique et par les IEC. Quatre bêtabloquants sont indiqués : le bisoprolol, le carvédilol, le métoprolol et le nébivolol, avec une efficacité et une tolérance similaire. Le traitement est effectué à doses progressivement croissantes au cours d'une phase de titration en débutant à une dose quotidienne d'environ le dixième de la dose cible à atteindre :

- bisoprolol, dose initiale 1,25 mg jusqu'à 10 mg/j ;
- carvédilol, 3,25 mg, puis 25 mg, 2 fois/j ;
- métoprolol–succinate, 25 mg au début, puis 200 mg/j ;
- nébivolol, 1 mg/j, puis 10 mg/j.

Le niveau de dose à atteindre doit correspondre au maximum toléré. Le patient doit avoir une surveillance clinique régulière toutes les 2 semaines pour augmenter les doses, augmentation qu'il faut interrompre ou différer en cas de signes d'aggravation de l'insuffisance cardiaque, d'excessive bradycardie ou d'hypotension. Le traitement bêtabloquant est particulièrement recommandé dans les cardiomyopathies de stress, il pourrait favoriser une récupération rapide de la dysfonction ventriculaire gauche et réduire les risques d'arythmie ventriculaire.

Inhibiteurs de l'enzyme de conversion (IEC)

Les IEC occupent une place majeure dans le traitement de l'hypertension, de l'insuffisance cardiaque, de la dysfonction ventriculaire gauche après infarctus du myocarde. Leurs effets vasculo- et cardioprotecteurs ont été soulignés par de nombreuses études expérimentales et d'importants essais cliniques. Ce sont des vasodilatateurs mixtes réduisant l'hypertrophie, la dilatation et la fibrose cardiaque. De plus, diminuant les taux d'angiotensine et d'aldostérone, ils freinent l'athérogenèse, réduisent le tonus sympathique et restaurent la fonction endothéliale en augmentant la disponibilité du NO. Ils possèdent des propriétés anti-oxydantes. Ils sont fortement indiqués pour diminuer les risques vasculaires des sujets hypertendus ou coronariens, soumis à un stress permanent. Chez le vasculaire ou coronarien à risque, sans insuffisance cardiaque, leur prescription est associée à une réduction de la mortalité, du nombre d'infarctus du myocarde, d'accidents vasculaires cérébraux et d'insuffisances cardiaques.

Pour prévenir ou traiter les complications cardiovasculaires du stress aigu ou chronique, ils sont indiqués après un infarctus du myocarde : ils réduisent le remodelage ventriculaire gauche, le risque d'insuffisance cardiaque symptomatique, le nombre de récidives coronariennes et ischémiques. Prescrits en plus du traitement conventionnel, les IEC diminuent significativement la mortalité. L'effet bénéfique est particulièrement important quand l'infarctus est compliqué d'insuffisance ventriculaire gauche ou de dysfonction ventriculaire latente. Les risques de décès ont été diminués de 20 % avec le captopril, de 22 % avec le trandolapril et de 27 % avec le ramipril au cours d'essais contrôlés.

Dans le traitement de l'hypertension artérielle, ils abaissent les résistances artérielles systémiques et la pression artérielle, en s'opposant aux effets vasoconstricteurs de l'angiotensine II, et ils entraînent une chute particulièrement prononcée si l'activité rénine plasmatique est élevée. Ils inhibent l'activité du système rénine–angiotensine tissulaire, ce qui explique un effet anti-athéromateux. Leur prescription prolongée diminue l'hypertrophie myocardique, le remodelage vasculaire et augmente la distensibilitéartérielle. L'augmentation des taux de bradykinine joue un rôle important dans les effets hypotenseurs. Les IEC améliorent le pronostic de l'hypertension artérielle en diminuant son retentissement vasculaire, myocardique, coronaire et cérébral, en réduisant le nombre d'insuffisances cardiaques et en assurant une néphroprotection.

Par leurs effets hémodynamiques et neuro-hormonaux, les IEC sont la pierre angulaire du traitement de l'insuffisance cardiaque : ils améliorent le pronostic de cette affection à tous les stades de son évolution. Plusieurs études à large échelle avec l'énalapril ont prouvé leur bénéfice sur la qualité de vie et la survie des insuffisants cardiaques symptomatiques. Ils doivent être prescrits à doses régulièrement croissantes dès les premiers stades pour atteindre les posologies préconisées dans les grands essais cliniques :

- énalapril, 10 mg, 2 fois/j ;
- captopril, 25 ou 50 mg, 3 fois/j ;
- lisinopril, 5 à 20 mg/j ;
- ramipril, 10 mg/j ;
- trandolapril, 4 mg/j ;
- périndopril, 2 à 4 mg/j.

Le traitement implique une surveillance stricte de la créatinine et de la tension artérielle.

Chez les patients vasculaires à risque et les sujets athéromateux, la prescription des IEC diminue le risque d'accidents coronariens et vasculaires. L'action stabilisatrice de la plaque athéromateuse et l'effet antithrombotique, couplé à l'effet vasodilatateur, contribuent à la prévention des accidents ischémiques. L'étude EUROPA a montré l'intérêt du périndopril (8 mg/j) dans une population de coronariens sans insuffisance cardiaque, 64 % ayant eu un infarctus et 60 % les preuves angiographiques d'une maladie coronaire. Au terme d'un suivi de 4 ans, on constate une réduction du risque relatif de 20 % significatif avec une diminution de 11 % de la mortalité globale [7].

Antagonistes des récepteurs de l'angiotensine II

Ces médicaments inhibent la stimulation du récepteur AT1 de l'angiotensine II et assurent son blocage complet. Vasodilatateurs mixtes, leurs effets bénéfiques ont été démontrés par des essais randomisés pour le traitement de l'hypertension artérielle et de l'insuffisance cardiaque.

Dans l'hypertension artérielle, leur action est potentialisée par les diurétiques et toutes les molécules utilisées sont aussi efficaces que les autres anti-hypertenseurs avec des réductions de tension artérielle équivalentes. Dans l'insuffisance cardiaque, les recommandations précisent qu'ils peuvent être une alternative aux IEC quand ces derniers sont mal tolérés. Ils peuvent être utilisés en association aux IEC chez les insuffisants cardiaques demeurant symptomatiques pour réduire la morbi-mortalité. Ils ont peu d'effets secondaires, ce qui explique leur large succès dans le traitement de l'hypertension en particulier.

Inhibiteurs des canaux calciques

On distingue dans cette classe assez hétérogène :

- les dihydropyridines (de 1re, 2e, 3e et 4e génération, telle l'amlodipine) qui ont un tropisme vasculaire ;
- les phénylalkylamines (vérapamil) ;
- les benzothiazépines (diltiazem) qui ont une affinité myocardique.

Ils se fixent au niveau des canaux calciques de type L, voltage dépendant, dont l'ouverture est augmentée par les catécholamines et ils s'opposent donc aux mouvements transmembranaires du calcium. Ils diminuent les résistances artérielles, sont de bons vasodilatateurs coronariens et ont des effets anti-ischémiques et antispasmodiques. La baisse de la post-charge est à la base d'un effet anti-hypertenseur et de la tension pariétale ventriculaire. Leurs effets anti-ischémiques sont dus à la réduction de la consommation d'oxygène et du travail cardiaque, avec augmentation de la perfusion coronaire. Les inhibiteurs calciques sont des anti-hypertenseurs majeurs indiqués dans l'hypertension systolodiastolique ou systolique. L'association de l'amlodipine (5 à 10 mg/j) avec le périndopril (4 à 8 mg/j) s'est montrée supérieure à l'association aténolol (100 mg/j)–benzofluméthazide (2,5 mg/j) chez les hypertendus en prévention du risque d'accident vasculaire cérébral et de décès d'origine cardiovasculaire dans l'étude ASCOT–BPLA [8]. Le vérapamil, le diltiazem ont des effets anti-arythmiques utiles dans le traitement des troubles du rythme catécholergiques induits par le stress. Dans l'insuffisance coronaire, ils réduisent la fréquence des crises, augmentent la capacité d'effort et sont particulièrement actifs dans l'angor dû aux spasmes coronaires.

Après un infarctus, le vérapamil est une alternative en cas d'intolérance aux bêtabloquants. Le diltiazem prescrit en l'absence de dysfonction ventriculaire gauche est efficace dans la prévention des récidives ischémiques.

Dans l'insuffisance cardiaque, l'amlodipine et la félodipine peuvent être associées au traitement habituel de l'insuffisance cardiaque en cas d'angor ou d'hypertension non contrôlés par la thérapeutique de ces affections.

Diurétiques

On distingue au plan pharmacologique les diurétiques hypokaliémiants (thiazidiques et apparentés), les diurétiques de l'anse (furosémide) et les diurétiques hyperkalémiants ou distaux (antagonistes de l'aldostérone). Ils sont anti-hypertenseurs par la baisse de la volémie qu'entraîne la salidiurèse et la baisse des résistances artérielles périphériques. Ils s'opposent aux effets vasoconstricteurs du stress et, dans l'hypertension artérielle, leur maniabilité leur donne une place de choix. Dans cette pathologie, ils sont souvent prescrits en association avec les autres classes d'anti-hypertenseurs pour potentialiser les effets sur les résistances artérielles systémiques. Dans le traitement des diverses formes d'insuffisance cardiaque, au cours de la phase aiguë des cardiomyopathies de stress, dans les dysfonctions systoliques et diastoliques ventriculaires gauches, ils sont indispensables pour réduire la stase pulmonaire et toutes les manifestations de la rétention hydrosodée.

Statines

L'inflammation, la dysfonction endothéliale et la thrombose des plaques fissurées sont des facteurs clés dans la pathogénie des complications vasculaires du stress. Une plaque d'athérome avec une chape fibreuse fine et une inflammation importante est susceptible de fissuration, de rupture. Outre leur effet sur la biosynthèse intracellulaire du cholestérol, les statines ont de nombreux effets non hypolipémiants dits pléiotropes. Ce sont des effets anti-inflammatoires, anti-oxydants, antithrombotiques avec un impact favorable sur la dysfonction endothéliale et sur la prolifération des cellules musculaires lisses. Les statines agissent en réduisant les dépôts de lipides oxydés dans la matrice extracellulaire artérielle et dans les macrophages, en diminuant l'inflammation néo-intimale et en maintenant l'intégrité de la chape fibreuse. Chez les sujets à risque, hypertendus ou vasculaires, soumis à un stress permanent ou à des stress quotidiens dus à l'environnement, au travail, au mode de vie, elles peuvent être associées aux autres classes thérapeutiques. Il est démontré que la progression du processus athéroscléreux ralentit en proportion de la réduction du LDL-C et les plaques athéroscléreuses régressent quand le taux de LDL-C chute au-dessous de 70 mg/dL. Dans l'étude ASTEROID, 40 mg/j de rovustatine ont abaissé le LDL-C de plus de 50 % à 65 mg/dL, avec une régression significative des plaques athéroscléreuses, démontrée par la réduction des sténoses coronaires évaluée par l'échographie endocoronaire [9]. Dans l'étude REVERSAL, un traitement par l'atorvastatine à 80 mg/j (avec pour cible un LDL-C $<$ 79 mg/dL) a diminué la progression de l'athérosclérose coronaire [10].

Le niveau de la CrP est un marqueur de l'inflammation et s'avère un important facteur prédictif de progression de l'athérosclérose et d'événements cardiovasculaires. Dans l'étude JUPITER, la prescription de 20 mg/j de rovustatine abaisse le taux de LDL-C de 50 %, les taux de CRP de 37 %, avec des bénéfices vasculaires indiscutables : diminution de 47 % des événements cardiovasculaires majeurs de 20 % de la mortalité globale [11].

Traitement antithrombotique

La prescription d'aspirine en prévention primaire est aujourd'hui discutée. Elle a été recommandée à faible dose (75 mg/j chez les hommes à partir de 45 ans et chez les femmes à partir de 55 ans) pour prévenir les accidents thrombotiques artériels (infarctus chez l'homme, accident cérébral chez la femme). Cependant, il n'est pas démontré d'effet significatif sur les événements cardiovasculaires et la mortalité globale. De plus, on a mis en évidence dans les méta-analyses effectuées sur ce sujet une augmentation du risque hémorragique, digestif en particulier. Aussi la prescription, en prévention primaire, d'aspirine à faibles doses doit être envisagée au cas par cas, en tenant compte des caractéristiques de chaque patient et des risques thrombotiques d'une atteinte vasculaire latente.

En prévention secondaire, l'aspirine est indispensable, diminuant le risque de récidive d'événement coronarien et de décès cardiovasculaire de 25 à 30 % chez les vasculaires et coronariens. Après un syndrome coronarien aigu, quel que soit son type, le clopidogrel chez un patient ayant subi une angioplastie avec implantation de stent est recommandé au moins pendant 12 mois si un stent actif a été mis en place.

En conclusion, l'athérosclérose se développe et progresse de manière silencieuse pendant des décennies. Tous les événements stressants, dramatiques ou mineurs, contribuent à accélérer le processus, à favoriser l'installation d'une hypertension artérielle, d'un syndrome métabolique, d'arythmies, d'ischémie myocardique, de thrombose coronaire. L'inflammation et les à-coups tensionnels favorisent la rupture des plaques athéroscléreuses quiescentes « silencieuses ». La prévention des complications cardiovasculaires du stress passe par l'éradication des facteurs de risque, la normalisation des chiffres tensionnels et la prescription au long cours de médicaments vasculoprotecteurs.

Intérêt de l'exercice physique dans la prévention et le traitement des manifestations cardiovasculaires du stress

Le mode de vie actuel, avec des déplacements motorisés et l'utilisation de multiples engins pour effectuer les travaux pénibles, entraîne une réduction progressivement croissante des activités physiques. Dans le monde occidental, la dépense énergétique journalière a diminué par rapport à celle des générations antérieures. L'inactivité physique, la sédentarité augmentent avec l'âge et pour l'OMS elles sont la dixième cause de mortalité globale. Parallèlement et paradoxe du monde moderne, le sport est mis en vedette dans les médias et la gloire des champions est un fait de société !

Malgré l'accroissement de la sédentarisation, de nombreux travaux soulignent les bienfaits de la pratique d'une activité physique régulière, en particulier ses bénéfices sur l'appareil cardiovasculaire, la prévention de la maladie coronaire et le maintien d'une bonne santé mentale. L'activité physique n'est pas synonyme de sport. Elle est définie comme tout mouvement corporel, toute activité des muscles squelettiques entraînant une augmentation de la dépense énergétique au-dessus de celle survenant au repos, correspondant au métabolisme de base. Il est bien démontré que l'exercice physique représente un élément essentiel pour la prévention de la maladie coronaire, de l'hypertension artérielle, du diabète, de l'obésité, du syndrome métabolique, de l'ostéoporose, du stress et de la dépression. De nombreuses autorités médicales – sociétés savantes, Académie nationale de médecine, Haute Autorité de santé – recommandent la pratique régulière de l'exercice physique. Chaque individu devrait se livrer au minimum à 30 minutes d'activité physique, modérée ou intense, chaque jour ou au minimum quatre fois par semaine.

La prévention, qui est un souci majeur, ne comporte pas que des médicaments et les modifications du comportement, la lutte contre la sédentarité sont des moyens simples, peu coûteux, des plus performants, pour améliorer la qualité de vie, le pronostic des hypertendus, des coronariens, des insuffisants cardiaques et des patients déprimés. Une activité physique, régulièrement accomplie, représente non seulement un moyen de prévention primaire et secondaire à l'égard des maladies cardiovasculaires et des troubles psychiques, tels que l'anxiété et la dépression, mais est considérée aujourd'hui par de nombreux auteurs, comme un moyen thérapeutique efficace pour le maintien de la santé physique et mentale. Chez les individus soumis a des contraintes professionnelles importantes, subissant dans leur vie quotidienne des événements stressants, une activité physique régulière, pratiquée individuellement ou en groupe a un effet relaxant bénéfique [12, 13].

Risques de la sédentarité

La sédentarité, très répandue dans les pays industrialisés, n'est pas clairement définie, mais on peut considérer comme sédentaires les sujets qui pratiquent moins de 30 minutes d'activité physique continue par semaine. Elle représente un facteur de risque cardiovasculaire majeur. Des relations significatives ont été mises en évidence entre la sédentarité, la morbidité et la mortalité cardiovasculaire, et la mortalité globale : le risque relatif est en moyenne de 1,9 (extrêmes entre 1,5 et 2,4). La durée de la sédentarité est bien corrélée à la survenue de complications cardiovasculaires, en particulier coronariennes. L'inactivité physique est un facteur d'obésité, de fonte musculaire, d'hyperadrénergie avec accélération de la fréquence cardiaque basale et vasoconstriction périphérique. La dyspnée, l'épuisement rapide au moindre effort et la tachycardie majorent la tendance à l'inactivité et créent un cercle vicieux. Une faible capacité physique augmente dans les deux sexes le risque de maladie coronaire, d'accident vasculaire cérébral, facilite la progression rapide de l'athérosclérose carotidienne. Sur le plan psychique, l'inactivité physique est associée aux troubles du sommeil, à l'irritabilité, l'anxiété, une insatisfaction à l'égard de soi-même, une tendance dépressive.

La recommandation de la pratique régulière d'un exercice physique est trop souvent négligée par le corps médical : elle demande du temps, de la patience, de la persuasion pour convaincre un patient dubitatif à l'égard d'un moyen contraignant, pénible, qui bouleverse ses habitudes. Trente à cinquante pour cent des Français ont une activité inférieure à 30 minutes de marche quotidienne.

Prévention primaire

De nombreuses études confirment les bénéfices dans la prévention primaire d'un exercice physique d'intensité modérée ou intense, pratiqué régulièrement.

On oppose classiquement deux types d'exercice musculaire selon les contraintes cardiovasculaires aiguës qu'ils imposent :

- l'exercice dynamique aérobie, d'endurance, avec une alternance de contraction et de relaxation de masses musculaires importantes (marche rapide, course, natation, cyclisme) réalisé en ventilation libre avec une

contrainte cardiaque volumétrique (dilatation modérée de quatre cavités cardiaques et hypertrophie myocardique harmonieuse) ;
- l'exercice physique isométrique, statique, anaérobie, avec contraction de groupes musculaires sans modification de longueur, associé au blocage respiratoire, imposant au myocarde une contrainte barométrique.

Les exercices mixtes associent les deux composantes.

Effets cardiovasculaires

L'entraînement physique en endurance induit des adaptations morphologiques et fonctionnelles myocardiques et vasculaires bénéfiques avec une amélioration de la réactivité vasculaire due à l'hypo-adrénergie et une amélioration de la relaxation endothélium dépendante. On a constaté une augmentation de la production de NO, de prostacycline, des superoxydes dismutases, facteurs de vasodilatation : l'exercice physique améliore la fonction endothéliale [14].

Au niveau périphérique, l'exercice induit une diminution des résistances artérielles, une augmentation du flux sanguin, une augmentation de la différence artérioveineuse avec une meilleure extraction de l'oxygène au niveau des muscles entraînés avec des modifications favorables du métabolisme musculaire.

Les conséquences bénéfiques de l'exercice sont une amélioration de la perfusion myocardique due à la vasodilatation coronaire endothélium dépendante. La fréquence cardiaque s'abaisse au repos, s'accélère moins à l'exercice et diminue rapidement après l'effort. On observe un accroissement des capacités maximales à l'effort et une meilleure tolérance des efforts sous-maximaux, phénomène important dans la vie courante [14, 15]. Globalement, on constate une économie du travail cardiaque, l'entraînement étant associé à la diminution de l'activité sympathique avec une réduction de la fréquence cardiaque et de la pression artérielle à l'effort. Le tout se traduit par un accroissement des capacités maximales à l'effort objectivé par la mesure de la consommation maximale d'oxygène (VO_2 max).

Conséquences métaboliques

Les activités physiques d'endurance permettent une meilleure tolérance des hydrates de carbone, améliorent la sensibilité à l'insuline, favorisent la pénétration du glucose dans les cellules. Elles diminuent la masse graisseuse intra-abdominale. En combinant régime hypocalorique et entraînement physique, on observe une perte pondérale modérée qui est proportionnelle au niveau et à la durée des activités physiques. Au plan lipidique, on constate une baisse des triglycérides par activation de la protéine lipase dans le tissu adipeux et le muscle. L'augmentation du HDL-cholestérol est le mécanisme principal de l'effet bénéfique sur les lipides d'une activité physique intense et régulièrement poursuivie. On constate une augmentation du cholestérol HDL-2 et de la taille des particules LDL, les plus petites étant les plus athérogènes. Ces effets lipidiques survenant au terme d'un entraînement physique régulier et prolongé sont particulièrement prononcés chez les diabétiques, les obèses et les sujets atteints de syndrome métabolique.

Effets sur les facteurs de thrombose

L'entraînement physique régulier diminue le risque thrombogène, avec une réduction de l'agrégabilité et de l'adhésivité plaquettaire au repos et pour les efforts sous-maximaux. On a constaté une baisse des taux de l'activateur du plasminogène (PAI 1), une élévation de l'activateur du plasminogène tissulaire. Le taux de fibrinogène, marqueur de risque vasculaire, et la viscosité sanguine diminuent en fonction de l'intensité de l'activité physique.

Effets sur l'activité du système nerveux autonome

Au repos chez les sujets physiquement entraînés, le tonus vagal est augmenté, l'activité sympathique diminuée. L'augmentation du tonus parasympathique réduit la fréquence cardiaque basale, ce qui diminue le risque de mortalité cardiovasculaire. À l'effort, on constate une diminution des taux de catécholamines plasmatiques. On observe une augmentation de la variabilité sinusale et une diminution du risque d'arythmies.

Quel degré et quelle modalité d'exercice conseiller ?

Il n'y a pas de consensus quant à l'existence d'un seuil minimum d'entraînement pour réduire le risque cardiovasculaire et améliorer la fonction cardiaque. Il faut évaluer le niveau de l'activité physique du patient à risque. L'anamnèse ne quantifie que grossièrement la dépense énergétique et une mesure objective est actuellement assez facilement réalisable avec l'utilisation des podomètres qui comptabilisent le nombre de pas dans la journée. Quand le sujet effectue moins de 5000 pas par jour, on constate la sédentarité ; 5000 à 8000 pas correspondent à une faible activité physique ; autour de 10 000 pas, on évoque une activité modérée. Un nombre de pas quotidien égal ou supérieur à 12 000 pas témoigne d'une activité physique importante. Une évaluation plus précise justifie la réalisation d'une épreuve d'effort pour déterminer la fréquence cardiaque maximale, la consommation d'oxygène, le nombre d'équivalents métaboliques (METs). La plupart des adultes, entre 40 et 70 ans, ont une consommation d'oxygène de 16 à 35 mL/kg/min avec une dépense énergétique entre 10 à 15 METs.

Les activités physiques de faible intensité (promenade prolongée, bicyclette à faible vitesse, gymnastique douce) pratiquées quotidiennement sont fréquemment conseillées et ont des effets favorables. En pratique selon les recommandations actuelles, on propose une activité de 30 à

60 minutes, 3 à 6 fois par semaine, d'intensité moyenne, évaluée sur les sensations ventilatoires (essoufflement modéré permettant la possibilité de discuter) ou sur la fréquence cardiaque d'entraînement. On recommande de viser une dépense énergétique de 1000 à 1500 kcal par semaine, car le risque cardiovasculaire diminue significativement lorsque la dépense est supérieure à 1000 kcal par semaine. Ces chiffres s'appliquent à des sujets de poids moyens et sont ajustés pour des patients de plus de 80 kg.

Il faut privilégier les activités physiques ou les sports d'endurance, mettant en jeu la filière énergétique aérobie (marche rapide, jogging, natation, vélo d'appartement ou d'extérieur). Si le sujet pratique un sport, il faut lui conseiller de débuter par une période d'échauffement de 5 à 10 minutes permettant d'atteindre la fréquence cardiaque d'entraînement et d'éviter l'arrêt brutal de l'effort, source de malaises, d'hypotension et de lipothymies.

Prévention secondaire

Le ré-entraînement à l'effort par une équipe spécialisée a fait aujourd'hui la preuve de son efficacité et constitue une étape essentielle de la prévention secondaire chez un patient ayant présenté un syndrome coronarien aigu (SCA).

Il y a plus de 20 ans, diverses méta-analyses ont montré les bienfaits de la réadaptation quand cette technique était appliquée précocement après un infarctus : on a constaté une réduction de la mortalité globale, de la mortalité cardiovasculaire, une diminution des morts subites. Aujourd'hui, alors que la prise en charge des SCA s'est radicalement transformée avec les techniques de revascularisation myocardique précoce, l'essor de la cardiologie interventionnelle et la diminution de la mortalité précoce, la pratique de la réadaptation à l'effort est-elle toujours justifiée ? Des travaux plus récents confirment ces notions anciennes et démontrent que le ré-entraînement à l'effort, souvent couplé à l'éducation thérapeutique, n'a rien perdu de son efficacité. Plusieurs méta-analyses, incluant plus de 30 000 patients concluent que la pratique de ré-entraînement à l'effort est toujours associée à une réduction de 17 à 20 % du risque de récidive d'infarctus, et à une diminution de la mortalité globale et cardiovasculaire de 15 à 27 %. La réduction des décès augmente au fil du temps (–3 % la première année, –47 % à 2 ans et –23 % à 5 ans) [16]. Ces effets bénéfiques s'accompagnent d'une amélioration fonctionnelle et de la qualité de vie, d'une réduction des risques athérogènes que la réadaptation soit isolée ou associée à une éducation thérapeutique. Les effets hémodynamiques, biologiques et métaboliques de l'entraînement physique décrits en prévention primaire sont observés dans le cadre de la réadaptation en prévention secondaire (*cf.* p. 215).

Modalités de la réadaptation

Après un accident coronarien aigu, le préalable à tout ré-entraînement est un bilan diagnostique, fonctionnel et évolutif. Il importe de tenir compte des lésions coronaires, de l'état de la fonction ventriculaire, du résultat de la revascularisation, mais aussi du contexte psychologique. Le patient déstabilisé par la survenue soudaine de l'infarctus, imprévisible, son séjour en soins intensifs, prenant conscience de la gravité de son accident, est confronté à la perception nouvelle de ses limites physiques. L'angoisse liée à la menace de récidive et le risque de mort subite sont souvent des facteurs favorisant une dépression que l'on détecte dans plus de 20 % des cas.

Sur le plan cardiologique, il faut réaliser une évaluation à l'effort pour détecter d'éventuelles complications, apprécier les capacités fonctionnelles, contrôler l'efficacité des thérapeutiques, déterminer le risque évolutif. Sous une surveillance cardiologique stricte, le programme de réadaptation est effectué, associant des activités physiques d'endurance (bicyclette ergométrique, marche sur tapis roulant), le renforcement musculaire segmentaire, de la gymnastique adaptée à son âge et son état, de la relaxation. La périodicité des séances, de durée de 30 à 60 minutes, idéalement quotidienne, peut être à défaut fixée à trois à quatre entraînements par semaine. Le but est la majoration du pic de VO_2 (20 à 30 %) et l'augmentation de la durée de l'effort.

L'éducation thérapeutique, dispensée par une équipe pluridisciplinaire regroupant médecins, kinésithérapeutes, diététiciens, permet la correction optimale des facteurs de risque, l'explication des thérapeutiques médicamenteuses prescrites, et facilite le sevrage tabagique, toujours difficile. Elle améliore l'observance thérapeutique, la poursuite d'une activité physique régulière et soutenue, les modifications du mode de vie. Le patient doit devenir un acteur de sa prise en charge : il faut lui expliquer, avec des termes simples, les raisons d'un régime alimentaire, les effets bénéfiques d'une perte de poids, du contrôle de sa tension artérielle et de ses constantes biologiques. Le maintien de la motivation du patient à distance de l'accident initial et du suivi à long terme d'un entraînement physique reste le challenge essentiel. Les malades isolés, vivant seuls dans des conditions précaires, sont exposés à un taux plus élevé de complications et de récidives. Un soutien familial, médical et paramédical est indispensable pour encourager le patient à traiter ses facteurs de risque, à éviter une tendance dépressive. La prise en charge psychologique d'un patient après un SCA est nécessaire pour le rassurer, l'éduquer, sans le terroriser : la coopération du cardiologue, du généraliste, du psychologue et le soutien du milieu familial sont indispensables pour améliorer la prévention secondaire. Il faut faire prendre conscience au patient que la prise en charge des facteurs de risque et l'avenir sont en grande partie entre ses mains.

Exercice physique et santé mentale

On sait depuis des années que la pratique régulière d'une activité physique ou d'un sport de loisir contribue à améliorer la qualité de vie, la sensation de bien-être, à réduire l'anxiété et une tendance dépressive [17, 18]. Toutes les activités physiques, à condition qu'elles soient d'intensité considérable et régulièrement effectuées, ont un impact psychologique bénéfique.

En 1990, North *et al.* ont réalisé la méta-analyse de 80 études évaluant les effets thérapeutiques de l'exercice physique sur les dépressions [19]. Ces auteurs ont conclu que les deux types d'exercice, aérobie et anaérobie, ont des effets bénéfiques, à condition qu'ils soient d'intensité suffisante et régulièrement pratiqués avec une durée prolongée d'au moins 2 ans. L'effort aérobie (jogging, cyclisme, natation) pratiqué soit individuellement soit en groupe est recommandé. L'exercice anaérobie (essentiellement culturisme, bodybuilding, moins couramment pratiqué) aurait aussi un effet positif. Les mécanismes évoqués pour expliquer l'effet thérapeutique demeurent controversés. On fait intervenir :

- un effet psychologique salutaire : l'intérêt apporté par le patient à l'effort physique, son investissement personnel et son attrait pour une activité de loisir ont un effet ludique, contribuent à stabiliser l'humeur, à redonner à l'individu confiance en lui, à l'intéresser à son image corporelle. Cet impact psychologique diminue l'anxiété, redonne de l'optimisme, diminue la réactivité au stress [20, 21] ;
- un effet physiologique : l'activité physique intense et prolongée augmente la transmission synaptique de mono-amines qui agiraient de la même manière que les antidépresseurs. Cette hypothèse n'est pas confirmée. Pour d'autres, l'effort et l'entraînement physique, à longue échéance, permettent la libération d'opioïdes endogènes, des endorphines, en particulier la bêta-endorphine. Les effets inhibiteurs de ces substances sur le système nerveux central sont responsables d'une sensation de calme, de quiétude, de sérénité, une amélioration de l'humeur survenant dans les heures qui suivent l'effort [22]. On a d'ailleurs quelquefois constaté une irritabilité, une nervosité, un sentiment de frustration quand le sujet arrête soudainement un entraînement intense et régulier. Un blocage des récepteurs des opioïdes par la naloxone supprime la sensation de bien-être liée à un intense entraînement physique.

Conclusion

L'exercice physique est bénéfique chez les sujets sains, chez les cardiaques quand leur état est stabilisé et chez les patients atteints de troubles psychiques, particulièrement les patients anxieux ou dépressifs. Il est bien démontré que la prévention des maladies cardiovasculaires doit être fondée sur l'éradication des facteurs de risque et la pratique d'une activité physique, régulière et prolongée. Celle-ci, de plus, est reconnue aujourd'hui comme une des multiples techniques utilisables dans la gestion du stress. Nos connaissances encore limitées sur les relations entre l'activité physique et la santé mentale, son rôle et ses indications dans le traitement de l'anxiété et de la dépression, justifient des études cliniques et biologiques, à long terme, prospectives, menées sur des effectifs importants pour mieux saisir les mécanismes d'action en cause.

Références

[1] Dzau V, Braunwald E. Resolved and unresolved issues in the prevention and treatment of coronary artery disease. Am Heart J 1991 ; 121 : 1244–63.
[2] Emiery CM, Schmitt N. Nebivolol increases arteraial distensibility in vivo. Hypertension 2004 ; 44 : 305–10.
[3] Kermorgant A. Traitement du stress par les bêtabloquants [thèse]. Doctorat en pharmacie. Université de Rennes ; 1996.
[4] Freemantle N, Cleland J, Young P et al. Beta blockade after myocardial infarction, meta analysis. BMJ 1999 ; 318 : 1730–6.
[5] Schouten O, Schaw L, Boersma E et al. A meta-analysis of safety and effectiveness of perioperatoire beta blockers use for prevention of cardiac events. Cor Artery Dis 2006 ; 17 : 173–9.
[6] Turbbull F, Neal B, Algert C et al. Effects of different treatments for lower blood pressure and major cardiovascular events a meta analysis. Br Med J 2008 ; 336 : 1121–4.
[7] Fox K. The Europa Study. Lancet 2003 ; 362 : 782–8.
[8] Dahlof B, Sever PS, Poulter J et al. ASCOT-BPLA study. Lancet 2005 ; 366 : 895–906.
[9] Nissen S, Nichols SJ, Sipahi I et al. ASTEROID investigators effect of high density stsatin therapy on regression of atherosclerotic. JAMA 2006 ; 295 : 1556–65.
[10] Nissen S, Tuzcu EM, Scoenhagen P. REVERSAL study effect of intensive compared with moderate lipid lowering therapy on progression of coronary atherosclerosis. JAMA 2004 ; 291 : 1071–80.
[11] Ridker PM, Danielson E, Fonseca F. JUPITER study rovustatine to prevent vascular events in men and women with elevated C-reactive protein. N Engl J Med 2008 ; 359 : 2195–207.
[12] Pate RR, Pratt M, Blair S et al. Physical activity and public health : a recommandation from the centers for disease control and prevention and the American College of sports medicine. JAMA 1995 ; 273 : 402–7.
[13] American College of Sports Medicine. The recommended quantity and quality of exercise for developping cardiorespiratory fitness in healthy adults. Med Sci Sports Exerc 1998 ; 30 : 975–91.
[14] Schepard RJ, Balady G. Exercise as cardiovascular therapy. Circulation 1999 ; 99 : 963–72.
[15] Carre E. Activité physique et prévention primaire. In : Cardiologie et maladies vasculaires. Paris : Masson ; 2006.
[16] Monpère C. Activité physique et prévention secondaire. In : Cardiologie et maladies vasculaires. Paris : Masson ; 2006.

[17] Clarke AM, Marting J, Vandermeer B. Meta analysis secondary prevention programs for patients with coronary disease. Ann Int Med 2005 ; 143 : 963–72.
[18] Scully D, Kremer JM, Meade M et al. Physical exercise and psychological well being : a critical review. Br J Sports Med 1998 ; 32 : 111–20.
[19] Monteiro Peluso MA, Guerra de Andrade L. Physical activity and mental health. Health Clinics 2005 ; 60 : 61–70.
[20] North TC, Mc Cullagh P. Effect of exercise on depression. Exerc Sport Sci Review 1990 ; 18 : 379–415.
[21] Strohle A. Physical activity, exercise, depression and anxiety. J Neural Transm 2009 ; 116 : 777–84.
[22] Morgan WP. Affective beneficience of vigourous physical activity. Med Sci Sports Exerc 1985 ; 17 : 94–100.

Conclusion

Dans le monde actuel, les situations stressantes sont innombrables et le terme de stress, largement utilisé dans la vie quotidienne, est devenu un mot populaire, de sens ambigu, amplement utilisé par les médias. Il traduit un phénomène universel, désigne un état de mal-être psychologique et physique dont la cause se situe non seulement dans les événements traumatiques et les épreuves de la vie mais aussi dans les tracas de l'environnement, les conflits et les soucis de la vie familiale et professionnelle.

Le stress, sous ses diverses formes, et les réactions qu'il génère mettent en péril la santé physique et mentale par ses conséquences neuro-hormonales, biologiques et immunologiques. Quoique les chocs émotifs et les facteurs de stress prennent leur origine dans le cerveau, ils déclenchent, par l'intermédiaire de l'amygdale et de ses connexions avec les noyaux du système nerveux autonome, la libération d'une cascade de neuromédiateurs mettant en jeu la stimulation sympathique, l'axe hypothalamo-hypophyso-surrénalien, le système immunitaire.

Les types de stress sont multiples, variables dans leur intensité, leur durée, leur caractère exceptionnel ou leur répétition. Si depuis longtemps les médecins et les cardiologues connaissent les conséquences des stress aigus, tels les grands événements traumatisants, les terreurs subites liées aux catastrophes naturelles, aux agressions, aux attentats terroristes, les effets somatiques délétères des stress minimes, répétés, quotidiens, ont été longtemps sous-estimés. Les effets cardiaques dramatiques des grandes catastrophes naturelles et des traumatismes psychologiques majeurs sont bien connus et bien caractérisés : les infarctus, les arythmies létales, les morts subites ont des pics de fréquence nettement accrus dans les études récentes effectuées après l'attaque du World Trade Center du 11 septembre 2001, ou du tremblement de terre de Los Angeles en 1994. Rappelons aussi l'impact actuel des émotions lors des événements sportifs, constaté en Allemagne lors de la Coupe du monde de football en 2006 : le nombre d'admissions urgentes pour infarctus a été multiplié par 2,6 chez les hommes et 1,8 chez les femmes alors que l'équipe de ce pays participait aux épreuves finales. Aujourd'hui, les conséquences somatiques des stress professionnels (l'environnement du travail, sa dangerosité, le travail posté, les rapports humains dans l'entreprise, les conflits quotidiens, tacites ou extériorisés) ont des conséquences cardiovasculaires bien étudiées : dans une cohorte de plus de 10 000 employés londoniens, les fortes exigences au travail et un faible pouvoir décisionnel sont associés à un risque relatif d'événements cardiovasculaires de 1,48. On a constaté les conséquences biologiques de la répétition de

Stress, dépression et pathologie cardiovasculaire

ces stress au travail, des élévations anormales le matin, des taux de cortisol et une réduction de la variabilité sinusale traduisant l'augmentation de la stimulation sympathique [1].

Par son intensité, son retentissement émotionnel et affectif, le stress entraîne une succession de réactions et d'interactions qui crée une allostasie, une charge allostatique, perturbant l'ensemble de l'organisme [2]. Mais les mêmes événements stressants peuvent entraîner des réponses différentes, en fonction de la personnalité, de la vulnérabilité et de la réactivité individuelle. Le même stress peut provoquer des réponses différentes chez deux sujets ou chez le même individu, à des moments variables. Comme l'exprime Thurin, « tous les événements traumatiques ne sont pas porteurs du même risque pour la personne » [3]. La perception qu'un individu a d'un événement menaçant et les moyens mis en œuvre pour y faire face mettent en jeu des moyens d'adaptation très divers, psychologiques, physiologiques et somatiques. De nombreux faits indiquent qu'un sujet calme, heureux, bien équilibré, bien inséré dans la société, ayant un soutien familial et social conséquent, a moins de problèmes en réaction à des stress répétés, qu'un sujet anxieux, coléreux, solitaire, facilement déprimé, sans soutien familial ou social.

L'étude cas témoin INTERHEART, effectuée chez 11 119 patients atteints d'infarctus et 13 640 témoins, rapporte que le stress psychosocial est un facteur de risque d'infarctus du myocarde et d'événement coronarien immédiatement classé après les dyslipidémies et le tabagisme, parmi les neuf facteurs de risque d'athérosclérose modifiables. Un stress permanent est associé à un odd ratio de 2,17 à l'égard de l'infarctus, un stress financier à un odd ratio de 1,33 et une dépression à un odd ratio de 1,55. Il est démontré que l'hostilité, la dépression, le pessimisme, l'isolement dans un environnement précaire, une sensation de désespoir à l'égard de l'avenir sont significativement corrélés à la survenue d'événements coronariens et vasculaires [4]. Mais les conséquences délétères des stress chroniques ou répétés dans la genèse de l'athérosclérose, des accidents vasculaires et de l'hypertension artérielle ont été controversées et moins bien étudiées. Toutefois il apparaît, comme nous l'avons constaté dans la littérature, que les stress psychosociaux chroniques, liés au mode de vie, à l'environnement, à certaines personnalités, par leur retentissement neuro-hormonal à long terme, sont des facteurs d'hypertension artérielle, de dyslipidémie, d'obésité abdominale et de troubles du métabolisme hydrocarboné. Dans la *Healthy Women study*, 393 femmes ont été soumises à une évaluation de leurs relations matrimoniales et de l'évolution de l'athérosclérose carotidienne par la répétition d'écho-doppler. Les auteurs ont constaté une augmentation de la sévérité des plaques athéromateuses chez les femmes faisant part de conflits et de mésententes dans leur couple [5].

Certes, on peut penser que les conséquences délétères des stress psychosociaux ont une origine composite et sont peut-être accentuées par le cumul des facteurs de risque, ces stress chroniques incitant au refuge dans des addictions (tabagisme, alcoolisme), au suivi de modes de vie peu hygiéniques, associant sédentarité et écarts de régime. Toutefois les altérations hormonales, la dysfonction endothéliale chronique, l'activation plaquettaire et un état inflammatoire au long cours facilitent l'apparition de l'athérosclérose et la survenue de ses complications. Il apparaît que les facteurs associés à une faible morbidité et mortalité coronarienne et cardiovasculaire incluent l'altruisme, l'optimisme, une bonne insertion socioprofessionnelle, un soutien familial efficace, la pratique régulière du sport ou d'une activité physique. Les effets pernicieux du stress psychosocial chronique sont exacerbés quand un individu a des moyens d'adaptation réduits, un environnement hostile, un contrôle insuffisant, des émotions négatives, des ressources précaires [4].

Comme nous l'avons vu, les effets nocifs des syndromes dépressifs sont démontrés par de nombreux travaux. Une méta-analyse récente de 11 études prospectives réalisées chez des sujets sains a constaté que la présence d'une tendance dépressive est associée à un risque augmenté de complications cardiaques (risque relatif 2,69) [6]. Il faut noter que dans l'étude de Framingham, l'hypertension artérielle comporte seulement un risque relatif de 1,92 d'événements cardiovasculaires majeurs.

Parce que le stress psychosocial est une cause et un facteur de complications de l'athérosclérose coronaire en particulier, divers moyens de détection, assez imparfaits et critiquables, ont été conçus pour détecter les patients à risque (encadré 1). Il n'y a pas de consensus à l'égard de ces questionnaires mais celui qui est présenté est validé par l'AHA.

Encadré 1

Questions proposées pour évaluer le stress psychosocial

- Comment décririez-vous votre degré d'énergie ?
- Dormez-vous bien ?
- Quelle est votre humeur actuellement ?
- Quel type de pression ressentez-vous au travail ou chez vous ?
- Comment vous détendez-vous après votre travail ou le soir et avez-vous des difficultés à vous relaxer ?
- Qui peut vous aider ?
- Y a-t-il des problèmes personnels que nous n'avons pas abordés et dont vous désirez discuter avec moi ?
- Vous êtes-vous senti si triste, si découragé et désespéré au point de penser que la vie ne valait pas la peine d'être vécue ?

La Société européenne de cardiologie, avec son groupe de travail Prévention cardiovasculaire a conclu dans son rapport que « les études épidémiologiques et scientifiques démontraient que les facteurs de stress psychosociaux contribuent de manière indépendante à l'augmentation du risque de maladie coronaire, risque persistant après correction statistique prenant en compte les autres facteurs d'athérosclérose. Ces facteurs pourraient agir comme des obstacles à l'observance thérapeutique et aux mesures pour améliorer la qualité de vie ».

Il est aujourd'hui prouvé que le stress sous ses diverses formes intervient dans la pathologie cardiovasculaire comme facteur favorisant ou déclenchant de complication. Le corps médical doit en prendre conscience et prendre les mesures préventives nécessaires. L'approche thérapeutique la plus performante à l'égard de la gestion du stress n'est pas connue, mais de très nombreux moyens sont à la disposition du corps médical. Pour les sujets coronariens, hypertendus ou insuffisants cardiaques, outre le traitement de la cardiopathie, il importe de tenter de réduire les réactions au stress et leurs conséquences. Blumenthal *et al.* ont constaté chez des angineux stables les effets bénéfiques sur le seuil ischémique et la fonction ventriculaire gauche d'une prise en charge psychologique réduisant les effets du stress, effectuée par des spécialistes, en association à une réadaptation à l'effort [7]. L'identification des facteurs de stress implique la mise en place de mesures éducatives pour aider à faire face aux événements stressants, contrôler les réactions émotionnelles et mettre en place des attitudes et des comportements mieux appropriés.

Les progrès de la pharmacologie mettent à la disposition des médecins un large éventail de molécules, tranquillisants, somnifères, anxiolytiques de la famille des benzodiazépines ou autres, tels les carbamates et dans les cas de dépression, de nombreux médicaments antidépresseurs. Mais les effets des différentes techniques de relaxation, des thérapies de type cognitif et comportemental, permettent l'apaisement des tensions psychologiques et ne doivent pas être sous-estimés. La méta-analyse de 37 études effectuée par Dusseldorp, évaluant les programmes d'éducation et de gestion du stress pour les coronariens, montre une réduction de 34 % de la mortalité cardiaque, une baisse de 29 % du nombre de récidives, un effet significatif sur la pression artérielle, les taux de cholestérol, le tabagisme et l'hygiène de vie [8]. Le choix thérapeutique chez un patient coronarien à risque, stressé par les aléas, les contraintes de la vie quotidienne, implique une démarche multidisciplinaire et l'association aux traitements cardiologiques classiques de diverses méthodes de relaxation corporelle. Les bénéfices de l'exercice physique, comme moyen préventif et curatif, sont clairement démontrés, l'entraînement réduisant la stimulation sympathique, l'anxiété, la tension émotionnelle tout en augmentant la perfusion myocardique.

Une prise en charge multidisciplinaire des patients coronariens ou insuffisants cardiaques, stressés, anxieux ou déprimés paraît souhaitable. Les facteurs psychologiques et sociaux peuvent agir directement et indirectement en réduisant l'observance thérapeutique et en altérant la qualité de vie. La collaboration des cardiologues, des psychologues et des psychiatres est indispensable pour contrôler les souffrances physiques et psychiques des patients atteints de cardiopathies.

Références

[1] Chandola T, Britton A, Brunner E et al. Work stress and coronary disease : what are the mechanisms ? Eur Heart J 2008 ; 29 : 640–8.
[2] MC Ewen BS. Protective and damaging effects of stress mediators. N Engl J Med 1998 ; 338 : 171–9.
[3] Thurin JM. Mécanismes d'ajustement au stress. Encycl Méd Chir (Elsevier, Paris). Psychiatrie, 37-4000-C-20. 2008.
[4] Rosengren A, Hawken S, Ounpuu S et al. The INTERHEART study, case control study. Lancet 2004 ; 364 : 953–62.
[5] Galio LC, Troxel WM, Kuller LH et al. Marital status, marital quality and atherosclerose burden in post menopausal women. Psychosom Med 2003 ; 65 : 953–9.
[6] Regulies R. Depression as a predictor of coronary disease. Am J Prev Med 2002 ; 23 : 51–6.
[7] Blumenthal JA, Sherwood A, Babyak MA et al. Effect of exercice and stress management training on markers of cardiovascular risk in patients with ischemic heart disease. JAMA 2005 ; 293 : 1626–34.
[8] Dusseldorp E, Van Elderen T, Maes S et al. A meta-analysis of psychoeducational programs for coronary disease patients. Health Psychol 1999 ; 18 : 506–19.